中醫話神經

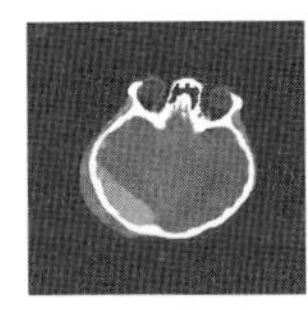
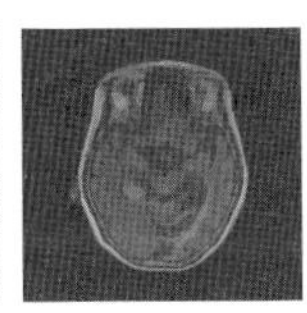
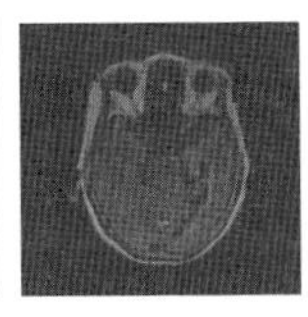
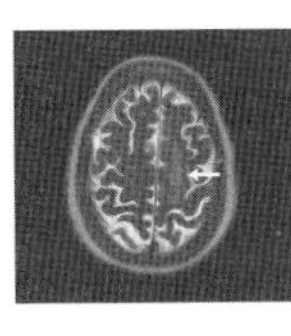
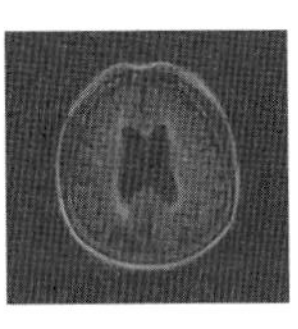
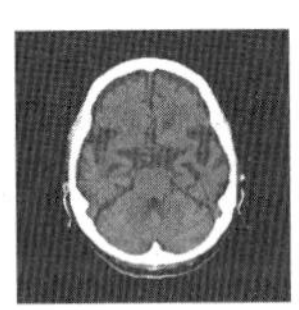
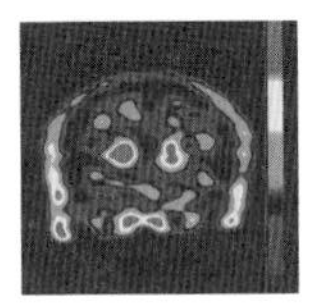

中西合療神經案例

中醫師 何秀琴 著

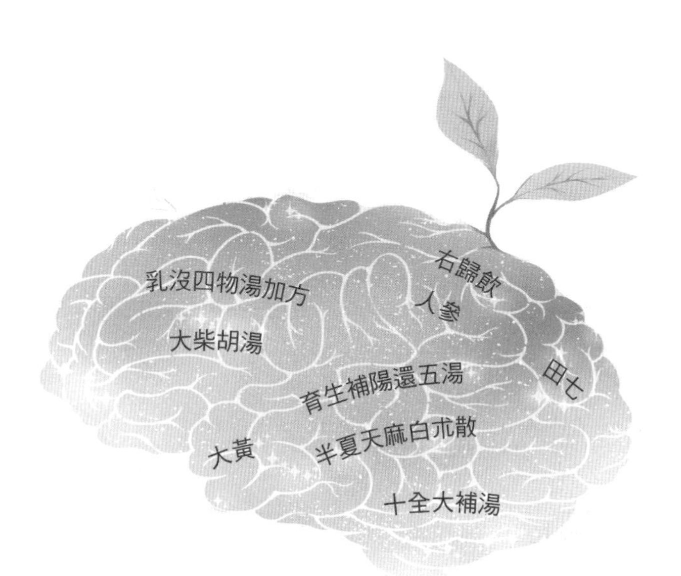

作者簡介

何秀琴 HO,HSIU-CHIN 中醫師

學歷

- 中華民國 台灣 台北 國立台北健康護理大學
  National Taipei University of Nursing and Health Science
  （前身台灣省立台北護理專科學校）
- 中國 遼寧中醫藥大學醫學碩士
- 中國 遼寧中醫藥大學醫學博士

專長

腦血管疾病

失智症 巴金森氏症

中醫養生抗衰老

現職

何合安中醫診所（H0-HA-AN TCM clinic）院長

簡歷

1975 國家中醫師特考及格

1975 創立何合安中醫診所

2013 中華民國中西結合神經醫學會副理事長

參加的學術活動與發表文章題錄

（一）2006/4/16 遼寧中醫藥大學海峽兩岸中西醫結合神經醫學學術論壇之海峽兩岸論壇發表「中醫藥對出血性腦中風導致腦溶解之療效與介入治療時機之研究」。

（二）2006/9/28 取得「中西結合神經專科醫師證書」。

（三）2006/12/2 「中西結合治療硬腦膜下血腫－病例報告
Treatment of Chinese Medicine following the conservative treatment of Western Medicine on the patient with Chronic Intracranial and Subdural Hematomas: A Case Report 」
獲國際腦血管外科醫學會接受、獲邀口頭報告。

（四）2007/12/9 在第十四屆國際東洋醫學學術大會口頭報告
「中西結合治療硬腦膜下血腫－病例報告
Treatment of Chinese Medicine following the conservative treatment of Western Medicine on the patient with Chronic Intracranial and Subdural Hematomas: a Case Report 」

（五）2011/8/6 應邀在海峽兩岸、亞健康暨抗衰老醫學論壇發表－
「中藥對大鼠腦缺血治療及腦神經細胞增生的實驗研究
A study for the therapeutic effects of chinese medicine on Ischemic Strok in the brain and enhance a mobilization of Cerebral cell」。

（六）2011/12/11 「誘導腦神經細胞增生之醫藥組成物、其醫藥萃取物及其製造方法」獲得美國發明專利。

（七）2012/8/29 在「台灣路竹會」發表論文－「鼻咽癌放射治療後口腔的中醫照護」。

（八）2013/12/4 在「義大利羅馬國際醫學交流會議」發表一「癌症治療時的中藥誘導周邊血幹細胞產生的臨床與中醫學理介紹」

李政育教授推薦序

一般對中國傳統醫學經典研究不深的人，常說中醫沒有「腦」的進一步研究，事實上，「腦」在中醫有腦、髓、腦髓、髓海、腦系、心主、目系、胞系、孵系……的各種名稱，分別指的是腦殼內的東西，包括腦神經細胞、腦室、腦神經纖維。「心主」為一專有名詞，指的是前額葉到杏仁核間的活動與組織。「心主」如「神明」則情緒管控就良好，不會有精神神經異常的行為與言語。至于「目系」指的是眼底視神經盤到視覺中樞的視神經；「胞系」為大腦視丘控管生殖內分泌中樞，又稱「天一」，分泌「天水」的地方，管控腦、脊椎、脊髓、腰薦椎神經、卵巢、子宮、睪丸、攝護腺的性腺軸。「孵系」則為泌尿中樞到膀胱、逼尿肌、內外括約肌的泌尿軸。

在「傷寒雜病論」該產後泌尿功能障礙時有「孵系了戾」之說，主取「三陰交」，幾乎一針入即可作用於大腦到膀胱的泌尿神經軸。我曾參加我中華民國NGO「台灣路竹和平醫療基金會」國外義診，第一次在南非共和國總統的故鄉，遇到急診「孵系了戾」，多天無法尿尿的七十多歲男病人，可同行林慶恆（舊名王永峰）醫師予針太冲、三陰交、百會、內關、合谷，針入數分鐘就立即排出有逾千西西尿的急性大腦泌尿中樞到膀胱括約肌，逼尿肌神經傳導障礙的病例。另一次在菲律賓海燕颱風的義診，病人因驚恐而泌尿神經軸管控障礙的六十多歲男病人，由本人進針相同穴位，亦數分鐘而恢復者。

由脊椎、脊隨神經完全損傷導致遠端功能（AMSAN）完全喪失的病人，自損傷處的遠端進針完全無針感，對大腦完全無腦地圖血流改變的反應。十餘年前借由SPECT-CT注入，以為影像檢察研究方式，發現足三里針入，立即可見全腦血流的改變。四年前又作手三里的腦血流改變研究，亦是針入後全腦血管的改變，亢奮的會抑制下來，不足的會提昇血流量，因而發現針灸係透過神經傳導直接作用於大腦的血流灌注的調整。這就是我將傳統中醫生理學的「五部」、「五官」重新調整定義為現今腦神經醫學的「腦地圖」，至於「腦地圖」區塊劃分越來劃分越細，作用更清楚，也更讓針灸與中藥對腦的作用更清楚，相信將來如能對各經絡，藥物對腦血流灌注改變的研究更精準，在選穴配穴，藥物辨證論治，就更精簡易學，療效越清晰精準，可以造福全世界人類，減少病痛，減少社會負擔，並延年益壽。

又有些對中醫腦神經醫學未有基礎與臨床深入研究的人，批評「醫宗金鑑」、「雜病心法」、「中風」門的分類與現今西方醫學的理論與實務、腦影像、脊椎脊髓液、腦脊髓液的觀察相差太遠，對高腦顱內壓，不管係出血或水腫，都只籠統的以實中、虛中、中臟、中腑、食中、氣中、痰中、中經、中絡……的分類，實則在古代沒有今日的影像、或脊髓液的實驗診斷，腦壓的測定能有超出目前西方神經內外科的臨床分類及效果，是相當進步的實際臨床打仗出來的，形成很簡單的歸納，讓任何一位臨床醫師，可以依證象、症狀而用藥的方法。實中為腦損傷、或腫瘤佔位面積大，腦壓高的症狀與治法，而對於鬆弛型與筋攣型的肢體，依不同現象，將筋攣型稱為實中，鬆弛型稱為虛中，而腦缺血或梗塞型偏虛中，出血型偏實中。痰中則為中風後的氣管分泌物不易排出，形成古代打鐵鼓風爐發出的聲音，仿如喉中有鼓風爐（按：鼓風爐古代稱為水雞）在拉抽一般，稱為喉中水雞聲，而腦損傷代謝廢物阻斷神經傳導，或神經傳導介質，屬於發炎、粘稠，急性期為痰中、實中，清稀或頑固性阻塞，無法以稀釋粘液的方劑予以稀釋而代謝出體外者，稱為寒飲、或寒瘀而又另有用寒熱交雜的方劑，或治細胞膜，神經軸突被強力灌注與溶凝的方劑，例如寒飲的「育生半夏天麻白朮散」、或「育生歸耆建中湯」、實脾飲、各承氣湯合併四逆湯、或真武湯、或「育生五苓散（腎炎方）」……加方，一方面化掉代謝廢物的沉澱於神經細胞壁、或神經纖維軸突，一方面增加灌注壓，一方面促進神經微細血管與淋巴管的通透與循環、促進神經細胞的新生。

可是自清朝王清任的「醫林改錯」的出世，一般醫者醫中風就拘泥於其補陽還五湯、或血府逐瘀湯……諸方劑，這些方劑與育生補陽還五湯或傷寒雜病論的各種建中湯相比，各有不同適應症，而目前業者疏忽了一件古今人民壽命長短、血管彈性、韌性、收縮、蠕動、擴張功能的問題，一味的照方抄藥、予藥，不知今人的中風大都為年紀大、血管老化、粥狀硬化、狹窄的老人。有空請各位讀者去查一查，王清任時代的國民平均壽命多少，今人的平均壽命多少，在他那個年代中風病人大都年紀不大且營養不良、勞力過度、缺水與蔬果滋養的人、沒有輸液、沒有注射降腦壓與消腦水腫，沒有維持生命功能的三管的病人，尤其目前神經加護中心（NICU）一旦使用類固醇之後，原水腫的腦神經細胞軸突與細胞壁立即形成玻璃樣沉澱，命是保下來了，但傳導就受到阻滯了，不管上行或下行運動皆相同，如無中藥的介入醫療，說實在的，光用目前的抗凝血西藥是不管用的，它們只適合用於讓血液粘稠度，血栓量、血　塊……的減少，此時要重新依症狀重新組合一新方，必須將王清任的「補陽還五湯」的黃耆減量，避免出血後的繼發性再出血，或出血後的繼發性再梗塞，或梗塞後的繼發性出血，或梗塞後的繼發性再梗塞，就像汽車的突然爆衝，或剎車自我鎖死一般，而其餘成分必須增加，並視已用過降腦壓與消腦水腫的藥物與否，如已有使用則在二三劑「大柴苓湯」加方使用後，立即應加入補陽藥物，或改為「育生五苓散（腎炎方）」，然後再進入促進腦循環，促進週邊血與心臟的對大腦的灌注壓，促進腦細胞的新生，啟動大腦側枝循環，啟動大腦室壁的幹細胞分化，回家進行修復。

原則上黃耆用北耆，一兩以內可當食物，二兩為藥物，四兩為毒物，必須醫師依病人的體質（血壓、血管壁彈性、血管壁硬化程度、血管蠕動功能而予黃耆的劑量，以今日老人的中風，除非經一翻治療，而病人的黃耆的耐受量已夠，才能將黃耆慢慢快速度調到二兩以上，原則依現今老人中風的體質，黃耆開到二兩就已滿大劑量了。

又有人批評中醫沒有立即可降腦壓、消腦水腫方劑，不能參與急救，有，只是不歸納在醫宗金鑑的雜病心法，反而為傷寒雜病論中的「育生大柴苓湯」加方，此方為小柴胡湯合併五苓散（用桂枝或小量玉桂子）加大黃、卜硝、麻黃、杏仁、或地龍，以黃芩為君、或加三黃，藥一入胃，立即吸收後，大便一解，腹腔壓力一減輕，橫膈膜自可昇降，不再上縮，枕骨大孔就放鬆、腦脊髓液就回流改善、腦壓自可調降。萬一病人又腸子完全不蠕動，不能攝入太多水份，可改用十棗湯、或大陷胸湯、或舟車神佑丸、或黎峒丸、或三黃寶臘丸、或紫金錠，此類藥只要極少量，用鼻胃管進食，病在上膈立即大吐痰涎，在中下膈則立瀉泄，等瀉七八次了，就可用「育生半夏天麻白朮散」、或「育生五苓散（腎炎方）」，再進入以「育生補陽還五湯」……類方劑，進行修復與再生，增加灌注。

以上的降腦壓、消腦腫的用藥，對於代謝性腦病、或感染性腦病、敗血性腦病，導致五臟衰竭，縱然已作氣切人工呼吸機、血液置換、血液透析、大量昇壓劑，抗生素的使用了，尚可在ICU的常規護理與治療配合下，將病人完全恢復正常功能與正常人過著正常生活，問題在於從業人員的病情的了解程度、進展與預後的了解、控制能力的問題。

對各種生理危象，如低鈉危象、高鈉危象、低鉀危象、高鉀危象、腎上腺危象、乙醯膽鹼危象、低糖危象、高糖危象、低血中蛋白危象、尿毒危象、凝血危象、溶血危象……，除非已形成DIC，否則皆有各種療法，此部分有機會再向各讀者介紹。

古代中醫沒有實驗診斷、影像診斷、微觀診斷，但在臨床的「辨證論治」卻是方劑的適應症與證型的分類卻極為週圓，只要辨證對了，選方應學理相符了，不必固守一方，只要同型性的方劑皆可借用，這在目前西方醫學從業者來說是極為難以了解與接受的，因為中藥每味藥，每方劑的適用範圍極為廣泛，成分皆為可以長養生命的「完整性」藥品，皆可通過各種屏障，將疾病完全醫好。同理，一個處方用久了，要同型性、同學理的方劑也要互相替換，並長期保持「開脾胃」，這個「開脾胃」對目前西方醫學從業又很頭大了。中醫的開脾胃藥可以促進疾病控制中樞的細胞的細胞對藥物的「親和性」，而又可將多餘的壓力、水份、代謝物、細胞壁的通透性……一舉有促進與修復功能，同時又有利濕、調整體液、促進腸胃吸收功能。而藥物又分成許多種類，例如甘淡、甘平的會長養生命，可當飯吃，如台灣流行的「四神湯」；而四苓則調整體液與代謝廢物，增加各種細胞與腎的利水功能；人參、黃耆、黃精類作用又不同；仙楂、內金、神麯類也不同於前；萊菔子、陳皮、半夏、枳實、枳殼、青皮、橘葉……又不同的開脾胃藥；黃連、黃芩、石膏又不同。……可談的話題真是談不完。

以上談了很多對傳統醫學了解不夠的人的誤解，但目前已有實驗診斷、微觀診斷、影像診斷，以及更明確的神經、生理、病理，我們如何融通傳統與現代的各種學問於一爐，以重新建立一套新的中西結合新辨證論治學，這是我們從事中西結合往危急重症、加護病房疾病的學習與研究，臨床者皆必須共同努力者。恰好何博士秀琴教授目前正要出版《中醫話神經》一書，此書解剖明確、中西結合神經治療方法清晰、療效亦明確描述，可以作為本人上述各種觀點的學習診斷、治療的指引。

何博士秀琴醫師從余遊於醫藝二十餘年，她出身中醫世家，中西醫造詣極高，尤其對神經醫學、疑難雜症的學理、基礎、臨床有精深之研究，其博士論文即作「中醫藥促進腦神經細胞新生」，發現三天即可見膠質細胞增生、四週即神經細胞新生，此結論並獲美國與我中華民國、中華人民共和國專利。事實上，她與我同年，我都稱她為「同年姐」；因醫術精湛、說理清楚，我又稱她為「何仙姑」；個性又溫柔婉約、輕言細語、雍容大度的淑女與仕女。其文筆佳好，命余為其首本書作序，因有感於傳統醫學的尚未成醫學主流，但未來可見中西結合的新醫學一定會形成，我們這些先行者，應多寫、多講、多教、多推廣。恭喜同年姐的辛苦努力有成，未來更多著作的發行是應可期待的，恭喜。

最後，感謝各位讀者，不畏辛苦的閱讀本書，也希望本書之出，能減少腦病致死率。

祝大家　健康平安　心身安適

育生中醫診所　中醫師李政育　序

於民國111年10月中

林欣榮院長推薦序

中西醫合療展現智慧 病人獲益最多

醫學是一門不斷進步的科學；在臨床照顧上更是需要跨醫療科團隊合作。從醫四十多年的經驗，推動中西醫合療一直是我努力的方向，且深信可以對重症、難症病人有所幫助，特別是在神經性相關疾病上的治療與照顧上。何合安中醫診所何秀琴院長不僅早在十六年前即取得中西結合神經專科醫師，也是兩岸知名的中西結合神經醫學專家。

在推動中西醫合療的路上，何院長在臨床診療，不僅醫術精湛，在新進中醫師的培育上，除了專業醫學知識的引導，更經由門診、床邊教學等課程，謹遵師徒制的傳承與學習，以言教、身教培育術德兼備的良醫。她在臨床診療與教學之餘，除了定期學習、深入西醫對疾病本質的探討與研究，更定期參與研討會分享中西醫治療的新知與經驗；希望經由中西醫學界的交流，在照顧病人的醫療路上攜手並進，幫助病人獲得更好的品質，遠離病苦。

此書節錄何院長從醫多年來，中西醫合作治療的十六個經典案例，有腦中風、腦外傷的病人，有患巴金森病、失智症病人，有車禍後遺症「垂足」、有搖頭丸中毒後遺症的病人，有常壓性水腦症、腦動靜脈畸形的病人，有慢性傷口難癒的病人，有疼痛症候群、中央脊髓症候群的病人，以及因化學藥物治療導致嗜中性白血球低下發燒的病人，經由中醫介入治療後好轉的經驗。

猶記得何院長曾獲國際腦血管外科醫學會（ICCVS）邀請口頭分享

《中西結合治療硬腦膜下血腫之病例報告》。此書之案例五也提到腦硬膜下血腫的中醫治療，病人是一位因交通事故造成頭部外傷，導致左側硬腦膜下血腫、右側額葉挫傷出血、併左側硬腦膜下慢性血腫，送到急診前曾一度失去意識，被診斷為腦震盪。住院三週後因不願進一步接受腦部鑽孔引流手術，自動出院後找何院長治療。

經何院長治療一百天後，原本病人步態不穩、面部表情淡漠、呆滯，以及眩暈、視力模糊等症狀均獲改善至正常，但因血壓不穩定，在家人堅持下，繼續服藥休養二個月後，恢復上班。

書中詳載中醫治療摘要，還包括這位病人在治療過程的顱內壓增高、局部性症狀等臨床表現、診斷、治療、用藥等分析討論；結論是中醫治療頭部外傷致慢性硬腦膜下血腫，即時以益氣活血化瘀、淡滲利濕法治療，促進血腫吸收減少繼發性損傷，更具提高神經細胞存活力，對抗缺血性傷害。

佛陀遺訓：以戒為師。我們身為醫師，無論是中醫師還是西醫師，都應終身學習、精進，時時刻刻以病人為師、以病人為中心，促進習醫、行醫之道。而此書的內容以臨床神經學案例，證實中西醫合療是實際且有效的方法；每個案例故事的背後布滿中醫與西醫處置的思緒脈絡與智慧，除了可與同道相互切磋，更值得有志於神經醫學臨床學習的新進醫師研讀，汲取智慧回饋在需要幫助的病人身上。

林欣榮

佛教慈濟醫療財團法人　花蓮慈濟醫院院長

蔣永孝教授推薦序

西醫的科學檢驗與中醫的望、聞、問、切，是殊途同歸的辨證論治，西醫精細的數據判讀與中醫的綜觀大局恰可相輔相成。何醫師享譽杏林多年，在為求醫者解除身心的疾患之餘，還將她在行醫路上所見之病例結合了中醫與西醫的處置後集結成書，讓同道與後進切磋、學習，確實是一本難得的寶庫。

就是這樣的熱情與行動力推動了何醫師參與發起「中華民國中西結合神經醫學會」。民國九十二年間，幾位中西醫的先進率先有了創立學會的發想，進而吸引志同道合的同道，以我們專業的神經醫學領域為濫觴，促進中西醫的交流與合作，同時也定期舉辦課程培養新血，更定期舉辦研討會互相分享中西醫治療方式的新知和經驗，在醫療的路上攜手並進。

在這樣多年學術與臨床的中西醫思維的互相激盪下，讓我們明瞭何醫師不僅是位醫者，更是具有宏觀遠見的學者，不遺餘力推動中西醫學結合的實踐。

蔣永孝

臺北醫學大學附設醫院研究副院長

臺北醫學大學醫學系外科學科教授

作者序

習醫、行醫真是漫漫長路，歲月流逝了，累積了一些臨床經驗，希望能留下最實際而有助益的印記。

中醫專論神經疾病的臨床案例探討教材不多，本書的目的是希望能提供臨床醫師有關神經系統臨床常見疾病的基本概念、認識和治療。本書撰寫以臨床上常見的神經案例為主，臨床案例的治療，依循傳統醫學的望、聞、問、切，四診合參，辨證論治。從病因病機，結合現代醫學的病理生理、臨床症候、影像學、各項實驗室檢查等歸納分析而擬定，將臨床症狀和病變部位、學理依據綜合歸納成簡明可循的治療要點，希望能提供臨床醫師一些條理分明而實用的概念，當實際面對神經性疾病病患時，能夠自信的結合現代醫學的病理生理、臨床症候、影像學、理學檢查、各項實驗室檢查等，歸納分析而準確的做出合理正確的判斷，繼而擬定有效的治療方針。

感謝眾多的病友與家屬的信任和支持，提供相關詳盡的資料，讓個人得以有機會深入探索。感謝啟蒙恩師朱士宗教授教導我：白天看診，晚上讀書；馬光亞教授的用功精進、辨證明確；李政育恩師，總是知無不言，言無不盡；行醫、教學、臨床指導，總是秉持：苟日新，日日新，又日新的思維。恩師們的言教、身教，讓愚瞭解為醫之道，從不知天高地厚的年少輕狂，漸漸茁壯成長。繼續念研究所，支持和鼓舞的力量來自於最親愛的先生和兒子們，雖然外子所學不同，但常能從宏觀的角度分析問題，開啟個人更寬廣的視野；兒子們努力向學，使愚得以專注在病患的照護，繼續專業的精進。

感恩常態性的進修課程的老師們：林欣榮院長、蔣永孝教授、張成富主任等，給予我們學理和臨床的指導與教誨。他們對後學者的反覆教導，包容涵育使個人面對求診的病家能古今接軌，中西合療。隨著求診者眾，臨床經驗得以不斷累積，與時俱進，至今仍有能力站在醫療的最前線。

習醫、為醫的過程，使得本書的撰寫，無論是在週末休診、寂靜無人的午後，或在窗台一片綠意的晨曦，成為愚在神經醫學領域中，形成一難得的，盤根築基的自我教育。本書即將完成之際，心中充滿無限的感恩；感謝長子牙周病專科醫師李昆晏、長媳黃菁菁醫師，跨科系在英文摘要書寫的協助。習醫、行醫，是此生中美好的經歷，謹以此書感恩在天上的雙親及所有良師益友。

何合安中醫診所　中醫師　何秀琴　2022夏

CONTENTS

CASE

1

缺血性腦中風

中西結合治療腦中風探討摘要

何秀琴

藉由臨床缺血性、小血管性腦梗塞及出血性腦中風實例，探討中醫對於各型腦中風病患在疾病發展過程中，相關的臨床觀察及治療研究。

以中醫辨證論治為治療理論基礎，在疾病發展過程中，施與傳統中藥煎劑，治療方劑包括：乳沒四物湯、大柴胡湯，半夏天麻白朮散和修正補陽還五湯，十全大補湯、右歸丸，合併清熱化痰、淡滲利濕、通腑瀉下藥，方藥及劑量隨症化裁加減。

結果發現，經中藥方劑施治後，確能明顯改善病患之臨床症狀，使病情穩定，有效減少病患家屬照護困難，減輕照護過程中沉重的身心負擔。

結語：

1.中醫治療腦中風，依據辨證論治原則，急性期給予活血化瘀、清熱涼血、平肝潛陽、化痰飲、通腑瀉下方劑，合併淡滲利濕，隨證化裁，使病情快速穩定；穩定期則益氣、活血、化瘀 ，補氣健脾，補血補陽，促進修復。
2.中醫治療腦中風，具有多方向的治療特色，能有效對抗缺血性傷害，提高神經細胞的存活力，中西醫合療是實際而有效的方法。
3.傳統醫學可為現代醫學的發展與演進，提供新的機制和思維；現代醫學可為傳統醫學的成熟與創新提供更寬廣的視野和方法，二者應相輔相成協同並進。

Discussion of the related researches and treatments of synergistic therapy between modern and traditional Chinese medicine in cerebrovascular event ： case report.

HO,HSIU-CHIN

Abstract

Purpose：

To discuss the related researches and treatments in traditional Chinese medicine of cerebrovascular event with a case report.

Materials and methods：

Based on the treatment by differentiation of syndromes, the patient was given the following prescriptions: Ru-Mo Si-Wu Tang, Da Chaihu Decoction, Banxia-Tianma-Baizhu Powder, modified Bu-Yang Huan-Wu Decoction, Shi-Quan Da Bu Decoction, and You-Gui Yin, combined with medicine for clearing away heat and dispersing phlegm、promoting diuresis and purging intestines and moving bowels. Doses and prescriptions were adjusted according to the symptoms and signs.

Results：

After the treatment of the Chinese medicine, the patient clinical symptoms and signs were relieved. The condition was stabilized fast. The heavy physical and mental burden of care were also alleviated.

Conclusions：

1.Chinese medicine treatment of cerebrovascular event, based on the treatment by differentiation of syndromes, in acute stage, the stimulating blood circulation, breaking clots and removing stagnation drugs, clearing heat and detoxifying drugs, and repressing hyperactive Liver Yang and dispersing phlegm drugs were used, combined with promoting diuresis and purging intestines and moving bowels drugs. Doses and prescriptions were adjusted according to the symptoms and signs. In stable stage, the improving blood circulation, facilitating meridians and branches replenishing of blood, energy and replenishing kidney Yang drugs were used to promoting recovery. The Chinese medicine therapy has neuro-protection effects.

2. The feature of Chinese medicine treatment of cerebrovascular event is multi-disciplinary approach, which reduce ischemia damage, improve the survival rate of neural cells. The combination of Western and Chinese medical therapy is a practical and effective method.
3. Traditional medicine can provide a different thinking process and mechanism for modern medicine development and revolution. Modern medicine can bring important methods and logic for the traditional medicine innovation. They complement each other.

腦血管疾病概論

急性腦血管疾病又稱腦卒中（stroke），中醫學稱「中風」。因各種血管源性或血源性疾病導致的腦組織損傷及神經功能缺損，總稱為腦血管疾病（cerebrovascular disease，CVD）。世界衛生組織（WHO）將腦血管疾病（CVD）定義為：迅速發展的局部性或全面性腦功能障礙的臨床表現，持續24小時以上，甚至導致死亡，並且排除了腦血管因素以外的其他原因。

【中醫】

中醫文獻對腦血管疾病有許多記載，根據其臨床表現，散見於：「偏枯」、「中風」、「風痱」、「薄厥」、「卒中」、「大厥」、「中臟腑」、「閉症」等。2006年中國中西醫結合學會神經科專業委員會制定的《腦梗死和腦出血中西醫結合診斷標準（試行）》定為：「無論是腦梗死和腦出血，按其臨床表現多屬於中醫學中風病範疇，統稱為腦卒中。」

病因、病機

一、風火上炎　　五、陰虛風動
二、風痰瘀阻　　六、痰濕蒙神
三、痰熱腑實　　七、痰熱內閉
四、氣虛血瘀　　八、元氣敗脫

近代研究

台灣謝慶良教授 ＜從歷代中醫典籍的演變談台灣腦中風之證型＞
以162位腦梗塞急性期中風患者研究對象

腦中風的發病原理

風：內風和外風。
火：心、肝和腎火。

痰：風痰、痰熱和濕痰。

氣：氣虛、氣鬱和氣逆。

血：血瘀。

陰虛陽亢：勞累積損，五志過極，心火暴盛。

推論

台灣腦梗塞急性期和風、痰和血瘀最有關

風、痰和血瘀是腦梗塞發病之主因。

中醫分型

《醫宗金鑑》腦中風分類

無神志改變者，病輕，為中經絡；神志不清者，病重為中臟腑。但兩者常互相轉化，適時介入治療，施治得當，能使病情穩定並促進恢復。

- 中絡
- 中經
- 中腑
- 中臟
- 中臟閉證
- 中臟脫證
- 中經絡閉證
- 中臟腑閉證
- 中經絡合併中臟腑

中醫治療原則

一、通腑瀉下法
二、平肝潛陽法
三、清熱化痰法
四、活血化瘀法
五、溫散祛風法
六、分證開閉法
七、扶正固脫法
八、補氣逐瘀法
九、溫病清宮法
十、濕熱宣竅法

中醫治療辨證論治

中風屬本虛標實之證。標者，風火痰濕壅塞；本者，肝腎虧虛、氣血不足。

依病因、病機

一、肝腎陰虛、浮陽上越

主證 頭痛頭昏、肢體麻軟、頭重腳輕、多夢健忘、夜寐不安、咽乾盜汗、心中煩熱、急躁易怒、舌紅少苔、脈弦、或弦細、或弦數。

治法 滋養肝腎、平肝潛陽。

方藥 建瓴湯(《醫學衷中參西錄》)加減。

二、痰濁中阻、上擾清宮

主證 頭暈眩、動更甚，胸膈痞悶，噁心嘔吐，手、指麻痺，言語謇澀，搖晃不穩，大便秘結，苔膩或濕滑，脈弦數而滑。

治法 行氣袪痰化濁、醒腦開竅

方藥 十味溫膽湯(《證治準繩》)加減。

三、肝腎陰虛、肝風內動

主證 猝然昏仆，口眼喎斜，半身不遂，肢體麻木，頭痛頭昏，舌強難言，舌紅少苔，脈弦、細、數。

治法 滋陰潛陽、平肝熄風。

方藥 天麻鈎藤飲(《雜病診治新意》)加減。

四、肝腎陰虛、風痰上擾

主證 突發暈眩、視物不清、聲音嘶啞、吞咽困難、口眼喎斜、走路不穩、半身不遂、四肢癱瘓、頭暈耳鳴、五心煩熱、 舌紅或暗紅、苔黃或黃膩、脈弦緊或細數。

治法 滋陰潛陽、鎮肝熄風。

方藥 鎮肝熄風湯(《西學衷中參西錄》)加減。

五、肝風內動、痰濁壅塞

主證 突然昏仆、神識不清、口眼喎斜、半身不遂、痰涎上壅、聲如牽鋸、面色潮紅、呼吸急促、舌質紅、苔白或滑、脈滑或弦滑。

治法 辛溫開竅、豁痰熄風。

方藥 急用蘇合香丸以辛溫改竅，繼以滌痰湯(《奇效良方》)祛濕化痰。

六、氣虛血滯、脈絡瘀阻

主證 偏枯、肢軟無力、口眼喎斜、偏身麻木、口角流涎、言語謇澀、心慌氣短、手足腫脹、舌淡或紫暗、苔白、脈細澀或虛弱。

治法 益氣活血、通經活絡。

方藥 補陽還五湯（《醫林改錯》）加減。

依病位、病勢

中經絡

一、絡脈空虛、風邪入中

主證 手足麻木、肌膚不仁、或突然口眼喎斜、語言不利、口角流涎，甚則半身不遂。或兼見惡寒發熱、肢體拘急、關節酸痛等。舌苔薄白、脈浮弦或弦細。

治法 祛風通絡、養血和營。

方藥 大秦艽湯（《醫學發明》）加減。

二、肝腎陰虛、風陽上擾

主證 平時頭暈、頭痛、耳鳴目眩、膝腿酸軟；突然發生口眼斜、舌強語謇、半身不遂、舌質紅或苔黃、脈細弦而數或弦滑。

治法 茲陰潛陽、鎮肝熄風。

方藥 鎮肝熄風湯（《醫學衷中參西錄》）加減。

中臟腑

閉證

一、風火激盪、痰濁壅閉

主證 突然昏仆、口噤目張、氣粗息高、或兩手握固、或躁擾不寧、口眼喎斜、半身不遂、昏瞀不知人、面潮紅、大便乾燥、唇舌紅、苔黃膩、脈弦滑數。

治法 辛涼開竅啟閉，平肝潛陽息風，佐以清熱化痰，通腑瀉下。

方藥 先灌服（鼻胃管）至寶丹以化濁開竅，清熱解毒，開竅啟閉，繼用羚羊角湯（《醫醇賸義》）加減。

二、風盛濕鬱、痰濁壅閉

主證 突然昏仆、不省人事、牙關緊閉、口噤不開、面白唇淡、痰涎壅盛、靜而不煩、四肢欠溫、舌白滑膩、脈沈滑，為痰氣閉阻之症。

治法 辛溫開竅、豁痰熄風。

方藥 急用蘇合香凡灌服（鼻胃管），以辛溫開竅，並用滌痰湯（《奇效良方》）加減。

脫症

一、陰脫

主證 面赤足冷、虛煩不安、脈極弱或浮大無根。

治法 峻補真陰、佐以扶陽。

方藥 生脈散加味。

二、陽脫

主證 突然昏仆、不省人事、目合口開、鼻鼾息微、手撒肢冷、汗多不止、二便自遺、肢體軟癱、舌痿、脈微欲絕。

治法 益氣回陽、扶正固脫。

方藥 參附湯（《婦人良方》）加減。

三、陰陽兩脫

主證 猝倒、痰涎壅塞、喉間痰如牽鋸、汗如雨出、神昏不語、 口開目合、遺尿、手足懈弛不收、脈微細。

治法 攝納真陰、固護於氣。

方藥 參附湯（《婦人良方》）合大定風珠（《溫病條辨》）。高熱、抽搐加安宮牛黃丸或清心牛黃丸。

針刺療法

體針

頭痛：太陽、頭維、風池、列缺、合谷、印堂、百會。

頭暈：暈眩：列缺、合谷、三陰交、風池、內關、外關。

呃逆：天突、內關、膈俞、中脘、足三里。

嘔吐：中脘、足三里、合谷。

抽搐：長強、少商、湧泉、人中、合谷、太沖、內關。

面癱：翳風、頰車、顴 、地蒼、合谷。

上肢癱：肩 、曲池、手三里、合谷。

下肢癱：環跳、足三里、風市、陽陵泉、三陰交。

吞咽困難：廉泉、合谷。

言語謇澀：風池、風府、百會。

失眠：神門、內關、三陰交、關元、氣海。

遺尿：關元、三陰交、陰陵泉。

電針療法

【西醫】

腦血管疾病，是血管（通常是動脈）有病理性異常或血流供應有異常時，大腦因而產生病變。

病因

臨床常見因素

1.動脈粥狀樣硬化
2.高血壓
3.先天畸形
4.血管炎
5.心臟病
6.代謝疾病
7.創傷
8.中毒；藥物、重金屬如鉛、汞、鉻、砷等
9.血液病
10.腫瘤

危險因子

1.高血壓
2.心臟病
3.糖尿病
4.遺傳
5.高血脂、吸煙、飲食
6.種族
7.血液成分因素
8.口服避孕藥

血管性疾病的特徵

一、發病急驟（acute onset）

腦出血與腦血管栓塞起病最急，常在數分鐘內即出現神經系統症狀。
腦血管血栓形成，常在數小時或半天之內出現各種神經系統症狀。

二、意識障礙（Consciousness disturbance）

腦血循環出現障礙，造成腦部缺氧而發生意識障礙。
障礙的程度，視病變部位的大小和波及部位而定。
腦出血的意識障礙最嚴重，若腦出血的部位小，也可能不出現意識障礙。
次為蛛網膜下腔出血，再其次則為腦血栓形成與腦栓塞。

三、癱瘓（Paralysis）

依病變部位而出現偏癱、交叉性癱瘓等。

腦部病變所表現的癱瘓大多是運動神經元癱瘓。

四、血管改變

血管性疾病一般都有全部或局部的血管改變，如動脈硬化（Arteriosclerosis）或高血壓（Hypertension）等。

腦血管疾病的臨床分類

一、無症狀期之腦血管疾病Asymptomatic

此類患者包括尚未出現腦部或視網膜神經病變。

體檢時可發現無症狀的頸動脈雜音、頸動脈狹窄、顱內血管狹窄、動脈炎症、動脈瘤、動靜脈畸形或甚至電腦斷層、磁振造影發現之無症狀的腦梗塞。

此種病患其中風發病機率比常人高。

重點在預防其變成有症狀的患者。

二、局部腦病變

暫時性腦缺血發作（Transient ischemic attack，TIA）

突發性且短暫的局部腦神經功能喪失，造成的原因可能是缺血。

缺血部位常可定位於頸動脈區或脊髓基底動脈區。

多數患者神經症狀，發作時間短，常於30分鐘內恢復，且不留下任何後遺症。

臨床上，常將24小時內恢復者稱之為TIA。

根據文獻，缺血性中風之患者，其病前常有TIA之癥兆。

TIA在臨床上的重要意義，在於發現及處理中風的危險因子。

TIA與中風的臨床區別為缺血是否已造成腦損害。

三個月內有中風病史者，不適合施行溶栓劑治療。

詳細的詢問病史及CT、MRI有助鑑別診斷。

中風（Stroke）

是腦內特定供血動脈血流減少引起，持續24小時以上的腦神經功能喪失症候群。

中風的結果造成缺血、梗塞或出血。

所有的中風，85%由栓塞引起，15%由出血引起。

硬腦膜上、下之出血，臨床上通常不稱其為中風，應考慮外傷之可能性。

約有1/3的中風會致命。

大腦出血的死亡率高達70%，栓塞立即的致死率小於25%。

病人的年紀、病灶的大小、缺損程度、潛在疾病、住院時的意識狀態，均是影響預後的因素。

中風的進展

進步

多數中風，若無意外，常在某個時間點即可開始進步。

惡化

1.短暫性缺血（Transient ischemia，TIA）

通常指任何突然的、短暫的、可逆性的、反覆性的、局部性缺血的神經功能障礙，而於24小時內能夠完全恢復為TIA症候群（TIA syndrome），又稱小中風。

缺血症狀持續或超過1小時，即使臨床上常可回復，但通常伴有組織損傷。

神經功能喪失如持續1小時以上，可能列為「可疑中風」，常伴有永久性腦損傷。

2.進行性中風（progressive stroke）

中風後，因某些因素而使病情開始惡化，稱為進行性中風（progressive stroke）。中風的症狀在發病後的觀察期間，通常是6～48小時中，症狀持續的進展加重。病程的變化可以是多種型態，若能在此期間及時採取有效措施，對預後常有決定性影響。

由於臨床診斷的改進和診斷技術的不斷發展，常能準確的了解中風的部位、類型、血管病變，而採取必要的治療，使病情得以得到控制而減少腦部傷害。

3.穩定性中風（Stable strock）

中風發病後，症狀在觀察期間甚至6小時內迅速發展而達高峰，神經系統傷害不再進一步惡化，達到一種相對穩定的狀態。

輕度：意識清楚或輕微的意識障礙。

中度：病情介於輕型與重型之間。

重度：呈現深度昏迷有嚴重的意識障礙並有腦疝形成。

4.若症狀超過24小時，但症狀於1～3星期內消失，稱為可復原之神經障礙（reversible ischemic neurologic deficit，RIND）。

腦中風的型態

1.腦出血

歐美白人腦出血佔中風患者的10%～15%。

日本、中國及台灣約佔25%～40%。

高血壓與腦出血的關係最為密切。

由於高血壓得到控制，台灣的腦出血比例已下降約15%。

2.蛛網膜下腔出血（subarachnoid hemorrhage，SAH）

多數病人由於動脈破裂，顱內壓急遽上升而出現嚴重的頭痛、意識不清、嘔吐，且在幾分鐘內達到高點，甚至死於腦疝。

蛛網膜下腔出血（SAH），是腦表面動脈血管破裂如動脈瘤，故血液常局限於軟腦膜和蛛網膜間的腦脊髓液腔中。

腦室內的血液則是蛛網膜下腔血液經第四腦室孔回流。

3.血管畸形所致顱內出血

腦和脊髓先天性血管畸形和靜脈血管瘤、腦靜脈曲張、毛細血管擴張，位在腦深部如間腦、腦幹、小腦出血，偶可致死。
海綿狀血管瘤和動靜脈畸形AVM。
表現為顱內出血，蛛網膜下腔出血或二者合併。
AVM可於腦部的任何部位，引起頭痛、癲癇發作、局部性神經障礙、出血。
AVM的家族性病例少見，被認為是胚胎發育異常。

4.腦梗塞（Brain infarction）

臨床將腦梗塞分為
血管硬化血栓性（athero-thrombotic）
心源栓塞性（cardioembolic）
腔隙性（Lacunar）
約有30%～40%之腦梗塞是不易如此分類的。
腦梗塞患者通常有一種或多種中風危險因子。
劇烈頭痛和嘔吐在腦梗塞早期較不常見。
依神經症狀及病徵，可分為
頸動脈系
脊椎動脈系
依區域梗塞，可分為
內頸動脈
中大腦動脈
前大腦動脈
脊椎動脈
基底動脈
後大腦動脈

三、血管性失智症

中風可以造成失智。
即使是一次大的中風或多次小中風均會影響患者的智能。
慢性缺血但無腦梗塞是否造成失智則尚無定論。

四、高血壓腦病變

高血壓腦病變通常發生於長期，慢性而控制不良之高血壓患者。
病人血壓快速上升，頭痛、神識迷糊，甚至產生抽搐及神經症狀。
檢查時發現神智變化較局部神經症狀嚴重。
血壓之舒張壓常大於130mmhg，眼底有視神經乳頭水腫及出血點。
患者的症狀在血壓下降後有明顯得改善。

中西合療缺血性腦中風：病例報告

摘要

報告病例為71歲女性，有高血壓病史，曾因雙膝退化性關節炎，曾於入院前兩週前，接受左關節置換術，使用助步器行走中。病患於2008/7/21晚上8點左右，主訴眩暈約數分鐘，無噁心嘔吐現象。家屬漸發現病人反應變慢，說話簡短，但沒有含糊不清或肢體軟弱情形。症狀約一小時後，即送至一家醫學中心(A醫院)急診，入院當時無神識混亂，但不久發現有複視、顏面麻痺與右側肢體無力等現象，電腦斷層(CT)檢查發現左皮質下區有缺血性區塊。經評估，由於病患之NIHSS scale 5，且於發病二周前曾接受左膝關節置換術，故未給與tPA治療，僅保守內科治療。病人逐漸出現聲音嘶啞，右側手足肌力衰退情行情形。病患家屬於醫院治療隔日(2008/07/22)下午至本診所求診，於下午8點開始口服中藥水煎治療。經中西醫合療兩週(2008/08/07)，右腳可上抬約10公分、右手無力稍可握拳且手指可張開。約兩個月後，病患可使用筷子進食，不需家人攙扶，逐漸可自己站起來使用助步器行走。約四個月後，病患可到公園，使用單手四腳助步器行走約1公里。約八個月後，病患記憶、思考、語言與認知功能恢復，行走穩定。

中醫文獻沒有缺血性腦中風的病名，依據臨床症狀，此類疾病應屬腦卒中的範疇。中醫治療，隨著疾病的進展，依據辨證論治原則，使用不同的治腦方劑，著重其個體化治療；急性期時，治療原則為活血化瘀、平肝潛陽、清熱化痰、通腑瀉下、淡滲利濕，病情穩定後則補氣補血補陽，促進組織修復，減少併發症的發生。中醫治療中風具有多方向的治療特色，能有效對抗缺血性傷害，提高神經細胞的存活力，中西醫結合治療更提供實際而有效的療法，因此值得進一步大規模研究。

關鍵字：中西醫結合治療、缺血性腦中風、辨證論治。

案例**1**

缺血性腦中風的中醫治療

病例為71歲女性病人，具高血壓病史，因雙膝退化性關節炎，於入院前兩週，接受左膝關節置換術，使用助步器行走中。

2008/7/21晚上8點左右，病人主訴眩暈約數分鐘，沒有噁心、嘔吐。家屬發現病人反應變慢，說話簡短，但沒有含糊不清或肢體軟弱，使用助步器行走一如平日。症狀持續約一小時後，於附近私人診所就醫，疑為腦中風。2008/7/22轉送醫學中心（A醫院）急診。當時病人沒有神識混亂，但隨即發現複視、顏面麻痺、右側肢體無力，CT發現左皮質下區缺血性中風。由於病人的NIHSS scale 5，且於發病二週前行左膝關節置換術，故未行tPA治療。逐漸病人又出現聲音嘶啞，右側手足肌力衰退。

2008/7/22下午4點家屬求診，下午8點開始服中藥。家屬為照顧方便，於2008/7/24轉診另一家醫學中心（B醫院）接受保守治療。

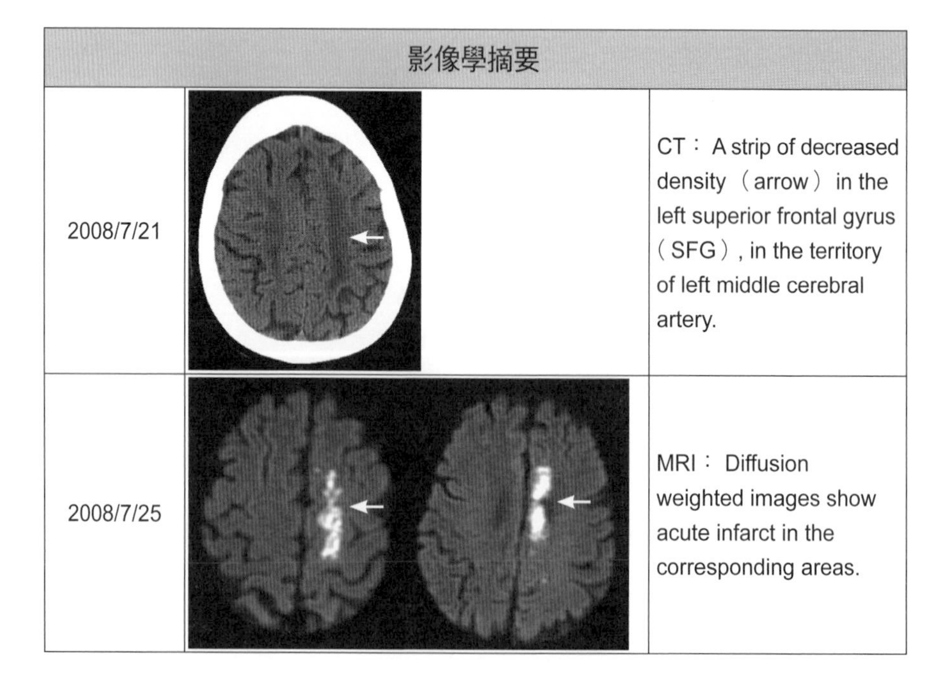

影像學摘要		
2008/7/21		CT： A strip of decreased density（arrow） in the left superior frontal gyrus（SFG）, in the territory of left middle cerebral artery.
2008/7/25		MRI： Diffusion weighted images show acute infarct in the corresponding areas.

中西醫相關治療資料如下：

西醫治療摘要
醫學中心A醫院（保守治療）
入院診斷（Admission Diagnosis） 1.Ischemic stroke over left subcortical area （2008/7/21） 出院診斷（Discharge Diagnosis）（2008/7/24） 2.Left MCA territory Ischemic stroke 3.Urinary tract infection
醫學中心B醫院（保守治療）
入院診斷（Admission Diagnosis）（2008/7/24） 1.Cerebral infaction 出院診斷（Discharge Diagnosis）（2008/8/19） 1.Cerebral infaction, left frontal lobe with right hemiplegia 2.Hypertensive cardiovascular disease 3.Urinary tract infection 4.Anemia 5.Focal seizure

中醫治療摘要	
2008/7/22	神識昏蒙、亢奮、右側肢體無力，血壓 160 / 80 mmHg，口穢、二日未排便 **治則** 活血祛瘀、清熱、通腑瀉下。 **處方** 乳沒四物湯加大黃 田七 銀杏葉 給藥三日份，囑觀察，如有意識變化應速聯絡。
2008/7/23	Carotid duplex： 1.Mild atherosclerosis in bilateral CCAs and carotid bulbs without significant hemodynamic changes. 2.Adequate total VA flow amount.
2008/7/24	神識未轉差、右側無力。面部表情淡漠，反應遲緩 轉醫學中心 B 醫院。 **治則** 益氣活血化瘀、淡滲利濕 **處方** 育生補陽還五湯、半下天麻白朮湯合方加減
2008/7/26	MRI（7/25）：中大腦動脈皮質下區梗塞。 神色清明，回答較快，使用字、句較多、較長。 **處方** 育生補陽還五湯、半下天麻白朮湯合方 朮、苓、瀉減量 加重北黃耆
2008/8/13	復健治療時癲癇發作。Depakine400mg 靜脈滴注 / 每 8 時。 握力進步（需使力始能掙脱）。 **處方** 7/26 治療處方加全蠍、蜈蚣、白殭蠶
2008/8/16	發燒、咳嗽、痰黏稠，癲癇大發作 **處方** 麻杏石甘湯加味
2008/8/20	癲癇發作後，認知功能減退。 **處方** 育生補陽還五湯加方 加重乾薑、製附子、玉桂子
2008/10/16	不需家人攙扶，可自己站起來使用助步器行走約 20 公尺（右腳可抬起行走，離地約 2 ～ 3 公分） **處方** 十全大補湯加味
2009/5/19	下肢凹陷性水腫。建議進一步檢查。 **處方** 五苓散、四神湯
2009/6/17	心臟超音波、心電圖、血液生化檢查等，無特別發現。（亞東醫院）
2009/7/4	走路已可不需助步器輔助，但考量膝關節退化問題，仍建議使用。 **處方** 十全大補湯、右歸飲合方加味
2009/7/23	停服水煎藥，改膏滋劑長期服用，鞏固療效。

結果

治療前

1.Left MCA territory Ischemic stroke

2.Cerebral infaction, left frontal lobe with right hemiplegia

3.神識昏蒙、複視、右側肢體無力

治療後

1.治療兩週（2008/8/07）

右腳可上抬約10公分、右手無力稍可握拳且手指可張開。

2.治療五週（2008/8/26）

病患可扶把手站立。

3.治療兩個月

病患可使用筷子進食。不需家人攙扶，逐漸可自己站起來使用助步器行走約20公尺。

4.治療四個月

病患可到公園，使用單手四腳助步器行走約1公里。

5.治療八個月

病患記憶、思考、語言與認知功能恢復，行走逐漸穩定、正常步態且雙腿重量可分佈均勻。

討論

急性腦梗塞處置的新進展

腦血管疾病長久以來居全世界已開發國家的前三大死亡原因之一，同時也是疾病中發展最快、恢復緩慢，常導致功能嚴重殘障的疾病。很多流行病學及臨床醫學研究都指出，年齡越高發生腦中風的機率越大。缺血性腦中風約佔東方人所有腦中風的70～80%，好發於高齡老人。隨著社會人口的高齡化，腦中風的發生率正快速增加。近年來，台灣地區每年約有一萬三千多人因腦血管疾病而死亡，因腦中風造成殘廢者則是死亡者的倍數。

■1995年以前

藥物治療效果不彰，對嚴重的急性缺血性腦中風，大多只能採取保守治療。

■1995年美國國家神經疾病及腦中風協會（NINDS）試驗研究成功

急性缺血性腦中風病人在發病4.5小時內，使用靜脈血栓溶解治療（intravenous recombinant tissue plasminogen activator, IV rt-PA），可以明顯改善腦中風後三個月的神經功能，有效減少殘障的比例。

雖然rt-PA溶栓對於嚴重的急性缺血性腦中風是一重大突破，但使用時間的限制，對腦部大血管阻塞溶栓效果有限。

■2015年動脈內取栓術

在荷蘭進行的MR CLEAN試驗，首次證實動脈血管內血栓移除（endovascular thrombectomy, EVT）治療在大血管阻塞的急性缺血性中風，顯著優於單純用IV rt-PA的治療效果。動脈內取栓對於發病後6小時，腦部大血管阻塞引發缺血性中風病患有較佳的預後。自此，動脈內取栓術成為治療的巨大發展。

■2018年

發表將治療時間窗延長到16小時的 DEFUSE III試驗及24小時DAWN試驗，也都成功看到療效，更是決定病人的選擇的最重要的依據。

對於輕度缺血性腦中風或短暫性腦缺血病患，使用雙重抗血小板藥物的效益與安全性，近年來也陸續有臨床試驗發表。

在台灣，心房顫動是老年人常見疾病，也是引發腦部大血管阻塞的重要原因之一。近年有新型口服抗凝血劑，對於非瓣膜性心房顫動病患有更多的選擇。對於預防腦中風使用的種類和劑量的意見，早期有很多分歧意見，近年來有四大研究發表，文中有針對亞洲族群的個別分析，為相關醫療提供有幫助的資訊。

近年來腦中風的死亡率雖然逐漸下降，但腦中風之後，病人會有漸進性的智能與神經功能的減退，甚至是導致血管性失智症的重要原因。現代醫學主要以挽救生命，減少腦功能損傷，防止復發為主。臨床上，常不容易確定缺血性中風真正的急性誘因，且病人有可能數種急性誘因同時存在。

目前急性梗塞性腦中風在症狀發生4.5小時內經由神經科醫師評估後有機會使用血栓溶解劑來打通血管，或施行腦中風動脈取栓術。

腦中風症狀常發生的突然，因此常延誤黃金治療時間。中醫治療缺血性腦中風著重個別化治療，不受時間窗的限制，療效肯定，副作用相對較少。

急性期時，治療重點為活血化瘀、清熱化痰、淡滲利濕、平肝、潛陽、通腑瀉下；病情穩定後，則益氣補血、活血行血、溫經通絡，佐以清熱、化痰、通腑，促進神經功能恢復。

及早中西醫結合治療，可幫助病人減少併發症的發生，使病人神經功能恢復得更好，有效的提高病人的生活品質，減輕家庭及社會醫療的負擔。預防和治療老年人的腦中風，是中西醫學界共同的課題。

老年人的腦缺血、腦梗塞（簡稱腦缺血）的潛在原因

病例頸部超音波檢查Carotid duplex顯示：

—Mild atherosclerosis in bilateral CCAs and carotid bulbs without significant hemodynamic changes.

—Adequate total VA flow amount.

老年人容易發生腦缺血、腦梗塞的原因複雜。

1.年紀越大，腦、頸動脈硬化的機率越高。

2.老年人的頸動脈竇壓力感受器（carotid baroreceptor）功能。
姿勢性反射（postural reflex）功能及其他維持血壓、循環恆定的功能常較差，容易在姿勢改變時發生姿勢性腦缺血。

3.老年人腎臟保留水分的能力較差，容易因食慾不振、流汗過多、腹瀉等情況導致水分不足、血液濃縮而使腦部血液循環變差。

4.老年人的頸椎大都有退化性關節炎，當脖子轉動過快、太用力或角度太大時，容易壓迫到脊椎動脈而影響到腦幹及枕葉的血流供應。
5.老年人常較有各種心臟疾病（包括心律不整），容易因心臟功能不好、心輸出量減少而導致腦缺血。也可能因心臟內血液滯留引發血塊形成，繼而流到腦部造成腦梗塞。

栓塞型腦缺血

栓塞型（embolic）腦缺血，是指其發生原因乃因身體其他部位的血栓或物質，隨血流到腦部阻塞動脈所引起，並非腦動脈本身有問題。目前最重要的血栓來源為心臟疾病併發的心臟內血塊。

栓塞型（embolic）與非栓塞型腦缺血二者間，臨床鑑別診斷不易，目前尚無突破性發展。

可能為栓塞型腦缺血的重點如下：

1.病人有明顯心臟疾病（例如瓣膜性心臟病、心房纖細顫動、嚴重心肌梗塞等）而又無明顯動脈硬化危險因子（例如年紀很輕、沒抽煙、沒高血壓、沒糖尿病、沒高血脂症），且頸動脈超音波檢查是正常時。
2.同時發生兩處或兩處以上的動脈缺血時（例如同時發生腦缺血和腎臟缺血、腦缺血和眼睛缺血，或大腦內有兩處距離遠的部位同時發生缺血）。
3.腦缺血的部位只發生在皮質區（小血栓流到腦動脈的末梢造成阻塞），或臨床表現是以腦皮質功能障礙為主。
4.血壓並不很高的情況下發生「梗塞後腦出血」等。

臨床上常無法很快確定栓塞型（embolic）或非栓塞型腦缺血時，應先以非栓塞型腦缺血治療，再持續追查原因。

治療腦中風：爭取時間很重要

缺血邊緣區（Ischemic pneumbra）血流的些微差異足以決定細胞存活與否；實驗顯示，盡量讓此區細胞存活，可以有助於復原。

病人晚上8點主訴眩暈約數分鐘，沒有噁心、嘔吐。家屬發現病人反應變慢，說話簡短，但沒有含糊不清或肢體軟弱，使用助步器行走一如平日。症狀持續約一小時，疑為腦中風，轉送醫學中心（A醫院）急診。當時病人沒有神識混亂，但隨即發現複視、顏面麻痺、右側肢體無力，CT發現左皮質下區缺血性中風。逐漸病人又出現聲音嘶啞，右側手足肌力衰退。

腦缺血的早期，局部神經學病徵只是代表局部腦細胞的功能受損，而非已梗塞、死亡。急性腦中風未經及時治療，病人平均每分鐘喪失約一百九十萬個神經元，越早治療，腦細胞的存活的機會就越大。

若時間拖延，除了原來腦缺血的原因和狀態會持續、甚至惡化，還會產生三個相當不利的影響：

1.局部腦組織逐漸水腫，使該處組織內壓力上升，血流更不容易進入。
2.腦缺血的急性誘因有多種，應針對各病人查出其急性誘因，並積極排除。臨床上常不容易確定真正的急性誘因，且有可能二、三種急性誘因同時存在，以個別化的觀念進行「多管齊下」的治療，是比較實際而有效的方法。
3.腦缺血傷害會誘發局部發炎反應（inflammation activities）和自由基(free radicle）形成，因而加速腦細胞的死亡。

發生問題的腦動脈腔內，因血流緩慢，凝血因子可能逐漸活化而產生thrombin。Thrombin是很重要的促凝血因子，也是強烈的促血小板凝集物質，一旦產生，就會加速血栓的擴大。aspirin對此種促血小板凝集作用幾乎沒有抑制效果。

近幾年來，很多學者從使用tissure plasminogen activator（TPA）的經驗得到一個重要結論：急性腦缺血時使用TPA，應在症狀發生後4.5小時內給予，否則容易發生腦出血（reperfusion hemorrhage）。

主要原因是：發病超過4.5小時後，腦缺血區中心地帶的組織包括血管結構，很可能已傷害嚴重，甚至已梗塞、壞死，此時若用TPA打通動脈血栓，血液重新灌流的壓力，會使該處的血管破裂而引起出血。

如果TPA能在發病後及時給予，腦缺血區的組織包括血管尚未嚴重受傷，血液重新灌流的壓力就不容易使血管破裂。

血壓的監控

病例是由於心臟病造成缺血性腦中風，心臟問題的處理就顯得格外重要，在選擇及使用藥物時，不可使心輸出量或血壓降得過低，避免使腦缺血惡化。

栓塞型腦缺血的主因是心臟疾病，不是腦、頸動脈硬化狹窄引起的。正常水準的血壓（如收縮期血壓120～140毫米汞柱）對心臟較有利，也較不會引發生出血性腦梗塞。

血壓是促使血液流動的主要力量，腦缺血急性期時的血壓應維持較高水準，不可隨意用藥降低。但是血壓不是越高越好。

血壓太高可能產生幾個問題：

1.可能引起腦血管收縮、痙攣，反而導致更嚴重的腦缺血。

2.可能誘發梗塞性腦出血。

3.可能引起心臟病發作，如心肌梗塞、心衰竭等。

血壓降得太低可能使腦缺血惡化。

原則上，可維持比平常血壓值高約10～30汞柱左右。

但很多病人並沒有定時量血壓的習慣，使得這個方法無法確實運用。

可以參考病人臨床表徵的變化（局部神經學的病徵、自覺症狀等的改善或惡化等）來調整血壓。

當收縮期血壓高道190～200毫米汞柱時而病人卻自覺很好時，或是收縮期血壓低到140～150毫米汞柱而神經學的病徵卻有進步時，都可暫時不用增加或是減少降血壓藥，但須持續追蹤血壓和病情的變化。

極力避免姿勢改變引起的低血壓是很重要的。

我們應要求病人，兩三天內盡量臥床，不要起來坐、站。

當病人的血壓在正常範圍而病情穩定時，必須特別注意避免姿勢性低血壓。

腦缺血急性期，如果血壓相對較低時（如收縮期血壓在120～130毫米汞柱或更低時），應先瞭解血壓相對較低的原因。

中醫治療

腦中風急性期，中醫治療以活血化瘀、平肝潛陽、清熱化痰、通腑瀉下，佐以淡滲利濕為主要治療原則；穩定期則補氣補血補陽，溫經通絡，佐以通腑，促進修復，並儘早開始物理治療和職能治療，促進神經功能，生活功能的恢復。

(一)活血祛瘀是治療中風的重要原則　乳沒四物湯

病例為左皮質下區缺血性中風。病人有心房纖細顫動，高血壓性心血管疾病，兩側總頸動脈輕度動脈粥狀硬化，初期神經功能損害的臨床表現，以腦皮質功能障礙為主，這是老年人栓塞型腦缺血的特點。依據理論，無法發揮生理功能的血為瘀血，因此，活血祛瘀是治療中風的重要原則。治療方劑為乳沒四物湯。

缺血性腦中風後，局部腦組織因：(1)缺血（Ischemia）缺氧（Hypoxia）逐漸發生水腫（Brain edema）使顱內壓（ intracranial pressure，ICP.）升高，血流更不容易恢復；(2)阻塞的腦動脈血管內，因血流緩慢，促凝血因子Thrombin產生，血小板凝集，加速病情惡化；(3)腦缺血、缺氧傷害誘發局部的發炎反應（inflammatory process）和自由基行成（free radicle formation），加速腦細胞死亡。打通局部腦組織阻塞的動脈，是治療缺血性腦中風最有效的方法。

乳沒四物湯，主要作用在消除瘀滯、調理血行，改善血液動力學，預防腦缺血的惡化。根據藥理研究：

1.活血化瘀藥可抑制血栓形成、發展，促進血栓溶解，以恢復血液循行。
  其作用機制為：

① 減少血小板活化、抑制血小板凝集和釋放反應。
② 抗凝作用。
③ 增強纖維溶解酶活性。
④ 改善血液動力學。
⑤ 抗血栓形成作用。

2.活血化瘀方藥已證明具有抗發炎反應。

3.活血化瘀藥可改善人體應激反應。

瘀血證時，血液循環障礙引起組織器官缺血、缺氧，病理產物沉積。人體因而處於應激亢進的邪盛正實的紊亂狀態，活血化瘀藥改善血液循環，糾正邪盛正實，同時提高機體抗缺氧能力。

4.活血化瘀藥有促進神經組織損傷恢復、抗缺氧性代謝紊亂的作用。

(二)蒼朮、茯苓、澤瀉VS腦水腫的控制

老年人因腦萎縮，顱內的空隙容量比較大，腦中風後局部腦水腫比較不易產生腦壓上升的臨床症狀，但局部腦水腫對局部腦組織的血液循環更不利。

腦水腫是腦組織的水腫，屬於中醫的「濕證」。中醫所說的「濕證」，主要指的是細胞水腫、組織間隙輕度積液和細胞超濾液增多。蒼朮躁濕健脾、茯苓健脾利水、寧心安神，澤瀉歸經腎經與膀胱經，能清熱，利水滲濕，用於水濕內停之水腫。「淡滲」不等同於利水，三藥合用，運化水濕，用於水濕內停之水腫。其作用在於消除細胞水腫，調整血管通透性，以減少細胞超濾液生成和組織水腫的發生，主要是改善體液分佈，儘早降低缺血區組織內的壓力，使側枝循環（collateral micro–circulation）的血流比較容易進入，能及早改善血流，就不會有較嚴重的腦水腫和顱內壓上升的問題，以免發生腦疝脫（herniation）。

(三) 益氣、活血、祛瘀、通經、活絡 修正補陽還五湯加人參 田七

病例眩暈約數分鐘後局部神經學病徵不斷地發展。臨床上，常不容易確定缺血性中風真正的急性誘因，且病人有可能數種急性誘因同時存在。

腦缺血的早期，局部神經學病徵只是代表局部腦細胞的功能受損，並非已梗塞、死亡。越早治療，腦細胞的存活的機會就越大，若時間拖延，除了原來腦缺血的原因和狀態持續、甚至惡化，而加速腦細胞的死亡，導致缺血性永久傷害，神經功能無法恢復造成失能。因此，積極排除腦缺血的急性誘因，增加腦血流供應，才能有效減少延遲性腦細胞死亡。

血瘀是中風的本質，根據中醫理論：氣虛則血瘀不行，欲化瘀必先補氣。治療方劑為修正育生補陽還五湯，具有補氣以行血，逐瘀以活血的特點，使氣旺血行以治本，祛瘀通絡以治標，標本兼顧；補氣而不壅滯，活血又不傷正。諸藥合用具有改善腦部血氧循環、減少神經元壞死及加快語言肢體功能恢復等作用。

若能及早中西醫整合治療，其治療效果將明顯優於單一治療。研究顯示：修正育生補陽還五湯加人參、田七……，更加強其補氣活血祛瘀，通經活絡，促進神經組織損傷恢復、抗缺氧性代謝紊亂的作用。

(四) 十全大補湯、右歸飲合方 補氣健脾養血，溫補腎陽，填精補髓 病情穩定後治療方劑為十全大補湯、右歸飲合方

病例為71歲女性病人，有高血壓病史，發病二週前行左膝關節置換術，故未行TPA治療，採取保守療法，給予補充水分和ASA。頸動脈超音波顯示病例兩側總頸動脈有輕等程度的硬化。CT發現病例腦部有老年性腦萎縮、慢性小血管缺血性病變，貧血、高血壓性心血管疾病、尿道感染。

老年人發生腦中風，其預後往往比一般人差，主要原因為其生理功能的退化：

1.老年人常有瀰漫性腦、頸動脈硬化狹窄，相互的側枝循環有限，不易互相支援。

2.老年人常有多種全身性疾病，可能影響或干擾治療的進行和效果。

3.老年人組織修復能力差，神經功能恢復能力也較差。

4.老年人常因營養較差而有血液白蛋白偏低現象，心血管系統內的有效血液流量不足，導致腦部血液循環也因而較不易改善。

5.老年人的免疫力較差，常因吞嚥障礙引起吸入性肺炎，發生後也較不易治好，也是導致老年腦中風病人的主要死因之一。

6.老年人容易有消化出血的合併症，會導致血壓下降，或有效血液血流量不足致使腦缺血惡化，也會干擾抗血栓藥物的即時使用。

7.老年人因大腦的整體功能（global function）較差，腦中風後常出現較明顯的認知功能障礙（cognitive dysfunction），以致影響其復健的配合度和恢復速度。

8.老年人也常因為較嚴重的脊椎、膝蓋退化性關節炎合併骨刺形成，對復健、走路的訓練都是不利的影響。

十全大補湯，補氣健脾養血，溫補腎陽。

年齡越高發生腦中風的機率越大。中醫學理論指出：老年人的生理特點為「臟腑皆虛」，氣、血、津、液、精虧虛，抗禦病邪能力明顯降低，自我修復能力也不足。

《素問・陰陽應象大論》「形不足者，溫之以氣」。人參、茯苓、白朮、甘草組成四君子湯，補氣健脾益胃。中焦為氣機之樞，脾胃為後天之本，氣血生化之源。脾胃的生理功能正常，才能為氣、血、津、液、精的化生提供必要的精微物質，維持生命活動的正常運作。根據藥理學研究：補氣健脾方藥能補充造血原料、興奮骨髓造血功能；其主要在加強小腸吸收功能，促進營養物質吸收。

當歸、川芎、赤芍、生地組成四物湯，具補養營血、舒暢血氣、調和血脈的作用，能補血、活血。

養血方藥通過補充豐富的造血物質，興奮造血機能，增強代謝，抗氧化、穩定細胞膜，促進紅血球、血漿成分生成，調節血量和血流分佈，抗溶血，促進止血和血紅蛋白攜氧、釋氧能力，糾正貧血虛弱的狀態，發揮「補血」作用。

養血方藥又可通過擴張血管，消脂抗凝，抑制血小板聚集，降低血液黏稠度，改善微循環，增加組織血流灌注，調整缺血引起機能、代謝、結構改變，發揮「活血」作用。

十全大補湯，為四君子與四物湯合方再加黃耆、肉桂、生薑、大棗，促使脾胃功能恢復，氣血升降活絡。

右歸飲，溫補腎陽。

由熟地、山藥、枸杞、山茱萸、杜仲、熟附子、肉桂、甘草組成。腎為全身陽氣之根本，腎陽不足，不能溫煦，氣血生化虧乏。

方中以熟地甘溫滋腎填精為主藥；以山茱萸、枸杞養肝血，合諸藥以滋養肝腎；山藥、甘草補中健脾，助生化之源；杜仲補腰膝，壯筋骨；肉桂、附子溫陽散寒，合諸藥能扶陽化氣。綜合諸藥，可使「陰平陽秘，精神乃治。」

氣不足便是寒。人體以陽為本，氣、血、津、液、精的化生、運行，賴陽氣的溫煦，推動氣化、固攝，以維持生命活動的正常運作；養生治病，無不以扶陽為本。十全大補湯、右歸飲合方加味，補氣養血，溫補脾、腎命門陽氣，填精補髓，促進修復，這是內經：衰者補之，損者益之，治病必求於本的精神。

結語

一、中醫治療缺血性腦中風，在疾病進展過程中，依據辨證論治原則，使用不同方藥，著重其個別化治療，不受時間窗的限制。急性期時，治療原則為活血化瘀、清熱涼血、平肝、潛陽、化痰飲、通腑瀉下，病情穩定後則補氣補血補陽，促進修復。

二、中醫治療具有多方向的治療特色，能有效對抗缺血性傷害，提高神經細胞的存活力，中西醫結合治療是實際而有效的方法。

～參考文獻～

（1） 孫怡、楊任民主編. 實用中西醫結合神經病學第二版. 人民衛生出版社. 2011 P.369-404.

（2） <從歷代中醫典籍的演變談台灣腦中風之證型> 謝慶良醫師 中國醫藥大學附設醫院 中西醫結合研究所 2008/1/6

（3） 馬光亞著. 中風與昏厥之辨證與治驗. 九思出版社. 1996/2 P.175-194.

（4） 基礎神經學（第二版）吳進安編著 合記書局 2004 P.185-190, 193-206,209-217.

（5） Robbins病理學－疾病的基礎 曾崁元總編輯 合記書局 2005

① p.2-28. ⑤ p.493-518.

② p.50-78. ⑥ p.1294-1299.

③ p.89-111. ⑦ p.1306-1314.

④ p.113-137.

（6） 臨床神經解剖學 劉亮廷譯 藝軒圖書出版社 2003 P.1-136, 281-368, 427-498.

（7） 基礎神經病理學 劉湘梅、關尚勇編著 合記書局 1993 P.1-28, 31-46.

（8） 台大內科學 黃瑞雄（第六版 第一冊）張天鈞主編 台大內科醫師合著 橘井文化 2013/4/6e P.1-14.

（9） 急性腦梗塞中風處置的新進展 廖漢文 大醫院神經部 台灣醫學 第23卷第6期 2019/11 P.721

（10）急性缺血性腦中風靜脈血栓溶解治療 鄭建興 台大醫院神經部 台灣醫學 第23卷第6期 2019/11 P.722-723

（11）雙重抗血小板藥物於輕度缺血性腦中風或短暫性腦缺血發作之治療 葉馨喬 台大醫院神經科 台灣醫學 第23卷第6期 2019/11 P.728-731

（12）新型口服抗凝血劑在亞洲缺血性腦中風病患之運用 陳彥銘 邱浩彰 輔大醫院神經內科台灣醫學 第23卷第6期 2019/11 P.733-735

（13）以影像檢查來選擇適合接受動脈內取栓治療的缺血性腦中風病患 李崇維 台大醫院影像醫學部神經放射線科

（14）中醫治療學原理 孫孝洪編著 四川科學技術出版社 1992 P.246-268，P.274-290，P.337-363，P.367-380，P.385-406.

Joined Treatment of Chinese and Western Medicine for the patient with ischemic stroke.：A Case Report (Summary)

Abstract

Purpose：

To evaluate the effects of combined Chinese herb and Western medical therapeutics on the patient with ischemic stroke.

Method and Material：

A 69 year-old female patient experienced sudden onset vertigo, lasting for minutes, without nausea or vomiting at night on 07, 21, 2008. The patient has history of hypertension without medication, and osteoarthritis of bilateral knee joints and underwent right total knee replacements two weeks ago. Slower response and shorter sentence was gradually appeared. One hour later, she referred from the clinic to emergency room, where she could barely walk or elevating right arm because of limb weakness, and still without consciousness disturbance, diplopia or facial palsy. Emergency brain CT exhibited hypodensity over left subcortical area. Two-day later, MRI revealed cerebral infarction in the territory of left middle cerebral artery, which compatible with right hemiplegia. Conservative treatment of Western Medicine was applied instead of tPA therapy. The family, therefore, called our clinic for Chinese medical treatment. Principally, different Decoctions were given depending on clinical presentations. Simply, Ru-Mo Si-Wu Tang（乳沒四物湯）and Bu-Yang Huan-Wu Decoction（補陽還五湯）were given in early stage. Banxia-Tianma-Baizhu Powder（半夏天麻白朮散）Shi-Quan Da Bu Decoction（十全大補湯）and You-Gui Yin（右歸飲）were applied later and in re-establish periods.

Results：

After taking the prescription for about two weeks, the patient could elevate right foot up to 10 cm in height and open her fingers. After five weeks treatment, the patient could stand up with the walker and re suggested then. About two months later, she could walk more stable and up to 20 meters in distance without escort. About four months later, she could walk with one-hand walker to the park about one kilometer away. About eight months later, she displayed clear verbal expression, felting more energetic with recovered memory, clear thinking and recognized ability. Also, she felt more energetic without powerless sensation and more stable walking steps.

Conclusion：

We suggest that clinical-dependent combinations of Chinese herb and Western medical therapeutics could dramatically improve the outcome of the patient with ischemic stroke. The kind of combined therapy may play important roles on improving blood circulation and decrease damage of brain tissue involved in these patients. Up to now, the relative mechanism is still unclear and worth to be further advanced study.

Key word：

ischemic stroke, Western Medicine therapeutics, Ru-Mo Si-Wu Tang（乳沒四物湯）, Bu-Yang Huan-Wu Decoction（補陽還五湯）, Banxia-Tianma-Baizhu Powder（半夏天麻白朮散）, Shi-Quan Da Bu Decoction（十全大補湯）, You-Gui Yin（右歸飲）

CASE

2

急性左側視丘小血管性腦梗塞合併偏身感覺異常

中醫治療急性左側視丘小血管性腦梗塞合併偏身感覺異常病例報告

摘要

目的：

觀察中醫治療急性左側視丘小血管性腦梗塞合併偏身感覺異常的療效。

臨床病例：

病患為66歲女性，過去病史包括：高血壓，橋本氏甲狀腺炎所致甲狀腺功能低下，三叉神經痛，顱內出血等。

病患於2016/8/22午睡醒來，發現她的右上臂有種麻木的異樣感覺。2016/8/24早上，發現麻木感擴展到整個右半側軀幹。於是病例前往台北榮民總醫院急診。當時病例行動自如，無意識混亂，日常生活未受影響。入院時，病人T/P/R：35.2/65/18，血壓147/77。腦部磁振造影顯示：

左側視丘急性腦梗塞約0.6公分，其他檢查如脊椎X光、電腦斷層（CT），穿顱超音波，均未有脊髓壓迫或血管狹窄等異常發現，神經學檢查發現病例的右側肢體、顏面及軀幹都有感覺缺失，肌力正常，深部肌腱反射正常。病例被收住院，接受支持性治療。入院診斷為：小血管病變引起的左側視丘急性梗塞，合併有一側感覺異常。

2016/8/31出院。出院後，病例仍有麻木的異樣感，頭暈，步態不穩，動作笨拙，應對反應變慢，說話不流暢，記憶力減退，於2016/9/6尋求中醫治療。治療方藥為育生補陽還五湯、半下天麻白朮散合方加味，全部藥材皆由何合安中醫診所提供，依臨床病患服用方式調理，口服，每日一劑，每二周複診一次，以觀察臨床症狀改變。

結果：

1.治療前：

神識清楚。右側肢體，面部及軀幹有麻木的異樣感，頭暈，步態不穩，應對反應慢，說話不流暢，記憶力減退，面部表情淡漠。

2.治療後：

（1）二週：步伐穩定，語言清晰，反應較快，臉部表情生動愉悅。

（2）四週：右側肢體，面部及軀幹的麻木異樣感，頭暈，步態不穩，應對反應慢，說話不流暢，記憶力減退，均顯著改善。

神色清明、喜悅，應答流暢，行走穩定。

（3）六週：所有症狀恢復正常，消假上班。

結語：

臨床觀察發現：育生補陽還五湯、半下天麻白朮散合方加味，具息風、燥濕化痰，益氣、活血、祛瘀，溫經、通絡等作用。病例規律服用該方藥後，其肢體，面部及軀幹的麻木異樣感等主要臨床症狀完全改善，但其治療作用機轉為何，值得更深入的研究和探討。

關鍵字：中醫治療、視丘急性腦梗塞、偏身感覺異常、小血管疾病、修正補陽還五湯、半下天麻白朮散

案例2

急性左側視丘小血管性腦梗塞合併偏身感覺異常

病患為66歲女性，過去病史包括：高血壓，橋本氏甲狀腺炎所致甲狀腺功能低下，三叉神經痛，顱內出血等。

病患於2016/8/22午睡醒來，發現她的右上臂有種麻木的異樣感覺。2016/8/24早上，發現麻木感擴展到整個右半側軀幹。於是病例前往台北榮民總醫院急診。當時病例行動自如，無意識混亂，日常生活未受影響。入院時，病人T/P/R：35.2/65/18，血壓147/77。腦部磁振造影顯示：

左側視丘急性腦梗塞約0.6公分，其他檢查如脊椎X光、電腦斷層（CT），穿顱超音波，均未有脊髓壓迫或血管狹窄等異常發現，神經學檢查發現病例的右側肢體、顏面及軀幹都有感覺缺失，肌力正常，深部肌腱反射正常。病例被收住院，接受支持性治療。入院診斷為：小血管病變引起左側視丘急性梗塞，合併一側感覺異常。

2016/8/31出院。出院後，病例仍有麻木的異樣感，頭暈，步態不穩，動作笨拙，應對反應變慢，說話不流暢，記憶力減退，於2016/9/6尋求中醫治療。

治療方藥為育生補陽還五湯、半下天麻白朮散合方加味，全部藥材皆依臨床病患服用方式調理，口服，每日一劑，每二週複診一次，以觀察臨床症狀改變。

影像學摘要

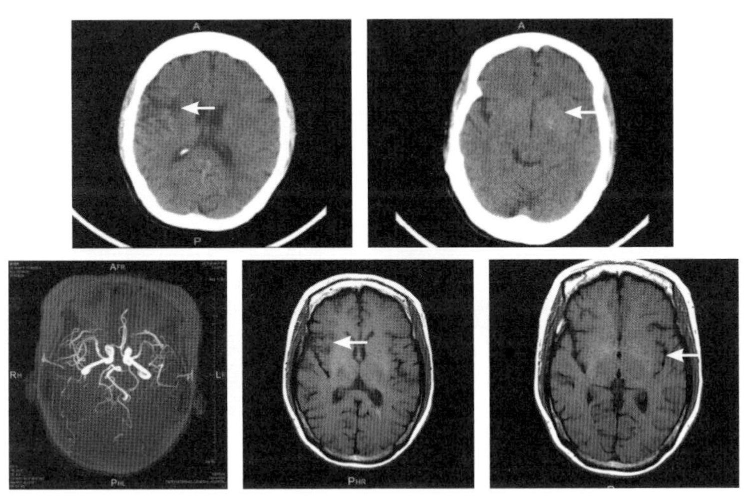

2016/8/24腦部影像學顯示：左側視丘急性腦梗塞約0.6公分

<table>
<tr><th>西醫治療摘要</th></tr>
<tr><td>台北X民總醫院（保守治療）</td></tr>
<tr><td>入院診斷（Admission Diagnosis）（2016/8/24）
Acute infarction over left thalamus,with hemiparethesia,etiology favorsmall vessel disease
〈Underlying disease〉
1.Hypertension
2.Hashimoto,s thyroiditis in hypothyroidism
3.Trigeminal neuralgia
4.History of ICH at right fronto-temporal（MK89）
5.Colonic polyps s/p resection</td></tr>
<tr><td>出院診斷（Discharge Diagnosis）（2016/8/31）
1.Acute infarction over left thalamus,with hemiparethesia,etiology favorsmall vessel disease,NIHSS: 1 at admission, mRS: 0 at admission
2.Hyperlipidemia,Lipitor used
〈Underlying disease〉
・Hypertension
・Hashimoto,s thyroiditis in hypothyroidism
・Trigeminal neuralgia
・History of ICH at right fronto-temporal（MK89）
・Colonic polyps s/p resection</td></tr>
</table>

中醫治療摘要	
2016/9/6	右側肢體，顏面及軀幹有麻木的異樣感，頭暈，步態不穩，應對反應慢，說話不流暢，記憶力減退，神識清楚，面部表情淡漠 **治則** 益氣、活血、逐瘀，淡滲利濕，通腑瀉下。 **處方** 育生補陽還五湯、半夏天麻白朮散合方 人參3.0、田七3.0、乾薑3.0、制附子5.0、肉桂3.0、黃芩3.0、大黃1.0
2016/9/29	右側肢體、面部及軀幹麻木異樣感減，頭暈，步態不穩，應對反應慢，說話不流暢，記憶力減退，均顯著改善；神色清明、喜悅，應答流暢，行走穩定。 **處方** 再續上方

結果

治療前

神識清楚。右側肢體，面部及軀幹有麻木的異樣感，頭暈，步態不穩，應對反應慢，說話不流暢，記憶力減退，面部表情淡漠。

治療後

1.治療兩週：步伐穩定，語言清晰，反應較快，臉部表情生動愉悅。
2.治療四週：右側肢體，面部及軀幹的麻木異樣感，頭暈，步態不穩，應對反應慢，說話不流暢，記憶力減退，均顯著改善。神色清明、喜悅，應答流暢，行走穩定。
3.治療六週：所有症狀恢復正常，消假上班。

結論

臨床觀察發現：育生補陽還五湯、半下天麻白朮散合方加味，具息風、燥濕、化痰，益氣、活血、祛瘀，溫經、通絡等作用。病例規律服用該方藥後，其肢體，面部及軀幹的麻木異樣感等主要臨床症狀完全改善。

關鍵字：中醫治療、視丘急性腦梗塞、偏身感覺異常、小血管疾病、修正補陽還五湯、半下天麻白朮散

分析討論

小血管病變導致之單純感覺性中風

病例入院診斷為：小血管病變引起的左側視丘急性梗塞，合併有一側感覺異常（Acute infarction over left thalamus,withhemiparethesia,etiology favor small vessel disease）。入院時，病人T/P/R：35.2/65/18，血壓147/77。腦部磁振造影顯示：左側視丘急性腦梗塞約0.6公分，其他檢查如脊椎X光、電腦斷層（CT）、穿顱超音波，均未有脊髓壓迫或血管狹窄等異常發現，神經學檢查發現病例的右側肢體、顏面及軀幹都有感覺缺失，肌力正常，深部肌腱反射正常。病例臨床特徵除了右側肢體，面部及軀幹有麻木的異樣感外，並無語言、認知、視覺功能異常及其他神經學症狀和表徵。病例具多年高血壓病史，影像學發現左側視丘有小血管病變引起的急性梗塞，由其臨床特徵和實驗室檢查的結果，均符合小洞梗塞（Lacunar infarction）的診斷。

有臨床症狀和體徵的小血管病變引起的左側視丘急性梗塞，屬於中醫學「中風」、「半身不遂」、「但臂不遂」等範疇。

張仲景的《金匱要略》，根據病邪侵犯人體經絡血氣的深淺，將腦中風分為中經絡和中臟腑。邪在於絡，肌膚不仁；邪在於經，即重不勝；邪入於腑，即不識人；邪入於藏，舌即難言、口吐涎。淺則病經絡，深則病臟腑，以及中經絡兼中藏腑。口眼喎斜，肌膚不仁，邪在絡也；左右不遂，筋骨不用，邪在經也；昏不識人，便尿阻隔，邪在腑也；神昏、不語、脣緩、涎出，邪在臟。

由上述得知，中絡的主要臨床表現是以感覺障礙的感覺低下（hypesthesia），甚至感覺喪失（anesthesia）為主，以現代醫學而言，中絡證型是基底核或視丘小病變區輕度臨床神經徵狀之腦中風。

腦部深處的穿通小動脈非常多，其特點為深部、細小、末梢，出現血管病變後，容易阻塞，發生小血管腦梗塞的發病率非常高，約佔腦梗塞的20%～30%。多發性的小血管性腦梗塞日久，會造成病人出現漸進性的智能與大腦神經功能的減退，甚至導致腦血管性癡呆與假性延髓麻痺。

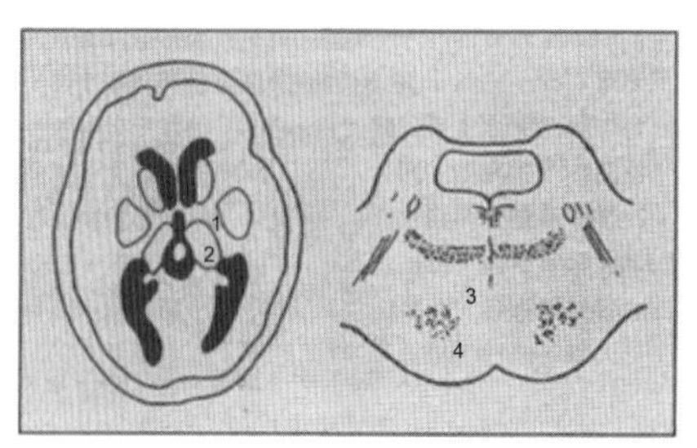

1.單純運動性偏癱
2.單純運動性偏癱
3.構音困難及笨拙手
4.同側失調及股麻痹

四種常見小窩性梗塞之最可能病變位置
（圖片來源：張楊全著，神經科案例教材。P.3）

小洞梗塞（Lacunar Stroke，LACI）的病理變化

根據1960年，Fisher等人結合臨床表徵及病理所見，使用「小洞性中風」描述一些單純運動性偏癱（pure motor hemiparesis）、單純感覺性中風（pure sensory stroke）、感覺/運動中風（sensori-motor stroke）、共濟失調性輕偏癱（上/下肢）（ataxic hemiparesis）、與構音困難及笨拙手症候群（dysarthria and clumsy hand）等不甚嚴重且預後尚佳的中風。

小洞梗塞是因腦深部穿通支動脈（penetrating arteries）的阻塞。其典型的病理變化：可見到梗塞區內，有由結締組織構成的分隔帶（trabeculae），裡面常可發現含脂質或鐵血色素（hemosiderin）沉積的大吞噬細胞，梗塞區外圍則由纖維膠質（fibroglial material）所包圍。

小洞性梗塞可以大到直徑15mm，甚至20mm。也有將直徑10mm以上者，稱為「giant lacune」，但後來的研究顯示這類梗塞大多是中大腦動脈，甚至是內頸動脈阻塞所造成，在血管病變和致病機轉上均不同於典型的小洞梗塞。根據Fisher的病理研究，大部分的小洞性梗塞直徑小於5mm，通常位於豆狀核（lenticular，37%）、橋腦（pons，16%）、視丘（thalamus，14%）、尾狀核（caudate，10%）、內囊（internal capsule，10%）。

動脈病變和致病機轉

一個小洞梗塞是由一條穿通支動脈（perforating artery）阻塞所造成。這些穿通支動脈包括：由中大腦動脈和前大腦動脈發出的豆狀核紋狀體動脈（lenticulostriate artery），由後交通支和後大腦動脈發出的視丘穿通動脈（thalamoperforating artery）、和由基底動脈發出的橋腦穿通動脈（pontine perforating artery）。小洞梗塞主要發生在這些深部穿通支動脈的灌流區，如基底核、內囊、放射冠（corona radiate）、視丘和橋腦。這些穿通支動脈缺乏側枝循環，可視為一種終端動脈（end artery）。據統計，基底核與內囊附近的許多小洞梗塞，是由於管徑200～400 μ 之穿通動脈阻塞所致，其所產生的梗塞大約是2～3㎣，臨床上可能沒有症狀。

穿通動脈阻塞，最常見的病理變化是「脂質玻璃樣變性」（lipohyalinosis）。

這是一種含脂質的小動脈壁變性，由於脂質的沈積以及蛋白質的玻璃樣變性（hyalinization），使得動脈壁變厚並喪失壁層間的界線。這種病變常侵犯管徑200 μ 以下之動脈，造成直徑3～7㎜之小洞梗塞。造成此種小動脈病變的最重要原因是長期的高血壓。Fisher在屍體解剖例中，有高達97%的的病人有高血壓。

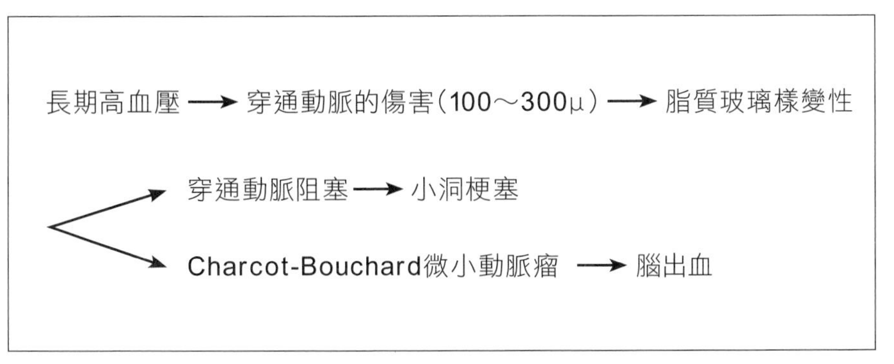

長期高血壓導致小洞梗塞與腦出血之機轉.
（資料來源：陳獻宗編著，當代神經學。P.212）

另一常見的動脈病變是「微小粥狀樣動脈瘤」（microatheroma）。病變為富含脂肪之小粥樣瘤，主要侵犯管徑300～500μ之穿通動脈，此種小動脈的粥樣變化和長期高血壓相關。有些學者認為沒有高血壓的血管粥樣硬化，主要發生在顱外大動脈。由於微小粥狀樣動脈瘤造成的梗塞較大，故有症狀的小洞梗塞，可能是由此種動脈病變所造成，而脂質玻璃樣變性則是許多無症狀的小洞梗塞的原因。許多學者都認為脂質玻璃樣變性和Charcot-Bouchard微小動脈瘤的產生有關，而Charcot-Bouchard微小動脈瘤，是引起高血壓性腦出血的重要因子。由此可知，小洞梗塞和腦出血，都是長期高血壓造成的後果。

Fisher也發現有些小洞梗塞的病人的穿通支動脈是正常的，因此推論：有些小洞梗塞可能是栓塞（embolism）所造成，而栓子的來源可以是心臟或前端大動脈的粥樣斑塊。

臨床特徵

小洞梗塞的臨床表現的兩大共同特徵：

1.小洞梗塞的病變區很小，故不會導致頭痛、嘔吐、意識障礙、一側偏盲（hemianopsia）、和眼球共軛偏斜（conjugate deviation）等大血管阻塞才可能產生的症狀。

2.小洞梗塞好發於大腦深部和橋腦，故很少發生高級皮質功能障礙，如失語症（aphasia）、失識症（agnosia）、一側忽略（unilateral neglect）等。

除此兩大共同特徵外，小洞梗塞的臨床症狀由其病灶位置而定。

1960年代，Fisher定出四個主要的臨床症候群，稱作小洞症候群（lacunar syndrome），分別代表不同位置的小洞梗塞。小洞症候群和小洞梗塞並不完全一樣。

※小洞症候群可見於不同的病理原因，如腦出血、硬腦膜下血腫、腦腫瘤、多發性硬化等，某些皮質梗塞也可能產生如小洞症候群的症狀。

※小洞梗塞則指位於腦部深處的小梗塞，其臨床症狀必是小洞症候群之一。

常見小洞性中風

	臨床表現	病變位置
單純運動性偏癱	顏面，手，腳之肌力減失	內囊，橋腦底部
單純感覺性中風	顏面，肢體與軀幹之麻木	視丘
感覺/運動中風	肢體與軀幹之偏癱與偏麻	視丘/內囊
共濟失調性輕偏癱	輕度偏癱與同側運動失調	內囊，橋腦底部
構音困難及笨拙手	顏面，舌肌無力；手動作笨拙	橋腦底部背側

（資料來源：張楊全著，神經科案例教材。P.3.）

本病例臨床症狀表徵為進展性的麻木異樣感，沒有運動、共濟失調及顱神經異常等問題。病例神經學檢查發現：右側肢體顏面及軀幹都有感覺缺失，肌力正常，深部肌腱反射正常。就診當時病例行動自如，無神識混亂，日常生活未受影響，吻合小洞梗塞（腔隙性中風Laucunar stroke）的單純感覺性中風（pure sensory stroke）。

單純感覺性中風(pure sensory stroke)

單純感覺性中風，其臨床特點是半側面部、手、腳、軀幹感覺缺失而無肢體無力、偏盲或失語等症狀，其病灶在視丘。

感覺皮質由中大腦動脈、前大腦動脈灌流。腦部的深穿通支小動脈阻塞時，會造成腦組織小範圍的梗塞，導致相應灌流區腦組織缺血、壞死、液化，吞噬細胞會將該處組織清除而形成小腔隙，稱為Laucunar。顯微鏡下，病灶是由失去組織的空腔組成。依據梗塞在腦組織的位置，可能無明顯的臨床症狀或僅有輕微注意力不集中、記憶力下降，輕度頭痛、頭昏、眩暈、反應遲鈍等症狀。若出現明顯的、急性神經學徵候，稱為小洞性中風（Laucunar stroke）。

一般認為小洞性中風是屬於腦血管疾病中的小血管疾病（small vessel disease）。其好發位置與高血壓性腦出血的好發出血位置相同。病變好發於豆狀核的殼核、視丘、尾核、內囊、放射冠、橋腦和小腦之白質。

長期高血壓可累及供應基底核、大腦半球白質及腦幹的深穿通支動脈和細小動脈，產生動脈硬化。小動脈因動脈硬化，發生血管管壁的微粥狀樣瘤，致細小動脈管腔狹窄阻塞，形成小洞性腦梗塞。深穿通小動脈因高血壓慢性衝擊，管壁產生脂質玻璃樣變性（lipohyalinosis），造成血管管壁肥厚，使血管管腔狹窄而阻塞，其結果為產生單一個或多個小洞性的梗塞。

小洞性中風與病變範圍較小的大血管疾病之腦梗塞的鑑別

1.大部分小洞性腦梗塞，發生在年紀大罹患高血壓的病人。中大腦動脈阻塞但具有良好側枝循環的較年輕病人，其好發豆狀核、紋狀體梗塞，而非小洞性中風。

2.小洞性中風很少會出現大腦皮質性徵候，如視野缺損、偏盲、失語症、失識症、失用症、忽略症等。

3.意識清醒而且顏面、手、腳皆有肌力減失或麻木的中風病人，很少是皮質性中風。

4.包括軀幹的手腳偏麻者，其病變位置多在視丘或腦幹部。

來自肢體及軀幹的本體感覺（包括振動、關節位置、關節運動及觸覺）訊息，經脊髓後角進入腦幹形成內側繫帶（medial lemniscus）。

體表感覺（包括冷熱、痛覺及部分觸覺）則經過脊髓視丘徑進入腦幹，在橋腦附近併入內側繫帶，內側繫帶再向上傳遞進入視丘，經內囊後肢（posterior limbof internal capsule），抵達頂葉的感覺皮質。

來自頭顱顏面的感覺訊息也在橋腦或中腦區段與內側繫帶會合。

整個感覺皮質有中大腦動脈（middle cerebral artery,MCA）及前大腦動脈（anterior cerebral artery,ACA）分別灌流。單一中大腦動脈或前大腦動脈阻塞，不會造成整片感覺皮質的梗塞；內頸動脈的阻塞有可能同時造成MCA、ACA的問題而引起整片感覺皮質的病變，但此種情況應該會有更多更重要的神經學表現，如意識轉差、嗜睡、偏癱及智能減失等症狀。

危險因子

目前認為小洞性腦梗塞相關的已知的危險因子，與其他類型梗塞相近。

- 年齡、性別、高血壓、糖尿病、缺血性心臟病、暫時性缺血性發作、吸煙等，為主要已知危險因子。
- 小洞性腦梗塞與心因性栓子，或頸動脈狹窄無直接因果關係，但與高血脂或高血容可能有正相關。

病因

一、類纖維性改變

受到高血壓的慢性衝擊，血管壁產生脂質玻璃樣變性，更進一步轉化成類纖維性壞死（fibrinoid necrosis），致使紅血球、血清、蛋白質等物質侵入血管壁，血管壁因而肥厚，進而使血管內狹窄而阻塞。

二、脂質玻璃樣變性

多見於慢性、非惡性高血壓患者，直徑小於200 μm的穿通動脈，腔隙病灶中可發現動脈脂質玻璃樣變性。

三、小動脈粥狀樣硬化

見於慢性高血壓患者，直徑為100～400 μm的穿透性微小動脈血管，發生血管管壁的微粥狀樣血管瘤，導致微動脈內腔狹窄阻塞。

四、栓塞（embolism）或動脈炎

有些小洞梗塞的病人的穿通支動脈是正常的，因此推論：有些小洞梗塞可能是栓塞所造成，栓子的來源可以是心臟或前端大動脈的粥狀樣斑塊，常見於慢性高血壓患者。

臨床症狀

臨床症狀與病灶的大小和部位有關。大多數小洞性腦梗塞病人預後良好，在發病早期即能得到確切診斷和適當的治療，多數在2週內可完全恢復；部分病人可遺留輕度的運動或感覺障礙。

一、單純運動性半身偏癱（pure motor hemiparesus）

約佔57%

對側臉、上肢、下肢同等無力，且構音困難。

病灶：位於放射冠、內囊後肢、被殼、橋腦、延髓等。

血管：豆狀核紋狀體動脈。

二、單純感覺性中風（pure sensory stroke）

約佔7%

對側臉及肢體麻木異樣感，病患有受到牽拉、發冷、發熱、針刺、疼痛、腫脹、變大、變小或沉重感。

檢查可見一側肢體、身軀感覺減退或消失，但感覺檢查可能正常。

感覺障礙偶可見越過中線影響雙側鼻、舌、陰莖、肛門等。

病灶：位於視丘外側核。

血管：視丘膝狀體動脈。

三、感覺/運動性中風（sensori-motor stroke）

約佔20%

多以偏身感覺障礙表現，繼而出現輕偏癱。

病灶：位於丘腦後腹側核並累及內囊後肢。

四、構音困難及手笨拙症候群（dysarthria and clumsy hand）

約佔6%

患者嚴重構音不全，吞咽困難，一側中樞性面舌癱，該側手輕度無力，伴有動作緩慢笨拙（尤以精細動作如書寫更為困難），指鼻試驗異常，步態不穩，腱反射亢進和病理反射陽性。也可能有同側共濟失調。

病灶：位於橋腦背（dorsal pons）。

血管：基底動脈的穿透分支。

五、共濟失調性輕偏癱（上 / 下肢）（ataxic hemiparesis）

約佔10%

表現為病變對側的純運動性輕度偏癱與同側運動失調，以下肢為重，也可有構音不全和眼震。

病灶：位於內囊或橋腦底部。
血管：基底動脈穿通支。

檢查—CT、MRI

MRI比CT更能檢查出小洞性腦梗塞。
若確定是小洞性腦梗塞，則頸動脈、心臟等血源性檢查就不是非常必要。

預後

預後良好。
應控制血壓及使用aspirin，預防中風復發。
多發性小洞梗塞會造成拖行步態、假性延髓痲痺及皮質下失智症。

預防、治療

支持性療法。
抗凝血劑（anticoagulant）
血栓溶劑（thrombolytic）
抗血小板劑（antiplatelet）
小洞梗塞的發病原因，主要與高血壓、動脈粥樣硬化、高血脂、高血糖、血液高凝狀態等有關，應對此類疾病及時且積極治療。
日常的生活中應注意：飲食保健、戒煙、少飲酒、適度運動、規律生活，保持樂觀的生活態度，定期檢查心臟、血管、血脂等，並對異常情況及時合理治療。

中醫學論述

漢代張仲景《金匱要略‧中風歷節病脈證併治》：「夫風之為病，當半身不遂，或但臂不遂者，此為痺；脈微而數，中風使然」。並曰「邪在於絡，肌膚不仁；邪在於經，即重不勝；邪入於腑，即不識人；邪入於臟，舌即難言，口吐涎」。始將半身不遂與不識人連繫為一病，名「中風」，並創中經絡、中臟腑辨證分類法，對判斷病位深淺及病情輕重有其臨床意義。中經絡者通常無神智障礙。有臨床症狀和體徵的小洞性腦梗塞，屬於中醫學「中風」、「半身不遂」、「但臂不遂」等範疇。其主要病因病機概述如下：

病因、病機

一、陰虛風動

年老體衰，腎氣虧虛；勞倦傷腎，腎精虧損，水不涵木，肝腎陰虛，陰不制陽，亢而化，風陽上越，風中腦絡，即發中風。

二、風痰瘀阻

素體肥胖，痰濕內盛；或過食肥甘醇酒致脾胃受傷，運化失調，水濕運化失司致痰濕內生；若煩勞過度，致使陽氣升張，引動風陽，內風旋動夾痰，風痰上擾，阻滯腦絡，即發中風。

三、氣虛血瘀

年老體弱，或久病氣虛，或喜靜不喜動，或久臥傷氣，或憂思傷脾，正氣不足，氣虛不運，血行不暢，瘀滯腦絡，腦神失養，則眩暈，肢體麻木；血瘀阻腦絡，氣血不通，而發中風。

中醫治療

辨證論治

一、陰虛風動

證候 頭暈，心煩易怒，口苦咽乾；肢體麻木，步態不穩，或偏癱。舌紅或黯紅少津，苔少或無苔。脈弦細數。

治則 滋陰潛陽，鎮肝息風。

方藥 鎮肝熄風湯加減。

二、風痰瘀阻

證候 頭暈目眩，氣短納差，胸脇痞悶；肢體麻木，或感覺減退，偏癱，舌強語謇，痰涎外溢。舌質黯或有瘀點、瘀斑，苔白膩脈弦而滑。

治則 息風化痰，活血通絡。

方藥 溫膽湯加味。

三、氣虛血瘀

證候 耳鳴腦鳴，手足腫脹，面色萎黃氣短乏力，自汗出，偏癱，偏身麻木，言語謇澀，舌質黯淡，舌苔薄白，脈細澀。

治則 益氣活血，祛瘀通絡。

方藥 育生補陽還五湯加減。

針刺療法

1.主穴：水溝或百會、內關、極泉、尺澤、委中、三陰交、足三里……。

2.配穴：上肢不遂者，配曲池、手三里、合谷……。

下肢不遂者，配環跳、陽陵泉、陰陵泉、風市……。

言語不利者，金津、玉液點刺放血……。

吞嚥障礙者，配風池、完骨、天柱……。

臨床病例中醫治療思路

病例入院診斷為：小血管病變引起的左側視丘急性梗塞。腦部磁振造影顯示：左側視丘急性腦梗塞約0.6公分。小洞梗塞是因深部穿通支動脈（penetrating arteries）的阻塞。穿通動脈阻塞，最常見的病理變化是脂質玻璃樣變性和微小粥樣動脈瘤；有些小洞梗塞的病人的穿通動脈是正常的，可能是栓塞（embolism）所造成。而栓子的來源可以是心臟或前端大動脈的粥狀樣斑塊。

這些病理改變，最重要原因是長期的高血壓造成的後果。中醫學指出，長期高血壓造成小血管病變使得血液運行遲緩；血行不暢 ，血液瘀結停滯沉積為血瘀，血行滯緩或凝結體內的病理結果為瘀血，體內的離經之血，或阻滯於經脈、臟腑內，運行不暢之血，均屬之。

瘀血的形成，可因氣虛、氣滯、血寒、血熱、情志內傷因素等，導致氣血功能失調而形成；或由外傷或內出血等因素，直接形成瘀血。瘀血形成後，影響全身或局部的血液循行，可能產生疼痛、出血，或使經脈瘀塞而發展為癥積。血行脈中，人體各臟腑組織都可能瘀血為患。病例具高血壓、高血脂等病史，雖常規服藥控制，但先後發生自發性腦出血、腦梗塞。長期高血壓導致腦深部的微小動脈發生閉塞，引起腦組織缺血性病變，形成小洞性（腔隙性）腦梗塞。

小洞性腦梗塞為缺血性腦梗塞。梗塞後，無論原因為何，越早治療，腦細胞的存活的機會就越大，若時間拖延，除了原來腦缺血的原因和狀態會持續甚至惡化，更導致缺血性永久傷害，神經功能無法恢復。

病例在症狀發生後二週就診。病例主訴：麻木的異樣感，頭暈，步態不穩，動作笨拙，應對反應變慢，說話不流暢，記憶力減退。病例雖常規服藥控制高血壓、高血脂，但先後發生自發性腦出血、腦梗塞。治療處方為修正補陽還五湯、半夏天麻白朮散合方加味。

育生補陽還五湯，益氣、活血、祛瘀、通絡，促進神經組織損傷修復。病例病情雖暫呈穩定，但瘀血造成腦細胞損傷仍存在。病人神識昏蒙、言語不清、動作遲緩、對周圍情況反應冷淡，屬痰迷心竅，治療以化痰為主。痰濁、痰濕，黏滯難去，使得氣機阻礙不暢而血瘀不去，半夏天麻白朮散加味，息風、燥濕、化痰，改善心、腦血流，溫經通脈。半夏天麻白朮散與育生補陽還五湯合方，益氣、活血、祛瘀、溫經、通絡，息風、燥濕、化痰，改善微循環、血液黏稠度等血液動力學。二方合用，更具提高神經細胞的存活力，對抗缺血性傷害，促進修復。病例規律服藥六週，症狀完全改善。

腦部深處的穿通小動脈非常多，因此腔隙性阻塞也多數都是多發性的；腦部深處的穿通小動脈的特點，深部、細小、末梢，所以在血管病變的狀態下，容易阻塞，發生小洞性腦梗塞的發病率非常高，約佔腦梗塞的20%～30%。多發性的小洞性腦梗塞日久，將造成病人出現漸進性的智能與大腦神經功能的減退，甚至導致腦血管性癡呆與假性延髓麻痺。

中醫學指出，小洞性腦梗塞，主要的病因病機為：陰虛風動，風痰瘀阻，氣虛血瘀。故症狀改善恢復後，中醫治療應以平肝、潛陽，益氣、活血、化瘀，清熱、化痰佐以通腑瀉下方藥，改善其因風、熱、痰、虛、瘀、亢，與情志鬱結交互作用，防氣虛、氣鬱，發展為氣滯血瘀，繼而導致腦絡血瘀，腦失氣血濡養，終致腦功能不可逆的靈機呆頓，神機失統，而致失智。

結論

腦小血管病變造成的小洞性腦梗塞是皮質下失智症的重要原因。中醫治療方劑為半夏天麻白朮散與補陽還五湯合方，病人規律服藥後，症狀完全改善，有效的提高病人的生活品質。

～參考文獻～

（1） 謝慶良，腦中風之中醫證型就主流醫學觀點之研究（全程總報告）。中醫藥年報，2011，第29期第2冊，P247-266

（2） 陳獻宗編著，當代神經學。橘井文化，2003/2，P210-214

（3） Lindsay/Bone/Callander著，顏君霖譯，圖解神經醫學及神經外科學第五版。合記圖書出版社，2012/11，P257

（4） 張楊全著，神經科案例教材。合記圖書出版社，2005/1，P1-5

（5） 孫怡、楊任民、韓景獻主編，實用中西醫結合神經病學第二版。人民衛生出版社，2011/6，P404-409

（6） 何秀琴，中醫藥對出血性腦損傷穩定期腦溶解的臨床治療研究。遼寧中醫藥大學碩士論文，2007/6

（7） 何秀琴，中藥對大鼠腦缺血治療及誘導週邊血幹細胞增生的實驗研究。遼寧中醫藥大學博士論文，2010/6

（8） 李政育著，中西醫結合中醫腦神經治療學。啟業書局，2001/6，P9-10，P19-20

Chinese Medical Therapy on the patient with Small Vessel Acute Thrombotic Infarction in Left Thalamus Combined with Hemiparesthesia

Abstract

Purpose：

To evaluate the effects of Small Vessel Acute Thrombotic Infarction in Left Thalamus Combined with Hemiparesthesia

Method and Material：

A 66 years-old female patient found unusual numbness over her right upper arm after taking a snap in the afternoon of 2016/8/22. After two days, she noticed the numbness extended to the right side of her trunk. She presented awareness, no motion impairment, and normal vital signs (T/P/R：35.2/65/18, blood pressure：147/77) on admission (2016/8/24). The brain MRI shown an 0.6mm acute infraction in left thalamus. Neither compression of spine nor vascular stenosis was found on spinal radiography, computed tomography and transcranial ultrasound. Neurological examination demonstrated anesthesia over right face,trunk,and limbs. Muscle strength and deep tendon reflex were normal. Admission diagnosis was acute infraction in left thalamus combined with hemiparesthesia,which was caused by small vessel disorder.

The patient received supportive treatment. She was discharged on 2016/8/31. The patient still presented numbness,dizziness,unsteady gait, slow speech,and hypomnesia. She came to seek Chinese medical treatment on 2016/9/6. The prescription included Bu-Yang Huan-Wu Decoction（補陽還五湯）and Banxia-Tianma-Baizhu Powder（半夏天麻白朮散）. All medicinal materials were provided by Ho-Ha-An Chinese Medical Clinic. The patient was followed every two weeks.

Results：

Two weeks after medication, the patient presented steadier gait, clear speech, faster reaction and vivid expression. Then she had less numbness, less dizziness and less hypomnesia after four weeks of medication. On six weeks of medication, the patient was free from all symptoms and back to her work.

Conclusion：

The prescription included Bu-Yang Huan-Wu Decoction （補陽還五湯） and Banxia-Tianma-Baizhu Powder （半夏天麻白朮散）had the effects of calming endogenous wind, depriving the evil wetness and eliminating sputum, invigorating qi and blood and removing blood stasis, warming meridians and activating collaterals. The patient took this prescription regularly and was recovered from major numbness and other related symptoms. However, the mechanisms of treatment were worthy of further investigation.

Key word：

Chinese medical treatment, Acute infraction in thalamus, Hemiparesthesia, Small vessel disorder, Bu-Yang Huan-Wu Decoction （補陽還五湯）, Banxia-Tianma-Baizhu Powder（半夏天麻白朮散）

CASE

3

急性出血性腦中風

案例3

急性出血性腦中風
開顱手術後中醫治療

黃先生，58歲。2004/11/15晚上九點左右嚴重頭痛、嘔吐、左側肢體無力，告訴太太要睡覺休息。但黃太太發現其說話有口齒不清的現象，意識漸改變。十一點，其子返家帶病人至附近醫院就診，可自行上車，在醫院被診為腦中風，又嘔吐數次。

中西醫相關治療資料	
2004/11/16	清晨送到高雄長庚醫院急診，意識矇朧、昏迷指數8<E2V1M5>瞳孔反應：L，2＋/R，2＋。 CT顯示右側基底核出血，合併穿破腦室，出現急性腦水腫。緊急進行腦室外引流，減壓後，昏迷指數曾恢復至15<E4V5M6>。
2004/11/16	入院診斷 1.Right basal ganglion hemorrhage with rupture into ventricle. 2.Acute hydrocephalus. 3.Hypertension.
2004/11/17	意識轉壞，昏迷指數6<E1V1M4>右側瞳孔擴大。 行開顱手術，移去血腫。
2004/11/18	開始使用Mannitol 75 ml Q6h 300c.c.直至11/24停用。 **家屬求診，與院方主治醫師討論病情後，開始中西醫共同治療。**
2004/11/19	**開始由鼻胃管灌服中藥。**

影像學摘要

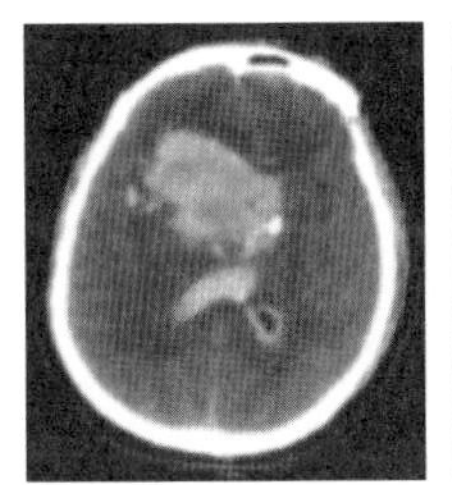
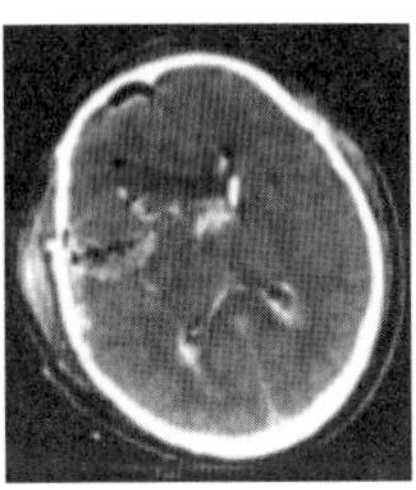
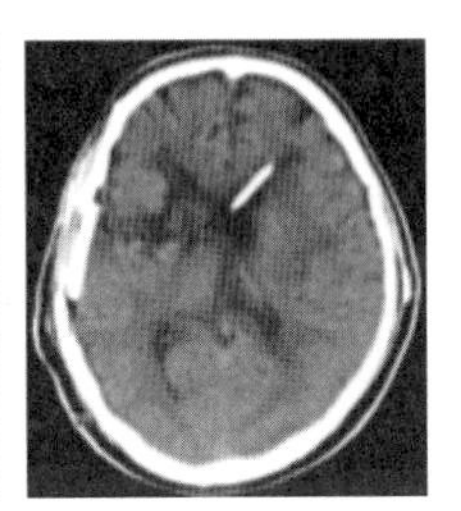

西醫治療摘要	
2004/11/18	開始使用Mamital 75ml Q6h 300cc
2004/11/19	開始灌服中藥。
2004/11/21	High fever > 39 use of vanco ＋ rocephin
2004/11/24	呼吸衰竭，行氣切、更換腦室外引流管。 停用Mamital
2004/11/26	因高燒照會感染科
2004/12/1	行Left vp shunt
2004/12/3	轉到普通病房。
2004/12/6	病情進步，體溫正常沒有發燒，停用抗生素
2004/12/9	安排轉院，E2VTM4
2004/12/12	病情改善出院，住進鳳山醫院胸腔科。

中醫治療摘要		
急性期 （手術後 2004/11/19）	症　　候	昏迷、面赤氣粗、汗出、鼻鼾、痰聲如鋸 偏癱、胸肋滿漲、腹實、不排便、放置導尿管 脈弦緊或洪大而實
	證候分析	肝陽上亢、氣血上逆、痰火壅盛、清竅閉塞
	治　　法	活血化瘀，平肝潛陽、清熱化痰、通腑瀉下
	方　　藥	乳沒四物湯、大柴胡湯合方加減
穩定期 （一）	主　　證	神識幾已恢復，一側偏癱，一側較軟弱無力、失語 口角左斜、流涎、雙眼向右側凝視、漸有神 脈緩弱
	治　　則	益氣、活血、通絡、逐瘀
	方　　藥	1.育生補陽還五湯 腦壓穩定後，院方為病人行腦室腹腔引流 育生補陽還五湯、北耆、銀杏葉、大黃 大黃劑量以每日排便2～3次為度 病情穩定，血壓保持在140～150/90， 呼吸、體溫正常 低蛋白血症。 2.八珍湯、育生補陽還五湯合方加味
穩定期 （二）	主　　證	疲勞倦怠，腰膝乏力軟弱，四肢不溫 精神萎靡，脈沈弱
	治　　則	補氣、補血、補陽
	方　　藥	十全大補湯、右歸丸加方

結果

治療前

1.基底核出血，依橢圓公式計算出血量約為69cc左右。

2.昏迷指數6，右側瞳孔放大開顱手術移去血腫後呈昏迷狀態。

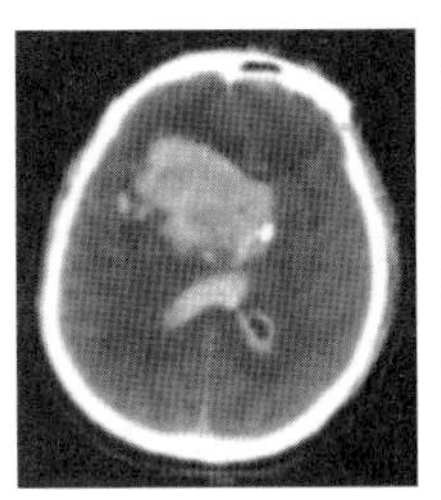
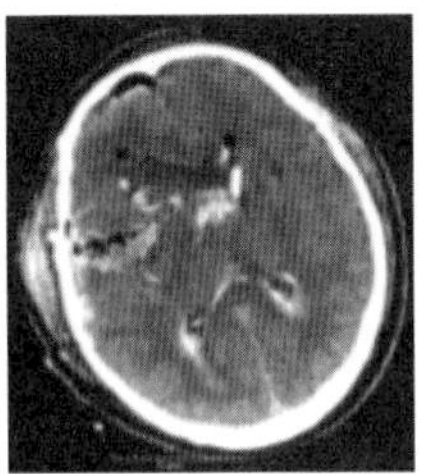
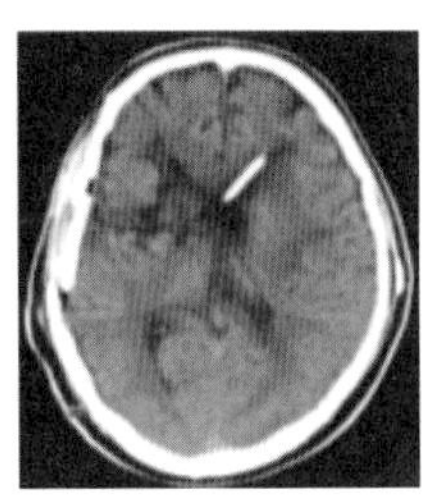

治療後

1.出院診斷

①Right caudate nucleus hemorrhage with rupture into ventricle.

②Acute hydrocephalus.

③Hypertension.

④Hypoalbuminemia.

⑤Respiratory failure.

2.附件：《腦卒中患者臨床神經功能缺損程度評分標准》

主要評定項目	評分	治療前	三個月	六個月	十二個月
意識	0-9分	7分	3分	3分	3分
水平凝視功能	0-4分	4分	4分	0分	0分
面癱	0-2分	2分	1分	1分	0分
言語	0-6分	6分	6分	6分	6分
上肢肌力	0-6分	6分	6分	6分	6分
手肌力	0-6分	6分	3分	2分	2分
下肢肌力	0-6分	6分	5分	4分	2分
步行能力	0-6分	6分	5分	3分	3分
總 分	**0-45分**	**40分**	**29分**	**21分**	**17分**

（中華人民共和國第四屆腦血管病學術會議通過，1995）

根據附件之臨床療效評定標準，本病人為第五級：
臥床、能坐，各項生活需人照料

0級	能恢復工作或操持家務，或恢復到病前狀態
1級	生活自理、獨立生活、部分工作
2級	基本獨立生活，小部分需人幫助
3級	部分生活活動可自理，大部分需人幫助
4級	可站立走步，但需人隨時照料
5級	**臥床、能坐，各項生活需人照料**
6級	臥床、有部分意識活動，可餵食
7級	植物狀態

急性出血性腦中風案例研究

任何的腦部細胞、血管、神經纖維的病變，都會在腦細胞受損傷之後，導致腦溶解。損傷包括創傷、震盪、水腫、出血、水腦、栓塞、梗塞、腫瘤、細菌、病毒，或微生物，或蟲類等的感染，手術、化學或輻射線等藥物的灼傷。以目前西方神經醫學，仍是一個有待努力的空間。

本研究以一位急性出血性腦中風病人，自手術第三天採中西醫結合共治方法，以鼻胃管配合中醫藥治療。過程中配合CT與MRI影像學檢查；發現不只病情穩定，且神經與精神功能恢復快；腦溶解的現象，與病情的嚴重性而言，相較之下是較輕微的。腦細胞的保留很好。

由本研究觀察得知，腦部神經病變若能中西醫結合進行治療，依中醫辨證論治，使用治腦方劑，確能使病人得到較好的恢復，是較理想的腦部疾病治療法。至於最大極限的中西醫結合治療腦部病變，可在疾病發生後多久，尚可能防治與治療腦溶解，則需要將來有更多的病例研究、觀察、統計才可得知。

關鍵詞：腦溶解、腦部病變、中西醫結合治療腦溶解、中醫治腦方劑

前言

腦中風向來為國人十大死亡原因之首，直到近年仍居第二位。出血性腦中風佔所有腦血管疾病的15%，多為中年期以後發病，致死率和致殘率極高；因高血壓所導致出血性腦中風者，約佔50%左右。目前，高血壓所致的腦中風隨著醫學的進步而達到防治的效果，但人口的高齡化將使此疾病快速的增加。

中醫所稱的中風，是以突然發生半身不遂、口眼歪斜、語言謇澀，甚至昏厥暴仆、不省人事為主症的一類疾病。古籍按症狀分成類中風和真中風；由症狀的陳述，實已包含了各類型的腦血管病變，並且累積豐富的診斷和治療，取得良好的療效。

研究動機

臨床中醫師所接觸的腦中風病例，通常病情已呈慢性、穩定的階段，為求更好、更快的恢復而就診。先賢對此病觀察、診斷、治療的深入，不管是辨證論治、處方用藥的思惟，均豐富至極。然而傳統的辨證論治，僅能由症狀的改變，觀察疾病的進展；無從了解治療後的病理、生理的變化。西方醫學在這方面清楚而客觀，但療效一直未盡理想，有待突破。因此，若能在疾病初期即中西醫結合治療，透過各種血液常規、生化、影像學檢查，客觀的評估，吾人將能更如實而客觀的了解中醫藥對此種疾病的療效；而透過中西醫相輔相成，各盡所長，應能使病人有更好的恢復。

本研究基於上述的思惟，透過一高血壓控制不良之腦出血病例，於疾病的初期即中西醫結合治療。由急性期至症狀穩定，定期的結合各項檢查，客觀的評估，以驗證中醫藥對出血性腦中風確有良好的療效。

高血壓性腦內出血（Hypertensive intracerbral hemorrage）

急性出血性中風可分為腦內出血（ICH）和蜘蛛膜下腔出血（SAH）兩大類。

本文主要介紹的是腦內出血（Intracerebral hemorrhage）。高血壓是原發性腦實質出血最常見的潛在原因。高血壓性腦出血又稱為出血性腦卒中或腦溢血，是指由於高血壓疾病引起的自發性的腦實質內出血。長期高血壓引起之腦部細小動脈脂質透明變性和腦微小動脈瘤形成或是導致腦出血的主要病因。

流行病學

- 45歲以上的病患發現有ICH，第一個要考慮病人是不是有高血壓。
- 小於45歲的病人則要先考慮動靜脈畸形（AVM）的可能性。
- 高血壓引起的腦內出血跟季節有關，最常在冬天發生，且較常發生在男性。

典型的高血壓性出血好發部位分別為：殼核和鄰近的內囊、丘腦、橋腦、小腦極少發生於大腦半球的中央白質。

高血壓性出血好發部位及常見之臨床表現

部位	臨床表現
被殼	急性偏癱→偏麻、偏盲、失語（優勢側）或忽略，眼球偏離，昏迷死亡
尾核	急性發作之頭痛、嘔吐、嗜睡迷糊、頸部僵硬或類似被殼出血
視丘	急性偏麻→偏癱；昏迷或水腦症；若向下蔓延則出現垂直性凝視麻痺、回縮性眼振、眼球歪斜、眼瞼下垂、瞳孔異常；昏迷死亡
小腦	突然發作的噁心、嘔吐，及共濟失調而無法走路；急性頭痛、頭暈、意識障礙、動作失調、顏面麻痺；昏迷死亡
橋腦	急性發作之全癱、去大腦皮質性僵直、瞳孔縮小、眼肌麻痺、高燒、昏迷死亡
腦葉 1.額葉 2.頂葉 3.顳葉 4.枕葉	1.額區頭痛、急性偏癱（上肢最嚴重）、性格行為改變、意志缺失 2.急性頭痛、對側偏麻、皮質功能喪失、行為異常 3.顳區頭痛、視野缺損、失語症 4.頭痛與嚴重偏盲

（資料來源：神經科案例教材 張楊全著 合記書局 2005 P.22）

- 大多數高血壓性腦出血發生在數分鐘之內，常在1～2小時內出血量即達到高峰，但應用抗凝血治療的病人，其發展可長達24～38小時。
- 一旦出血停止，一般認為不會再出血。但臨床上，連續的CT掃瞄卻發現有些大血腫在發病之初是小量出血。
- 若大量出血則形成腦內血腫，邊緣不規則，血腫內不含腦組織。若是基底核和丘腦大量出血，常由於血腫內張力較高而可穿破腦組織，進入側腦室造成繼發性腦室出血；若血液流入蛛網膜下腔則出現SAH，腦血腫造成的空間佔位性效應，使得症狀加速惡化。
- 急性期時，出血區為大量完整的紅血球，大約3～5小時後，血液開始凝固，血腫周圍腦組織內微細血管，因血腫壓迫而充血，且可能破裂而形成點狀出血病灶。
- 血腫周圍的腦組織受血腫壓迫，局部灌注壓下降，腦血流量減少，呈缺血性病變，嚴重者出現腦軟化、壞死。

- 出血24小時候，血腫周圍出現大量多形核白血球浸潤。隨著病程進展，血腫發生液化，紅血球潰破，釋出含鐵血黃素。紅血球破碎成分和血腫周圍液化壞死的腦組織，一併被神經膠質細胞和吞噬細胞吞噬，血腫就逐漸被吸收。小的出血吸收後可不留下肉眼可見的膠質瘢痕組織，大的血腫吸收可能需要數週時間。
- 血腫和壞死腦組織被吸收的空間為膠質細胞、膠質纖維填充，形成永久性的囊腔，囊內含有深黃色或淡黃色的液體。由於含鐵血黃素的沈積，因此局部腦組織常呈棕黃色。
- 出血後臨床症狀呈進行性惡化，通常是由於出血後產生的繼發性腦損害，如腦水腫、缺血性損傷、顱內壓增高所致。腦組織水腫、顱內壓增高導致大腦中線偏移，形成腦疝，並扭曲壓迫，甚而腦幹出血，常是造成死亡的主要原因。

臨床表現

高血壓性腦出血發病迅速，常無先兆，但幾乎都發生在清醒時，發病時病人的血壓常極高。常見的誘發因素為劇烈的體力活動，如行房、挑重，情緒起伏時如盛怒、酗酒及氣候變化極大時，但臨床亦可見在安靜狀態下突發病者。

症狀與體徵

高血壓性腦出血，伴發的神經系統症狀和體徵，取決於出血的部位、大小。頭痛和嘔吐是急性腦出血有別於其他型中風的特點。

1.頭痛

約60%～70%的病人有急性發作的頭痛。

頭痛開始於出血部位，繼而全面性頭痛。

若出血流入腦室或蛛網膜下腔，會出現劇烈頭痛。

2.嘔吐

約50%～60%病人發病時有嘔吐症狀。

少數病人為噴射性嘔吐。

嚴重者甚至合併有腸胃道出血。

3.頭暈、眩暈（Dizziness Vertigo）

頭暈、眩暈常是小腦出血或第四腦室出血者最先出現的症狀。

4.偏癱（Hemiplegia）

是腦出血最常見的症狀。

5.偏身感覺障礙（Hemianaesthesia）

6.偏盲（Hemianopia）

7.失語症（Dysphasia）

優勢半球損傷常出現失語症，嚴重腦出血會出現完全性失語症。

8.腦膜刺激徵（Meningismus）

9.意識障礙（Consciousness disturbance）

大多數腦出血的病人有不同程度的意識障礙。

出血量、出血部位和出血的速度均是影響的因素。

10.眼底視神經乳頭水腫（Papilledema）

由於血腫較大，尤其是破入腦室者。其腦水腫嚴重，顱內壓增高，約80%的病人出現眼底視神經乳頭水腫。

臨床分型及臨床表現特點

腦出血通常呈急性發病，並很快就出現嚴重的臨床症狀，表現為突然劇烈性頭痛、頭暈、嘔吐。

出血量少者病人意識可保持清醒，嚴重者可能很快出現意識障礙。如出血量大而迅速，可在短時間內發生腦疝而死亡。

臨床依出血部位的不同，可將高血壓性腦出血大致上分為三種類型：外側型、內側型和小腦出血。

一、外側型

出血位於內囊的外側，包括基底核區，以豆狀核殼部（Putamen）出血最為常見，及大腦皮質下的白質內。

出血主要源於外側豆紋動脈，出血多在殼核及其外側，高血壓性腦出血以此型為最多。

大量出血通常向後上方擴展，累及內囊後肢，並可破入側腦室內。

也可能侵入腦皮質下的白質，形成額葉、顳葉或頂葉內血腫。

臨床表現

發病後劇烈性疼痛。

很快出現病灶對側的肢體偏癱、偏身或感覺障礙。

同向偏盲，雙眼向病變側同向凝視。

若出血位於優勢半球者可有失語症。

隨著出血量增多，意識障礙明顯加重。

出血量大者可能出現雙側肢體癱瘓。

若出現顳葉鈎回疝，可因呼吸、循環衰竭而死亡。

血腫破入腦室者，往往伴有蛛網膜下腔出血的症狀和體徵。

發生於大腦皮質下白質內的出血多為殼核部位的出血，可延伸到相鄰的腦葉，或一開始出血就在白質內。好發於頂葉、顳葉和枕葉。

急性期血腫迅速擴大，常有明顯的顱內壓增高症狀，如頭痛、嘔吐、意識障礙、煩躁不安等。

顳葉、頂葉出血：失語、偏癱。

額葉出血：智力障礙、尿失禁。

枕葉出血：立即性黑矇或同向性偏盲等。

二、內側型

出血位於內囊的內側，包括丘腦（Thalamus）和橋腦（Pons）附近。

丘腦出血多因丘腦穿通動脈或丘腦膝狀體動脈破裂所致。

丘腦穿通動脈出血，多在丘腦內側，出血量大時易破入第三腦室或向下丘腦、中腦附近延伸。

丘腦膝狀體動脈破裂出血在丘腦外側部，可進入內囊后肢。大量出血時可破入側腦室內。

1.丘腦出血

偏身感覺障礙，以位置覺、震動覺等深感覺障礙較重。

出血累及內囊時，可出現三偏症（Tri-hemi syndrome），即偏癱、偏盲及偏麻（對側半身感覺障礙）。

出血量大，並累及中腦時，常有上視不能，視放射麻痺及出血側的Horner's徵。

若血腫破入腦室，可併發急性梗阻性腦積水，引起腦疝。

血腫若壓迫腦幹網狀結構，或累及下丘腦時，則出現深度昏迷及頑固性消化道出血。

丘腦前內側出血使丘腦前核、內側核受損，以致邊緣系統障礙而出現精神障礙、遺忘或癡呆。

優勢半球丘腦出血則出現三種基本體徵：

感覺障礙嚴重於運動障礙。

眼球運動障礙，瞳孔縮小，對光反射遲鈍或消失。

丘腦性失語，言語遲鈍，重複言語，錯語症等。

非優勢半球丘腦出血則出現：

結構性失用症

病人左半身感覺障礙，對物體的形狀、體積、長度、重量產生錯覺。

偏側痛覺缺失。表現為對側軀體感覺障礙及偏身失認症。

2.橋腦出血（Pontine hemorrhage）

橋腦出血主要是來自基底動脈的橋腦支，這些動脈很細，直接由基底動脈發出，所承受的壓力高，是高血壓腦血管病變常受累的部位之一，也是微小動脈瘤的好發部位。

超過10ml的出血即為橋腦大出血，可影響整個橋腦，甚至腦幹。

橋腦出血時常在數分鐘內即出現四肢癱瘓（Quadriplegia）的深昏迷。

若病情發展達丘腦或破入第四腦室，使腦幹嚴重受損，可在數小時內死亡。

臨床症狀常出現對側肢體無力，交叉性癱瘓（Crossed hemiplegia）。第五、六或七對腦神經麻痺，兩眼共軛偏向同側（Conjugated deviation）。

多伴隨意識障礙。

臨床常以五P來表示橋腦出血，其預後不好。

Paralysis～癱瘓

Pulsus parvus～小脈

Pin-point pupil～針狀瞳孔

Pyrexia～高燒

Periodic respiration～週期性呼吸

若小量出血，治癒後好轉，亦遺留神經功能障礙。

3.小腦出血（Cerebellar hemorrhage）

約佔腦出血10%左右，但死亡率卻近八成。

出血位於小腦半球，深部齒狀核團的實質內。

主要是由小腦上動脈和小腦後下動脈分支供血。

臨床可見三型

1.暴發型

突然昏迷、嘔吐、紫紺、四肢遲緩性癱瘓、脈細、呼吸弱、瞳孔放大、對光反射消失，可在數分鐘至數小時內死亡。常為小腦蚓部（Vermis）出血破入第四腦室。約佔20%。

2.惡化型

常以頭痛（枕部）、眩暈、嘔吐、共濟失調開始，亦逐漸出現腦幹受壓迫的體徵。

瞳孔縮小或一側放大。

眼球共軛運動（Conjugate eye movement）障礙。

呼吸障礙，再出現昏迷。

可在數日內逐漸加重而死亡。係出血逐漸流入腦室或血塊壓迫導水管及第四腦室出口，引起腦積水（Hydrocephalus）或出血至蛛網膜下腔血塊阻塞腦脊髓液通路。本型臨床較多見。

3.良性型

表現為緩慢發展，頭痛、頭暈、嘔吐、共濟失調、眼球震顫、角膜反射消失。臨床少見。

可確定出血部位的眼部體徵

殼核出血時

雙眼偏向癱瘓的對側。

丘腦出血

雙眼向下偏斜，瞳孔可為3～4mm，對光反射消失。

橋腦出血

反射性眼球側視運動受損，瞳孔小於1mm，但對光反射存在。

小腦出血

雙眼可側性偏斜（朝向出血側的對側）而無癱瘓。

腦葉出血

腦葉出血又稱為腦葉（Lobar）皮質下白質出血。

由於CT的普及，使腦葉出血得以明確的被診斷出，約佔腦出血的15%。

中年、青年人的病因多為腦血管畸形，如動靜脈畸形瘤或腦動脈瘤破裂。

老年人仍以高血壓、腦動脈硬化居多，但臨床上仍可發現許多病例並無高血壓病史。
澱粉樣血管病變是上了年紀的人腦葉出血的原因。澱粉樣物質沈積在動脈管壁，而不沈積於身體其他部位。

臨床表現

額葉出血

急性發作的頭痛，常於出血側的前額部。
上肢無力，或伴有下肢輕癱。
優勢半球出血可有運動性失語。
兩眼球向病灶側凝視，即向病灶對側凝視麻痺（Gaze paralysis）。
若出血發生在額葉前側，無明顯癱瘓，以精神症狀為主。如表情呆滯，反應遲鈍，情感、性格改變，可見摸索和強握徵。

頂葉出血

患側顳頂部劇烈疼痛。
病灶對側偏身感覺障礙，以複合感覺障礙為主。
對側輕偏癱，以下肢為重。
優勢半球出血可有表達性失語。

顳葉出血

急性發作的頭痛，以病灶側耳部為主。
顳葉前部出血，可引起顳葉癲癇。
白質中視放射受損，可有視覺缺損。
左顳上回局部受損，有感覺性失語。
左顳葉中，下回局部受損，有命名性失語。
若聽覺中樞受刺激，可引起幻聽。

枕葉出血

急性發作的劇烈頭痛，位於出血側枕部或眼眶及其周圍。
視放射受損，引起兩眼對側視野的同向偏盲。
視中樞病變，可引起幻視。

討論

腦溶解（Encephalomalacia）

中樞神經系統缺氧性細胞死亡，總是出現液化性壞死（liquefactive necrosis）。液化性壞死會完全消化死亡細胞，組織轉變成一團黏綢狀液體，此種現象在腦部稱為腦溶解。

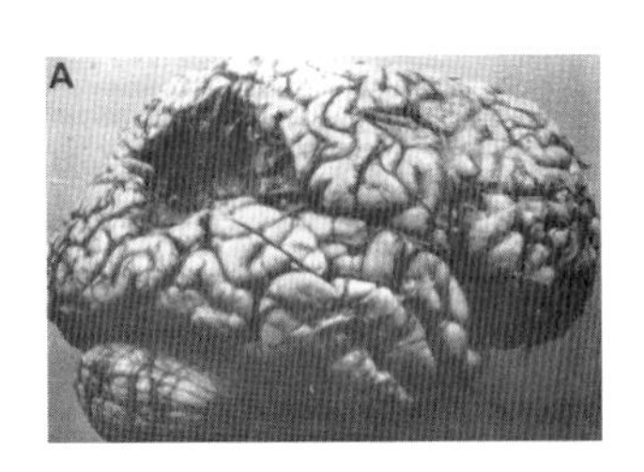

（圖片來源：劉湘梅、關尚勇編著基礎神經病理學 P.38圖39.A）

神經的可塑性（Plasticity）

經驗取決的神經的可塑性是協助病人神經功能重建的重點。研究指出：學習過程為後天，且是在整個生命過程中持續的神經元分化所形成。

腦部的許多區域，在依賴感覺的經驗下，可以發生結構上與功能上的變化。在成熟的腦內已形成的突觸的穩定性，以及一部分神經元的連接模式，可以持續的受經驗影響，這就是經驗取決的神經可塑性。

神經可塑性是近期的發現：過去認為在嬰兒關鍵期後，大腦結構往往不發生變化。大腦由神經元細胞和神經膠質細胞構成，這些細胞互相連結，通過加強或減弱這些連結，大腦的結構可以發生變化。

研究顯示，腦部的體感覺投射是動態的投射，可以延伸到感覺喪失區。出血性腦中風造成嚴重的神經功能失常，雖然每種功能侷限於特定的腦區，但心智活動是需要廣泛分佈的腦區參與；腦可以根據不同需求，以不同方式進行訊息的處理、儲存、擷取。80％的大腦功能未被開發，因此透過不斷的學習，重複的刺激，使感覺細胞重複的活化。

有細胞就有希望。經驗取決的神經元可塑性，是協助病人神經功能的建立，復健工作的重點。

腦中風治療應中西醫結合辨證論治

傳統醫學代表著先人面對疾病或傷害有效的醫療經驗。所謂傳統醫學應是指強調先人面對疾病傷害及其治療的思惟、經驗或論述作基礎的醫學，習稱中醫。緣於時空背景因素，致傳統醫學相較於以現代化科技為基礎的西方醫學，習稱西醫，好像比較缺乏科學實證而被認為落伍！檢視歷代相關傳統醫學典籍，其論述內容及用語都是以當時的背景做基礎（例如遠在宋朝，就已經有針炙銅人對人體經絡穴位做表達）。如果有所謂的落伍應該是指當代相關從業人員，對現代化更簡便、有效、具體、實證的進步科技的了解及應用程度之缺乏或不足！與傳統醫學的思惟是否落伍或不足取無關！高科技的衝擊，臨床醫學形態急速變遷；在醫療環境的急速變遷和惡化下，醫師的處境似乎越來越困難，中醫更是如此。

學問代表著面對問題的經驗、智慧及傳承之累積，欲以人生短短數十寒暑與累積了數千年之經驗、智慧相較，何其自大！？當然由於時代科技背景之不同，傳統醫學之先人論述是否不夠詳盡或偏失，有待進步科技之檢視、印證，並以現代化之術語重新論述或補充，使之能與當代科技文明接軌。

中醫腦中風的治療，依循傳統的辨證論治，僅能由證候的改變，觀察疾病的進展；無從具體瞭解其病理、生理的變化。若能在疾病進展的過程，中西醫結合診療，依昏迷指數（Glasgow scacle）神經學表現，影像學，各種血液常規、生化等檢查，結合中醫八綱、六經、臟腑、經絡、三焦、衛、氣、營、血等辨證法則，辨症、辨病、辨證論治，具體的評估其病因、病機、病位、病勢，將能更如實而客觀的中西醫結合擬定治療計劃，由急性期至症狀穩定，定期的結合各項檢查，客觀的評估，以驗證中醫藥對出血性腦中風確有良好的療效。

腦中風後，改善缺血、缺氧、預防腦水腫、顱內壓上升，預防續發性損傷，是治療的重點。

嚴重腦出血時，可能會因腦水腫嚴重、腦壓太高引起腦疝（brain herniation）而死亡；若腦內出血，其腦腫程度雖不致引起死亡，但會導致血腫旁的腦組織的缺血性傷害。病例因腦水腫嚴重、腦壓太高使用Mannitol，其好處為效果快，不會引起血糖上升，但是對老年人腎功能及電解質平衡的影響較大且常見。

缺血邊緣區（Ischemic pneumbra）血流的些微差異足以決定細胞存活與否；實驗顯示，盡量讓此區細胞存活，可以有助於復原。病例因高血壓引起出血性腦中風，腦中風後，改善缺血、缺氧、預防腦水腫、顱內壓上升，預防續發性損傷是治療的重點。急性期，中醫治療方劑為乳沒四物湯、大柴胡湯合方加味，活血化瘀、清熱化痰 平肝潛陽、佐以淡滲利濕、通腑瀉下，促進血腫吸收，減輕佔位性效應；研究發現：能明顯降低腦梗塞週邊細胞的神經膠細胞表現量，誘導腦神經細胞增生，抑制腦缺血區週邊神經細胞凋亡，具有神經保護作用，有效改善缺血腦組織損傷。

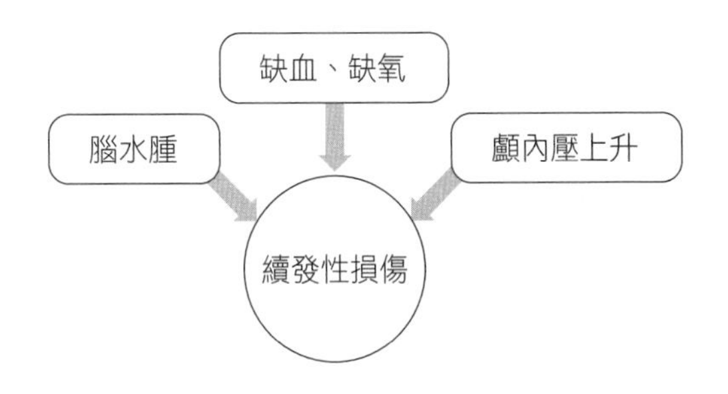

中醫治療思惟

急性期治療方劑為乳沒四物湯、大柴胡湯合方加味

病例右側基底核出血，合併穿破腦室，出現急性腦水腫，緊急進行左側腦室外引流，減壓後昏迷指數曾恢復至15<E4V5M6>。後來意識轉壞，昏迷指數6<E1V1M4>右側瞳孔擴大。隨即行開顱手術，移去血腫。手術後昏迷，面赤、氣粗，汗出如油、鼻鼾、痰聲如鋸，偏癱、胸肋滿脹、腹實、不排便、放置導尿管；脈弦緊或洪大實，治療方劑為乳沒四物湯、大柴胡湯合方加白朮、茯苓、澤瀉、大黃……活血、祛痰、清熱、化痰 內瀉熱結、醒腦開竅。

乳沒四物湯活血袪瘀。無法發揮生理功能的血為瘀血，瘀血證時，血液循環障礙引起組織器官缺血、缺氧，病理產物沉積，人體因而處於應激亢進的邪盛正實的紊亂狀態，活血袪瘀是治療的重要法則。

按之心下滿痛，是張仲景使用大柴胡湯的重要指標。出血性腦中風病例手術後，呈現昏迷、面赤、氣粗、汗出如油、鼻鼾、痰聲如鋸，偏癱、胸肋滿脹、腹實、不排便、放置導尿管，脈弦緊或洪大實。病例術後臨床表現之主要證候為肝陽上亢、風火上炎、氣血上逆、痰涎壅盛、痰熱、腑實、清竅閉塞；風火上炎、瘀熱、腑實、內閉，源在腦絡瘀阻未解，屬中醫學火炎、瘀熱、腑實、內閉證，其源在腦絡瘀阻未解，治療方劑為乳沒四物湯、大柴胡湯合方，加白朮、茯苓、澤瀉，大黃，活血化瘀、清熱化痰、內瀉熱結、淡滲利濕。病例服藥後，即排便3次左右，手指開始能動。

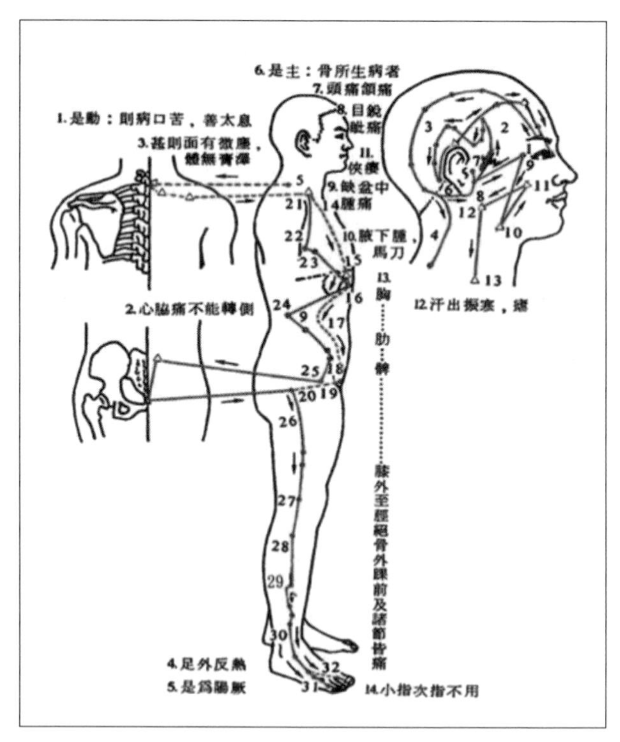

足少陽膽經脈循行與病候關係示意圖

內經有謂：十一臟皆取決於膽。

- 少陽膽經為十二經之樞紐，介於表裡開闔之間，開則為寒、閉則為熱。
- 胸脇為少陽經脈循行的路徑，邪熱入少陽經脈，呈胸肋滿脹之癥。
- 少陽膽經絡肝、屬膽，熱入肝膽，致肝膽之氣橫逆，胃失和降，胸脇苦滿，心煩喜嘔，默默不欲飲食。

  出血性腦中風病例手術後，呈現胸肋滿脹、腹實、不排便、放置導尿管，脈弦緊或洪大實。
- 陽明腑實證的特徵是腹滿，不通，繞臍痛；腹滿痛，病位在腹，不在心下，承氣湯主之。
- 胸肋滿脹、腹實、不排便，病機為膽熱傷津，化燥成實，形成少陽、陽明裡實證，少陽為病，出現腑實證，大柴胡湯主之。

病家灌服**乳沒四物湯、大柴胡湯合方加味**水煎劑次日，排便數次後，手指能動，神識日漸改善。是否因排便後門脈壓力及腹腔壓力改善，使病有出路？門脈壓、腹壓與顱內高壓之相關性如何？乳沒四物湯、大柴胡湯合方加味，對急性顱內高壓的療效、機轉，目前未有相關的研究文獻，有待進一步的探討。

從蝴蝶效應（Butterfly effect）—腸-腦軸(Gut-brain-Axis)論通腑瀉下：談大黃在中樞神經疾病的應用

蝴蝶效應（Butterfly effect）

1962年，由美國氣象學家Lorenz,Edward提出：

非常微小的事情，在不可測的混沌中，亦可能扮演極具影響性的關鍵。

1993年Lorenz,Edward在《混沌的本質》書中，將蝴蝶效應定義為：

「動力系統狀態的微小變化，將導致後續的狀態，與原本可能演變的狀態有很大的不同。」

近年來動物研究結果發現看似微不足道的微生物，卻可透過腸-腦軸（gut-brain axis,GBA）交互影響。目前研究發現腸道和大腦間有一條直達的雙向通道，稱之為腸-腦軸，亦有稱腦-腸軸，但目前較強調由下而上（bottom-up）的影響。

哺乳動物的腸和腦皆源於神經脊(neural crest)。在胚胎神經系統形成的較早階段，是由神經脊的前驅細胞，從胚胎頭側往尾側遊走，轉變為獨立的腸道神經系統，分佈於腸道肌肉層間及黏膜下層，留在胚胎頭端的神經管，則形成中央神經系統（大腦）。

病例手術後，仍呈昏迷、面赤氣粗、汗出、鼻鼾、痰聲如鋸，偏癱、胸肋滿漲、腹實、不排便、放置導尿管，脈弦緊或洪大而實。

《素問．陰陽應象大論》：「病之始起也，……；其實者，散而瀉之。……；定其血氣，各守其鄉，血實宜決之，氣虛宜掣引之。」

血實：血中邪氣亢盛；或為邪毒壅于血分之血熱證；或瘀血痹阻的瘀血證。

大黃，瀉熱通便、活血袪瘀，善於蕩滌腸胃實熱積滯，性降，導邪下行、急下存陰，為通腑瀉下的主要藥物。

金元張子和，係張仲景以下，首暢下法袪邪，邪去正復。下法使「陳莝袪而腸胃潔，癥瘕盡而營衛昌，不補之中，有真補存焉。」

通因通用。六腑以通為用，通降陽明腑實，抑肝陽上逆之勢；上病下取，導熱下行；瀉下袪瘀，推陳致新，使風火痰瘀有出路。

台北醫學大學附設醫院，神經外科張成富醫師在其「關於腦中風的動物實驗設計（以大黃研究為例）」研究發現：大黃可降低興奮性胺基酸的釋放，具神經保護作用。

大腦和腸道透過神經、內分泌和免疫而互相影響。隨著相關的研究，發現腸道微生態在腸腦軸線具關鍵作用。病例經鼻胃管給予乳沒四物湯、大柴胡湯合方水藥煎劑，藥後次日排便，逐漸清醒。在本病例手術後恢復意識的過程中，大黃是否發揮蝴蝶效應呢？有待更多驗證。

穩定期治療

病人在手術後十五天，病情穩定。個人在穩定期依病情分成三個階段用藥。

①**腦壓穩定後，院方為病人行腦室腹腔引流。宜益氣、活血、通絡、逐瘀。**

治療方劑為育生補陽還五湯加減、人參、田七研末服、大黃每包五分，劑量以每日排便2～3次為度，北耆劑量八錢、去地龍加銀杏葉。

②**八珍湯加減（正體類要）**

病情穩定，低蛋白血症。血壓維持在140～150／90左右、呼吸、體溫正常，治以四君子湯、四物湯合方加減主證：神識幾已恢復，一側偏癱，一側較軟弱無力、失語、口角左斜、流涎、雙眼向右側凝視，漸有神、脈緩弱。

③**病情穩定，日益進步但出現停滯。**

隨著復健治療的進行，病人常出現疲勞、倦怠，腰膝乏力軟弱，四肢不溫，精神萎靡，脈沈弱；治療方劑為十全大補湯《和劑局方》或右歸丸《景岳全書》加減。

上述所有的處方用藥，除主要方劑外，均隨證化裁加減藥味；同時，自開始用藥均加酒製大黃，每小包五分，由照護人員依據病人排便情況調整，以維持每日2～3次排便及排便量（此是亦參考其每日進出量），田七劑量由一錢開始，研末調服。顱內壓穩定後加入人參研末服用，劑量由一錢開始。鹿茸末則是在陽虛象出現開始加入，亦由一錢開始使用。

病例常見合併症治療

發燒

體溫上升可能是感染，也可能是人體對重大傷害後的一種啟動免疫自我防衛機制的反應。

小柴胡湯、青蒿、知母、地骨皮。若感染則治以銀翹散加減。

感染

以吸入性肺炎為多見。治以清熱解毒、宣肺平喘化痰。

銀翹散、麻杏甘石湯合方加減、大青葉、冬瓜子、蘆竹根、板藍根。

泌尿道感染，宜清熱利濕，龍膽瀉肝湯、八正散合方加減。

上消化道出血

腦中風病人常出現上消化道出血。

吐血、嘔血色鮮量多，宜活血祛淤、涼血止血。

大黃黃連瀉心湯、乳沒四物湯合方，加側伯葉、丹皮、藕節、大黃。

癲癇

平肝、熄風、化痰、祛風、鎮靜、解痙。

治療方劑中加入天麻、鬱金、石菖蒲、全蠍、蜈蚣、白殭蠶、鈎藤……

結語

有細胞就有希望，影像學顯示：此病例腦細胞的保留令人振奮。腦溶解越少，腦神經細胞保留越多，神經功能的恢復就越有希望，腦組織損傷減至最少的程度，促使病人有更好的恢復。個人以為，中醫藥為腦溶解的防治提供一個新思惟。今後我們將以更多的病例，透過客觀的評估來驗證：越早中西醫結合治療，將使腦損傷減輕，腦溶解減少，更有利於病情的控制、穩定和復原。

～參考書目～

（1） 基礎神經學（第二版）吳進安編著　合記書局　2004 P.185-190, 193-206,209-217.

（2） Robbins病理學～疾病的基礎　曾岗元總編輯　合記書局　2005
① p.2-28. ② p.50-78. ③ p.89-111. ④ p.113-137.
⑤ p.493-518. ⑥ p.1294-1299. ⑦ p.1306-1314.

（3） 神經科案例教材　張楊全著　合記書局　2005 P.21-25.

（4） Sobotta彩色解剖學圖譜1　陳建行、陳相松編譯　合記書局2003

（5） 臨床神經解剖學　劉亮廷譯　藝軒圖書出版社　2003 P.1-136,281-368, 427-498.

（6） 基礎神經病理學 劉湘梅、關尚勇編著　合記書局　1993 P.1-28,31-46.

（7） 台大內科學講義二版　台大內科醫師合著　橘井文化　1997 P.6-10.

（8） 神經生物學　詹佩璇編譯　合記書局　2004 P.219-240.

（9） 蝴蝶效應：腸道微生物透過腸腦軸影響焦慮或憂鬱情緒
蔡崇煌、張金堅、林肇堂　台灣醫界2014、第57卷、第12期 P.584

Treatment of Chinese Medicine following the operative treatment of Western Medicine on the patient with acute Intracranial hemorrhage

A Case Report：

After hemorrhagic brain damage, cells of central nerves might die of anoxia, then liquefactive necrosis might follow, causing encephalomalacia. Clinically there are many causes lead to hemorrhagic brain damage. Often seen causes include apoplexy, head injury, oncoma and related chemotherapy and irradiation, cerebrovascular diseases, etc. So far, in neurology in western medicine, there is no particular medicine or therapy to prevent or treat hemorrhagic brain damage. Although in ancient Chinese medical books and literature, there are no such terms as hemorrhagic brain damage, encephalomalacia, according to the causes, clinical symptoms and signs, hemorrhagic brain damage, encephalomalacia, etc. should be in the field of "brain stroke" in Chinese medicine.

This thesis is dedicated to the investigation and research on clinical treatments for the encephalomalacia caused by hemorrhagic brain damage. There are six chapters in the thesis. Chapter one is the outlines, including the definition of encephalomalacia, its mechanism of pathogen and changes of pathology. Chapter two investigates pathogen, mechanism and pathology of encephalomalacia in Chinese and western medicine respectively. Chapter three investigates the general treatments for encephalomalacia and current situation of treatments in Chinese and western medicine. Chapter four presents the Chinese medical therapy for clinical cases of hemorrhagic brain damage from different causes. During the course of treatment, CT and MRI image examinations are applied for assessing the treatment. Chapter five includes discussions and inferences. This chapter chiefly investigate the analysis and the sorting of stages and types of disease in western medicine, as well as the theoretical bases of joining Chinese medical analysis and therapy, and the reasoning of the Chinese medication. Chapter six is the conclusion.

According to this clinical research, for the treatment of hemorrhagic cerebral angioneuropathy, when joining Chinese and western medicine and following the analysis, therapy, applying the brain treating prescriptions of Chinese medicine, patients get better recovery. Moreover, when joined treatments of Chinese and western medicine applied, encephalomalacia and general conditions of patients are relatively less severe and the brain cells preserved rather well. As to treating cerebral disease, how long after the onset of the disease that encephalomalacia can still be prevented or treated, needs further study on more clinical cases, following the principle of EBM (evidence-based medicine), and researches, observations, statistics and analysis of multiple disciplines to reach a conclusion. However, there are many researches indicate that Chinese medicine contributing a new prospect for the prevention and treatment for encephalomalacia.

After chapter six, attached are an overview, a bibliography, a list of the author's academic activities and titles and summaries of dissertations.

Key word：

hemorrhagic brain damage, encephalomalacia, joined treatment of Chinese and western medicine for encephalomalacia, brain treating prescriptions of Chinese medicine.

CASE

4

硬腦膜外出血

案例 4

硬腦膜外出血

前言

台灣自1996年6月立法並嚴格施行騎乘機車要戴安全帽後，台北市頭部外傷案例從每年6646人降至2001年每年5488人。

頭部外傷常造成神經系統的傷害，也是意外傷害死亡的主要原因之一。頭部外傷的主要原因包括車禍、跌落、遭受攻擊、在工作場所、家中或運動時受傷，頭部外傷常伴有創傷性脊髓損傷。

頭部外傷原因會因年齡、地域的不同而種類不同。交通意外導致的頭部外傷以年輕男性最常見，常與喝酒有關。交通意外佔頭部外傷的25%，但通常造成嚴重的傷害，有60% 因頭部外傷死亡的病例是由交通意外所引起，其中有一半在到達醫院前就已經死亡。

在美國，每年約有一千萬例頭部外傷病例，其中大約20%損傷嚴重引起大腦受損。35歲以下的年輕男性中，車禍撞擊事件常是主要死亡原因，其中70%以上的人有頭部外傷。

頭部外傷概論

頭部外傷機轉（Mechanism）

頭顱骨形成一個封閉空間，此空間含有腦、腦膜、腦脊髓液和血管等組織。

外力造成加速－減速（Acceleration-deceleration）運動，常伴隨著一定速度的旋轉運動，使頭部形成腦撞擊（Coup）損傷和反撞擊（Contrecoup）損傷。顱骨與腦組織間以及腦組織各部位間的相對性直線或旋轉運動，是引起腦組織傷害的基本原理。

原發性腦損傷（Primary Injury）

當頭部外傷時，沒有任何方法可以改變其所造成的傷害。

腦部傷害可分為局部性或是廣泛性，但常是兩種傷害同時存在。

- 大腦皮質挫傷和撕裂傷（Cortical Contusions and Lacerations）
  多發生在碰撞部位的下方或對側。
  通常在額葉和顳葉。
  多發性和兩側性。
  多發性腦挫傷，挫傷部位出血形成或佔位性血腫（Space-Occupying Hematoma）會出現意識障礙或昏迷。
- 瀰漫性大腦白質病灶（Diffuse White Matter Lesions）
- 軸突傷害（Axonal Injury）造成Wallerian氏退化。
- 出血。

續發性損傷（Secondary Iniury）

受傷後，因出血，顱內高壓，細胞分子機轉等造成。

- 可發生在原先碰撞後（Initial Impact）的任何時間。
- 傷害進行中神經傷害、顱內血腫、腦部腫脹、腦疝、缺血，或顱底骨折造成硬腦膜撕裂（Dural tear）。硬腦膜撕裂為感染提供可能的途徑，因而可能發生腦膜炎或大腦膿瘍，腦膜炎可能發生在幾個月甚至幾年之後。

一、顱內血腫（Intracranial Hematoma）

純硬腦膜下血腫（Subdural Hematoma）約26%。

硬腦膜外出血（Extradural）約27%。

硬腦膜外或合併硬腦膜內血腫約佔8%。

腦內出血，或合併硬腦膜下約佔38%。

硬腦膜內病灶通常會混合硬腦膜下血腫（Subdural Hematoma）、腦內出血。

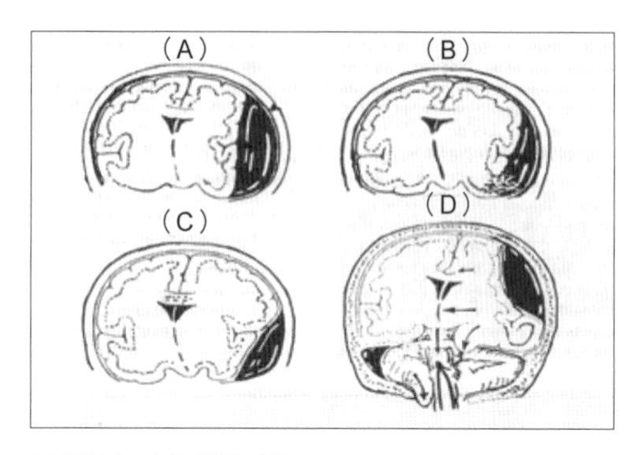

頭部外傷合併顱內血腫：
(A) 硬腦膜下血腫，(B) 腦內出血及硬腦膜下血腫，(C) 硬腦膜上血腫，
(D) 硬腦膜上血腫引發顱內壓增高及腦脫出
(圖片來源：吳進安 基礎神經學第二版P.237)

二、腦腫（Cerebral Swelling）

腦水腫（Brain Edema）和腦血管擴張（Vasodilation）造成。

三、腦疝（Brain Herniation）

顱內壓增高（Increase Intracranial Pressure）使腦組織發生擠壓、移位、扭曲造成腦脫出。

四、腦缺血（Cerebral Ischemia）

大腦有「自動調節」系統，正常人血壓降低不會造成腦循環減少。
頭部外傷後自動調節系統常會出現功能障礙，因此血壓降低也會引起腦血循環不足而致腦缺血。

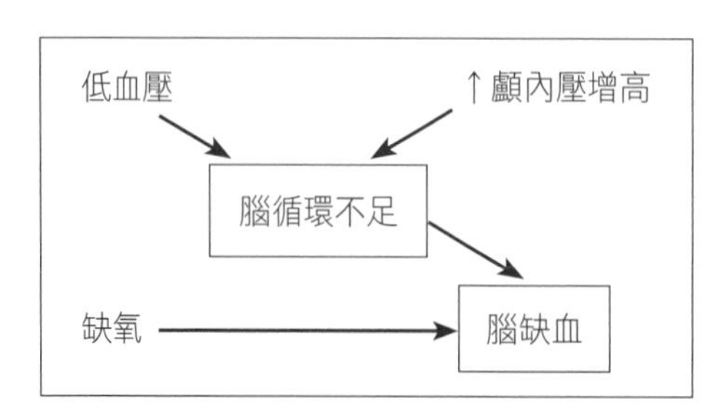

影響腦缺血之因素
(圖片來源：吳進安 基礎神經學 P.239)

五、感染

硬腦膜裂傷引發腦組織與外界連通的潛在性通道，增加感染的機率。外傷後腦組織感染很少發生在48小時內，大多在數月或數年後。

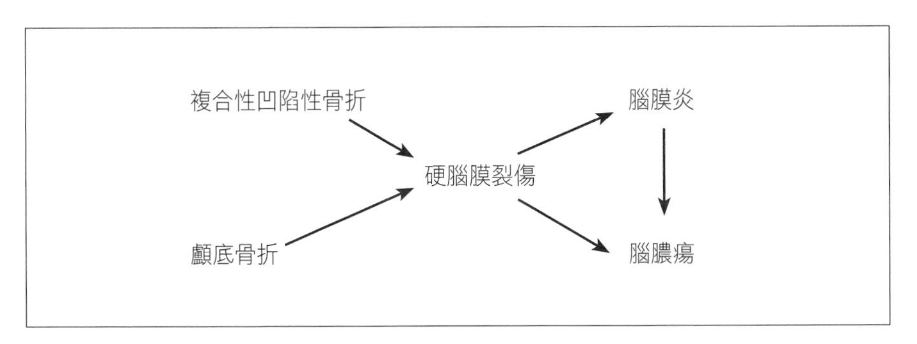

常見頭部外傷後併發感染之因果關係（圖片來源：吳進安 基礎神經學 P.240）

腦組織外損傷

一、頭皮損傷（Injury of Scalp）

瘀青（Ecchymosis）

血腫（Hematoma）

撕裂傷（Laceration）

二、顱骨損傷（Injury of Skull）

線性骨折（Linear Fracture）

凹陷性骨折（Depressed Fracture）

凸出性骨折（Extruded fracture）

<開放性骨折與封閉性骨折>

穿透性骨折（Perforating Fracture）

顱底骨折（Skull Fracture）

前顱窩骨折（Anterior Fossa Fracture）：

額顱底經撞擊後造成骨折，常侵及篩骨的篩板及副鼻竇，或眼眶頂，伴隨有出血或及CSF外漏。如：眼球出血，熊貓眼（Raccoon Eyes）。

中顱窩骨折（Middle Fossa Fracture）：
顱底最薄之處，經撞擊後造成骨折，常侵及中耳腔和蝶竇，伴隨有出血或腦脊髓液（CSF）外漏。如：耳朵出血。
後顱窩骨折（Posterior Fossa Fracture）：
頭部受到撞擊造成血夜流向耳背處的肌肉組織中，在乳突附近出現瘀青。如：貝特氏徵（Battle's sign）。
顱底骨折常伴隨有氣腦與顱神經之損傷。

腦組織內損傷

頭部受到撞擊後，腦組織內即有廣泛的神經元與實質性的腦組織損傷。
腦損傷的臨床症狀：意識喪失、腦水腫、噁心、嘔吐、頭痛及出血等。
腦水腫（Brain Swelling）
腦震盪（Brain concussion）
大腦皮質挫傷（cortical contusion）和撕裂傷（Lacerations）
顱內出血（Craniohemorrhage）

頭部外傷的後遺症

一、腦震盪

意識清醒的病患會有頭痛、頭暈、噁心感、記憶欠佳、注意力無法集中、睡眠障礙、平衡感失調等症狀，平均兩週內會逐漸改善。但也有病人拖延三個月以上仍感不適，嚴重程度因人而異。

二、腦損傷

運動、視覺、聽覺、平衡、認知功能等障礙，如同腦中風，因部位及嚴重度不同，遺留各種後遺症。

三、顱神經損傷

顱神經均經過特定孔洞鑽出顱骨，職顱顏部各種感覺運動功能，可在遭受外力時受到拉扯甚至直接斷裂，導致暫時或永久性顱神經麻痺及功能障礙。

四、慢性硬腦膜下出血

發生率約5～6%，好發於老年人或腦萎縮的病患。
通常在受傷後4～6週出現症狀，每個病人臨床表現不盡相同。

五、癲癇

受傷的腦組織可能引起異常放電，造成肌肉痙攣或特殊神經功能障礙。
牽涉腦部範圍較大時也可使病患昏迷。

六、水腦

顱內出血或腦損傷後，腦脊髓液的循環可能受阻形成水腦，造成腦壓上升及功能障礙，可發生在急性期或慢性期。

診斷

- CT、MRI
  有助於診斷、治療。
  瞭解創傷造成的病理損傷。

案例4

硬腦膜外出血（Epidural hemorrhage, EDH）術後中醫治療

病例為33歲的女性。家屬主訴：2013/10/16早上夫妻出門上班。中途病例先進早餐店買早餐，先生隨後進入，發現病例倒在地上，約5分鐘後清醒，病例意識改變，出現神昏嗜睡，家屬以為病例受到驚嚇，故而返家休息；但病例意識轉差，送台北馬偕醫院急診。當日下午4：56轉送台北新光醫院，當時昏迷指數為E2V3M5，雙眼瞳孔3＋/3+，右耳後Battle's sign（＋），CT顯示：後顱窩骨折（Posterior Fossa Fracture）合併硬腦膜外出血。隨即接受手術。術後，病例因前額頭痛，無法入睡，2013/10/19尋求中醫治療。

中醫治療摘要		
2013/10/19	硬腦膜外出血，開顱手術後第三天。 前額頭痛、無法入睡，約二日。 脈數、苔白乾、二日未排便。 疲勞倦怠乏力。	乳沒四物湯合大柴胡湯加方。
2013/12/23	嗅覺異常。聞到鐵銹味約二週，繼而不聞香臭。 情緒不穩定。 疲勞倦怠乏力。	育生補陽還五湯、甘麥大棗湯合方加方。 麻黃、白芷……
2014/03/13	難入睡。 不整脈。脈沉弱。 疲勞倦怠乏力。	育生補陽還五湯、健瓴湯合方加方。 干姜、製附子、玉桂子人參、田七、制大黃。

影像學摘要

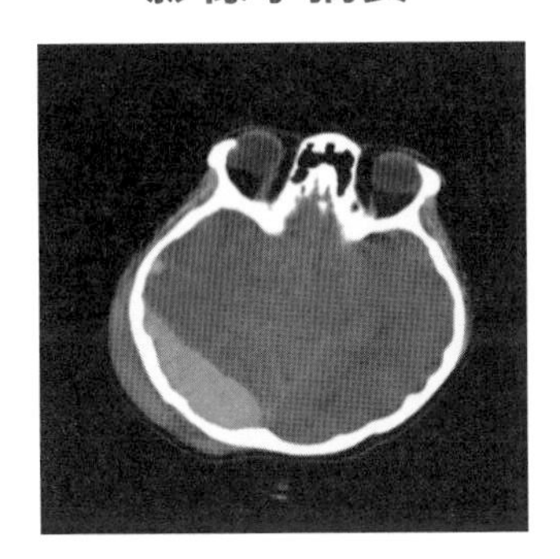

討論

硬腦膜上出血（Epidural Hemorrhage,EDH）

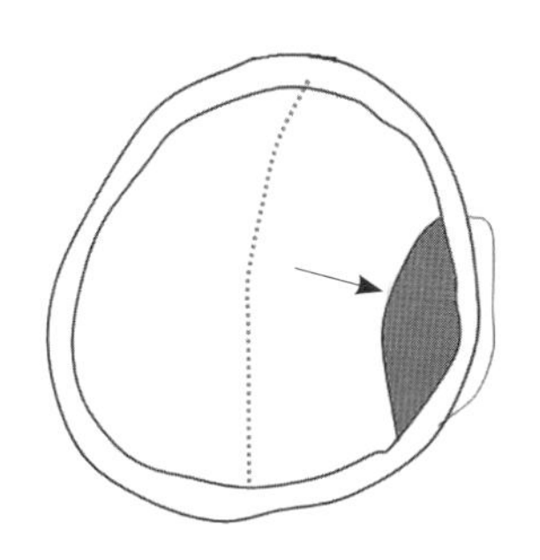

病人左邊的顳葉，有明顯的
紡錘狀血塊形成即硬膜上出血
（圖片來源：中國醫藥大學 醫學影像學習）

硬腦膜外腔是一個潛在腔。硬腦膜緊緊地貼於頭顱骨的內表面，並和骨膜融合。行進於硬腦膜的血管，最重要的是中腦膜動脈，當顱骨骨折時，很容易受到傷害。一旦血管破裂，在動脈壓下的血液聚積，血腫可以快速膨大，壓迫腦的表面，是一神經外科急症。需要即刻予以洩流減壓。

常見於車禍，跌落，頭部撞擊。

在頭部外傷的病患中，1%～4%的病患有硬腦膜上出血。

病患平均年齡是20～30歲，50～60歲較少見。

頭部撞擊後，顱底骨骨折引起硬腦膜上出血。

頭部撞擊後，造成顱底骨骨折引起動脈破裂，最常見的是中腦膜動脈（middle meningeal artery），中腦膜動脈是硬腦膜的主要供血動脈。病例應是頭部受到撞擊後顳骨岩部骨折，血夜流向耳背處的肌肉組織，在乳突附近出現皮下瘀血，呈現貝特氏徵（ Battle's sign ）。嚴重時會有腦脊髓液或血液從耳道流出。

顱底骨折（Basal skull fracture）（續）

岩骨骨折（PETROUS FRACTURE）
外聽道流血，或是流出CSF。

血液或CDF從撕裂的鼓膜（tympanic membrane）流出來，
必須要與外耳道撕裂傷區別。

Battle's徵象（Battle's sign）：
乳突瘀青，在24-48小時
後才會出現。

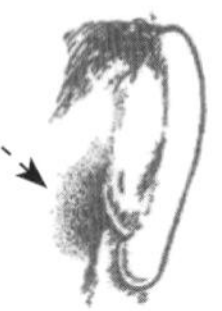

（圖片來源：圖解神經醫學及神經外科學Lindsay/Bone/Callander 5/e.P.221）

意識狀態的改變是決定治療選擇的指標。

病例被發現倒在地上，約五分鐘。意識恢復後，主訴頭昏想睡，繼而出現嗜睡，意識轉差。當日下午4：56送台北新×醫院急診。當時GCS E2V3M5，雙眼瞳孔反應3＋/3+。

清明期（lucid interval）

硬腦膜外出血是動脈出血，因此，出血後進展變化很快。受傷後可能開始是意識清楚，但隨即意識轉壞，神經功能迅速惡化、木僵、昏迷，出血病灶同側瞳孔擴大，對光反應遲鈍，出現同側或對側的半側輕癱，這種現象謂之清明期（lucid interval）。當出現這種臨床表徵時，表示血腫壓迫腦組織，應立即手術取出血腫減壓，則神經功能得以恢復。

意識狀態之判定

以昏迷指數（Glasgow Coma Scale，GCS）較可明確地判斷意識狀態。

昏迷指數（Glasgow Coma Scale，GCS）表

睜眼狀態		運動反應		言語能力	
自動睜眼	4	照命令動作	6	正確應對	5
聲音刺激睜眼	3	有目的動作	5	答案不確實	4
疼動刺激睜眼	2	退縮動作	4	答非所問（不對題）	3
不睜眼	1	屈曲動作	3	僅能發出聲音	2
		伸僵動作	2	不能言語	1
		無動作	1		

（Teasdale & Jennett in格拉斯哥 Glasgow, 1977）

瞳孔反應

病例瞳孔反應為3+/3+。

頭部外傷常會造成永久性的視力障礙。

瞳孔光反射，主要是檢查第二對顱神經（視神經）和第三對顱神經（動眼神經）。

測試第三對顱神經（動眼神經）的另一重點，在確認顱內有無擴張的病灶，出現佔位性效應。

大腦顳葉疝脫會直接壓迫動眼神經，造成同側瞳孔放大，對光反應遲鈍，出現同側或對側的半側輕癱。

這是很重要的定位病徵，在臨床上具有重大的意義。

CT特徵

可見紡錘狀（fusiform）的白色血塊。

且可能有相對應的頭皮血腫。

紡錘狀的白色血塊中參雜著灰色的區域。

代表此病灶仍在出血，稱為swirl sign（漩渦現象）。

預後評估死亡率

成人　約10%

孩童　約5%

治療

手術

以顱骨切開及血塊的抽吸為主。

保守性治療

影像學的追蹤。

生命徵象及神經學症狀的監控。

約有80%的病患在保守治療及密切觀察下可自行痊癒。

中醫治療

乳沒四物湯合大柴苓湯加方

病例手術後，前額頭痛、無法入睡，脈數，苔白乾、二日未排便。

應思考手術後瘀熱、腑實、內閉，治療方劑為乳沒四物湯、大柴胡湯合方加朮、苓、瀉、大黃……

服藥後，症狀緩解。

嗅覺異常

病例神經功能穩定，但嗅覺異常，始為聞到鐵銹味，繼而不聞香臭。

頭部創傷後，約5～10% 的病患會表現嗅覺喪失或低下。

嗅覺異常包括嗅覺喪失（anosmia）、嗅覺減退（hyposmia）、嗅覺過度敏銳（hyperosmia）及嗅覺障礙（dysosmia），而以前兩者較為常見。

嗅覺異常是主觀感覺，目前仍少有客觀而準確的測量方式，能將嗅覺功能異常做定量或定性分析。

造成嗅覺異常的原因有很多，包括鼻過敏、鼻部良性或惡性腫瘤、鼻腔結構異常等引起之鼻部阻塞，或上呼吸道感染後、頭部創傷、老化、內分泌功能障礙及先天性異常等，都有可能以嗅覺改變來表現。

嗅神經負責傳導嗅覺刺激。

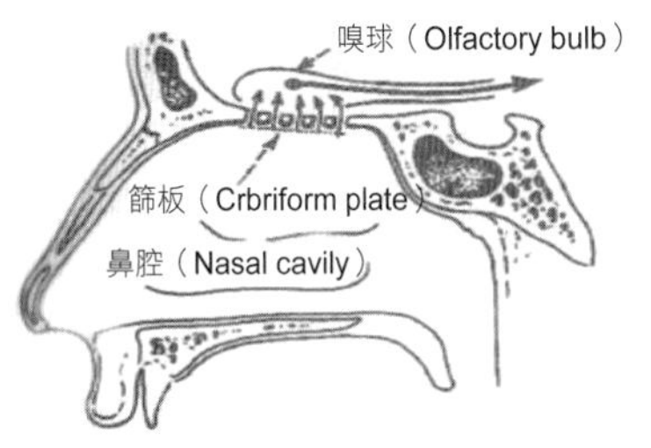

這些軸突在經由嗅覺路徑傳向顳葉的**梨狀區**（piriform area）以及**扁桃體核**（amygdaloid nucleus）時有部分會交叉。

在鼻黏膜中，有一些嗅覺接受器，一些細小神經自這些接受器出發後，便穿過篩骨的篩板（cribriform plate）。這些纖維到達嗅球（Olfactory bulb）之後， 便與嗅覺路徑（Olfactory tract）的神經元有突觸相連。

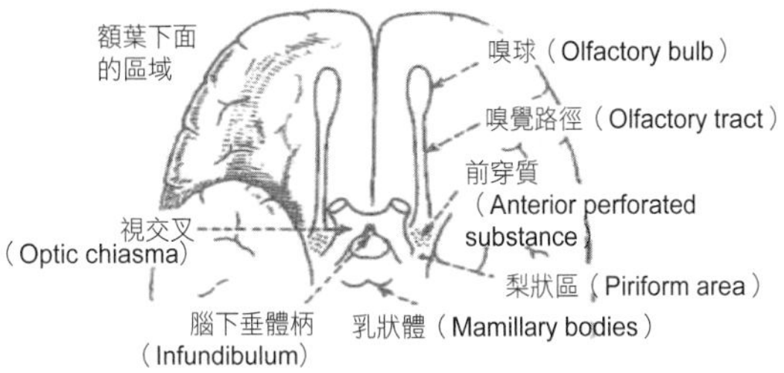

（圖片來源：圖解神經醫學及神經外科學Lindsay/Bone/Callander 5/e.P.141）

嗅覺中樞位於顳葉，嗅覺受器位於鼻黏膜的特定區域。嗅覺受器神經元的的終端穿過篩版，進入嗅球（olfactory bulb），再經由嗅神經傳入大腦皮質。

頭部創傷後出現嗅覺異常，應是第一對腦神經（嗅神經）位於篩版的神經終端，在頭部創傷時撕裂，或是顱內壓升高，導致嗅神經受損，而導致嗅覺喪失。

目前對於此種頭部創傷後之嗅覺喪失，尚無特殊治療方式。

病例頭部創傷後出現嗅覺異常，中醫治療方劑為育生補陽還五湯，麻黃、白芷……，隨證（症）化裁。病例規律服藥六個月，嗅覺恢復正常。

情緒不穩定

臨床發現：腦損傷越嚴重，部位越廣泛，越容易引起精神症狀。

環境因素、個人體質以及損傷前後和損傷期間的心理狀態等相關因素也有一定關係。

其發生機制可能是腦血液循環性障礙；腦細胞紊亂致神經傳導異常；中樞神經細胞膜異常放電，致神經組織興奮性改變；神經元受損引發意識障礙；腦幹網狀結構受損等。

同時，病人對腦損傷的預後，可能是引起心因性障礙的主要原因。

本病例面對突然發生的腦損傷，及可能伴發的腦功能異常，缺乏心理準備，變得焦慮、激動和茫然失措，憂鬱和情緒不穩，常表現心神不寧和膽怯，甚至突然流淚，通常患者也說不出焦慮和憂鬱的原因。

本病例已懷孕十一週，被告知因病情緊急須做電腦斷層，但放射線對胎兒有潛在傷害，故於2013/10/30行人工流產。術後病例情緒極端不穩定，睡眠障礙，情緒低落，悲傷落淚。

中醫治療方劑為育生補陽還五湯、天麻半夏白朮湯、甘麥大棗湯、健瓴湯加紅棗、桂圓……，隨證（症）化裁。病例規律服藥，情緒逐漸平靜，睡眠、食慾漸改善。並於2015/9/19自然產一健康女兒。

結語

硬腦膜外出血開顱手術後，治療過程中，中醫治療方劑包括：乳沒四物湯、大柴胡湯、甘麥大棗湯、健瓴湯、育生補陽還五湯，隨證(症)化裁，病情獲得穩定改善。

～參考書目～

（1） 基礎神經學第二版　吳進安編著　合記圖書出版社　2004/7/10

（2） Robbins病理學－疾病的基礎　總編輯曾崁元　合記圖書出版社　2005/1/10 P.1305

（3） 哈里遜內科學第十五版　吳德朗校訂（長庚醫學院院長）麥格羅希爾出版社醫學出版部　合記圖書出版社總代理　2006/2　P.3030-3037.

（4） 圖解神經醫學及神經外科學　Lindsay/Bone/Callander 5/e　合記圖書出版社 2012/11.P.239-240

（5） 神經外科學　高明見編修　賴宏賢編譯　合記圖書出版社　1987

（6） 華盛頓外科學手冊3/e　于大雄編譯　台灣，台北　合記書局　2005. P.449-450

CASE

5

硬腦膜下血腫

中西醫合療硬腦膜下血腫
病例報告

摘要

目的：

觀察中醫補氣活血化瘀法治療硬腦膜下血腫的療效。

材料與方法：

以53歲男性病例因交通事故，頭部外傷導致左側硬腦膜下血腫，右側額葉挫傷出血，併左側硬腦膜下慢性血腫（台北新光醫院診斷）為觀察對象。病人神識清楚，未出現任何神經精神症，治以乳沒四物湯加減方，活血化瘀、涼血通便。意識轉差，血腫擴大致顱內壓增高，腦損傷反應出現，則治以大柴胡湯加減方，通腑瀉下、降低顱內壓、腦水腫。若已經西醫治療但血腫仍存在，則治以補陽還五湯與半夏天麻白朮散合方加減，補氣活血化瘀、通經活絡、淡滲利濕，促進血腫吸收。

結果：

服藥十天後行走較穩定，不需人扶，言語清楚。
服藥十七天，自覺能使力。
服藥一百劑，目視黑點完全消失，自覺完全恢復可以開始工作。

結論：

頭部外傷致慢性硬腦膜下血腫，及時以補氣活血化瘀、淡滲利濕法治療，促進血腫吸收、提高神經細胞的活力，對抗缺血性傷害得到很好的療效。具有進一步探討的價值。又，病人能完全恢復，急性期的適當處理也是很重要的關鍵。

關鍵字:硬腦膜下血腫，中醫，補氣，活血，化瘀。

案例5

硬腦膜下血腫（Subdural Hematoma）中醫治療

病例為53歲的男性。2003/3/13因交通事故，頭部外傷導致左側硬腦膜下血腫、右側額葉挫傷出血合併左側硬腦膜下慢性血腫（台北新光醫院診斷）。病例一度失去意識數分鐘，被送到台北新光醫院急診，診為腦震盪（Brain concussion），當日返家觀察。2003/3/16意識轉差，當日急診住院於台北新光醫院神經外科加護病房。2003/3/19轉一般病房約住院三週，院方告知恐血腫擴大，病情惡化（診斷書記載），需作腦部鑽孔引流硬腦膜下血腫，但病人及家屬未接受，於2003/4/7自動出院。出院診斷為左側硬腦膜下血腫，右側額葉大腦挫傷出血，合併左側硬腦膜下慢性血腫。

2003/4/8病例由家人攙扶來本診所就診。當時檢查有步態不穩、面部表情淡漠、呆滯、對周圍反應遲鈍。主訴全身無力、眩暈、視力模糊、嗜睡。

影像學摘要

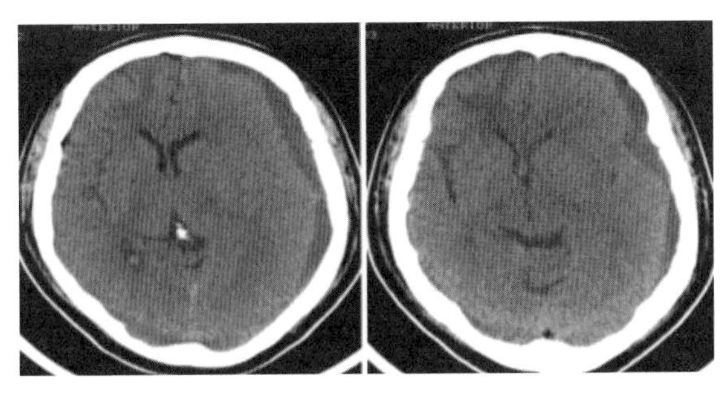

中醫治療摘要		
2003/4/8	頭痛、眩暈、視力模糊、全身無力、嗜睡。步態不穩，面部表情淡漠，對周圍反應遲緩。語言不清晰，但可了解。腹脹咳嗽，痰黃。二便如常。	育生補陽還五湯、半夏天麻白朮散合方加減。 杏仁、黃芩、田七、酒大黃
2003/5/8 ↓ 2003/7/3	目視黑點轉淡，面部表情漸生動、步伐穩定。言語清晰，回答較快。漸能使力。握力增強。胃口好，二便正常。睡眠每日9～10小時。	維持原方。 北耆15、乾薑3、 製附子3、玉桂子5
2003/7/11	目視黑點減小。肩項背酸痛 頸部左右轉動正常。雙手上舉旋轉正常。握力進步。自行來診。	原方 加麻黃2、葛根5、人參2、田七2、川軍0.5
2003/7/17	右眼黑點已呈極小霧狀。 低頭時，雙手十指尖麻。	補陽還五湯 麻黃2、葛根5、桂枝5、 乾薑3、製附子3、黃芩3、 北耆20

（所有生藥飲片劑量：錢）

結果

治療前

1.診斷：左側硬腦膜下血腫，右側額葉大腦挫傷出血，併左側硬腦膜下慢性血腫。院方告知需行顱骨鑽孔引流血腫，病人及家屬未接受。

2.頭痛、眩暈、視力模糊、目視黑點、全身無力、嗜睡。步態不穩需家人攙扶面部表情淡漠，對周圍反應遲緩。

治療後

1.十五天

步伐較穩定，已不需人攙扶，雙手握力增加。語言清晰、反應較快， 臉部表情漸生動，目視黑點轉淡。

2.一百天

所有症狀恢復正常。因血壓不穩定再服藥兩個月，家人堅持再休養二個月才恢復上班。

分析討論

硬腦膜下出血（Subdural Hemorrhage）

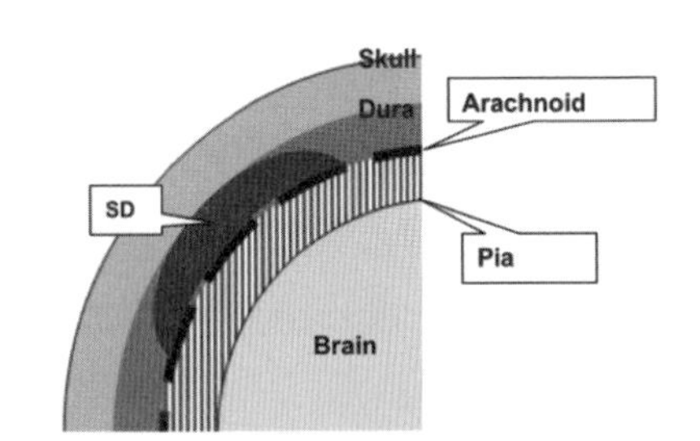

（圖片來源：中國醫藥大學 醫學影像學習園地）

- 發生於20%～40%的嚴重頭部外傷患者，是最常見的頭部創傷。
- Subdural hemtoma位在硬腦膜和蜘蛛網膜之間。
  腦挫裂傷導致橋連靜脈破裂，是出血的主要來源。
  額顳區（ Frontotemporal area ）常為多發生。

臨床表現

一、顱內壓增高

頭痛、嘔吐加劇、躁動不安及意識障礙惡化，至腦疝形成時即轉入昏迷。

二、局部性症狀

因腦挫裂傷影響某些腦功能區造成相對應的症狀，如偏癱、失語、癲癇等；若是在觀察過程中有新症狀出現，應考慮延遲性出血（delay hemorrhage）的可能。

診斷

Head CT

最常使用於急性頭部外傷患者的影像檢查方式。

MRI

Angiography

當患者沒有明顯的trauma history或外傷來源時

應考慮採用Angiography

評估spontaneous subdural hematoma

是否有underlying vascular lesion

治療

取決於血腫大小與發展速度。

小血腫可以在監控下由身體自行吸收，或鑽孔引流，將血腫吸出。

大型或有症狀的subdural hematoma則多以手術取出血腫。

術後併發症包括顱內壓上升、腦水腫、出血、感染及癲癇。

重點整理

慢性硬腦膜下血腫主要好發於嬰兒及老年人，創傷是主要的原因。

硬腦膜下血腫約50%是由於嚴重的頭部外傷造成的也可能發生於輕微的碰撞或跌倒。

主要的前置因子（predisposing factors）

大腦萎縮（Cerebral atrophy）

CSF壓力偏低
酒精濫用（Alcoholism）
凝血異常（Coagulation disorder ）

單純性的硬腦膜下出血，不會合併鄰近之大腦皮質挫傷或撕裂傷
（Cortical contusions and lacerations）。
最常見的血腫位置在頂區（Parietal）。
通常病變為單側性。
10%的病例為雙側性。

硬腦膜下血腫，出血主要來自橋連靜脈，因此血塊的瘀積及擴大較緩慢。
碰撞後腦表面（Cortical surface）的橋連靜脈（Bridging vein）於注入靜脈竇（sinus）處斷裂出血。
出血會自然停止，外圍包裹著一層纖維性膜，微血管增生；由於滲透壓的不一，若吸收少而滲漏多，血腫可能擴大，原因可能是血腫內多次再出血所致。
血腫會被身體吸收，但需時甚久，被壓迫的腦細胞將因壓迫時間太長而導致缺血性永久傷害，神經功能無法恢復。

慢性硬腦膜下血腫臨床症狀依其損傷部位而定。
其臨床症狀的表現為非定位性、非單一性，多樣化而被喻為最偉大的模仿者。
臨床表現主為顱內壓升高的症狀與表徵，以頭痛、思惟緩慢、意識混亂、人格改變、癲癇發作或輕癱為主要表現。
可能表現眩暈、視力模糊、精神混亂、日常行為失常、心智日漸低落……經過一段時間之後，可出現緩慢進行性神經系統惡化。

CT特徵
呈現新月形（Crescent-shaped）的高密度血液環，從前往後沿著顱骨的內表面延伸。

硬腦膜下血腫可分急性、亞急性和慢性三種，有助於預後的評估。

急性：外傷後三天之內即產生症狀，死亡率為50～70%。

亞急性：三天至三星期內。死亡率為25～35%。

慢性：超過三週以上始出現症狀。死亡率為10%。

但年紀大或就醫時神經功能不佳者也可使死亡率升高。

由此分類，本病例應屬亞急性期的硬腦膜下血腫。

處理頭部外傷的目標：儘量減少由繼發性併發症帶來的損傷。

臨床治療以鑽孔引流或手術移除血腫為主。

避免血腫壓迫腦組織，使血液循環下降，造成缺血性傷害。

病例主要症狀為意識改變、眩暈、嗜睡、步態不穩、全身無力、面部表情淡漠、混沌、對周圍反應遲鈍、目視黑點。

意識的改變是決定治療方式的最重要指標。

頭部外傷後，腦水腫在36至48小時達到高峰。病例受傷後第三天意識變差；此意味著血腫壓迫腦組織。

步態不穩、全身無力。

病例手足活動正常但無力，因使不出力，而走路不穩，為顱內壓升高，使得神經傳導障礙所致。

應與下列損傷所致鑑別診斷：

頸椎損傷之全身無力者，意識清楚，視覺無光暈現象。

若視覺出現光暈、意識變差、動作不靈活，為全腦性傷害引起高顱內壓，造成神經傳導障礙。

若是運動中樞損傷、肢體無力，常呈一側性。

目視黑點。

枕葉為視覺中樞。案例受傷後主訴目視黑點，應是顱內壓升高，導致視神經受損。

服藥後細胞漸得修復，黑點漸呈模糊而於服藥一百天後，黑點完全消失，恢復正常。

中醫治療

頭部外傷時，沒有任何方法可以改變其所造成的傷害。處理頭部外傷的目標，在於儘量減少繼發性併發症帶來的損害。腦內出血水腫、血腫壓迫造成顱內壓的上升，可形成佔位性效應的腦組織傷害，是影響病情及預後的主要因素。

硬腦膜下血腫為靜脈出血，屬「離經之血為血瘀」，活血化瘀為重要治療法則。

活血化瘀療法能活血止血，阻斷或降低血腫佔位效應和繼發性損傷，同時祛瘀生新；使因缺血缺氧引發的細胞損傷、血管損傷得到修復。

育生補陽還五湯：益氣活血、逐瘀通絡。

慢性硬腦膜下血腫，就是血腫已經機化，表面為纖維組織包裹，緊緊附著在硬腦膜的內表面。在肉芽組織成熟後，病灶最後可回縮。演變至此癒合階段的病灶，稱為慢性硬腦膜下血腫。基於此形態學上的特徵，根據中醫理論：氣行則血行，活血能化瘀的原則，治療方劑為育生補陽還五湯加方。育生補陽還五湯作用為益氣、逐瘀，活血、通絡。易地龍加銀杏葉、桂子、乾薑、製附子，溫經通絡，強化活血祛瘀，大黃活血祛瘀，引血下行又能通腑瀉下；田七祛瘀、止血、消腫；更佐以淡滲利濕，促進機化血腫吸收，降低血腫周圍腦組織佔位性效應的威脅。

半夏白朮天麻散，燥濕化痰、平肝熄風。

病例病情逐漸穩定，但慢性血腫造成腦細胞損傷仍存在。病例神識昏蒙、言語不清、動作遲緩、對周圍情況反應冷淡，此屬中醫痰迷心竅，化痰自然開竅。

半夏白朮天麻散，燥濕、化痰、平肝、熄風，主治風痰上擾、眩暈頭痛、胸悶嘔噁、舌苔白膩、脈弦滑，是傳統治療痰濁眩暈的代表方。半夏白朮天麻散加方，息風燥濕化痰，實則改善心、腦血流；加桂枝可溫經通脈。

半夏天麻白朮散、補陽還五湯合方加方，益氣、活血、化痰、祛瘀、溫經、通絡，促進血腫吸收，減少繼發性損傷，促進細胞修復。

二方合用促進血腫溶解吸收，改善腦水腫，降低顱內壓，提高神經細胞的存活力，對抗缺血性傷害。病情得到完全改善復原。

結論

中醫治療頭部外傷致慢性硬腦膜下血腫，即時以益氣活血化瘀、淡滲利濕法治療，促進血腫吸收，減少繼發性損傷，更具提高神經細胞的存活力，對抗缺血性傷害。

～參考書目～

（1）基礎神經學第二版　吳進安編著　合記圖書出版社　2004/7/10

（2）Robbins病理學－疾病的基礎　總編輯曾嶔元　合記圖書出版社　2005/1/10 P.1305

（3）哈里遜內科學第十五版　吳德朗校訂（長庚醫學院院長）麥格羅希爾出版社醫學出版部　合記圖書出版社總代理　2006/2　P.3030-3037.

（4）圖解神經醫學及神經外科學　Lindsay/Bone/Callander 5/e　合記圖書出版社 2012/11.P.239-240

（5）神經外科學　高明見編修　賴宏賢編譯　合記圖書出版社　1987

（6）華盛頓外科學手冊3/e　于大雄編譯　台灣，台北　合記書局　2005. P.449-450

Joined Treatment of Chinese and Western Medicine for Subdural Hematoma（SDH）：A Case Report（Summary）

Intention：

To scrutinize the effect of replenishing energy, improving blood circulation and breaking down stagnation of Chinese medical therapeutics on subdural hematoma（SDH）.

The case and the remedy（Method and Material）：

The patient to be observed is a 53 year-old male with a head injury caused by traffic accident. After diagnosing (by Shin-Gwang hospital), he appeared to have a left subdural hematoma, right frontal lobe bleeding and chronic left-subdural hematoma. The hematoma remains after western medical therapy, treated with both the combination of Bu-Yang Huan-Wu Decoction（補陽還五湯）and Banxiz-tianma-Baizhu Powder（半夏天麻白朮散）with different dosages to replenish energy, improve blood circulation, break down stagnation, facilitate all body channels and disinhibit dampness by bland percolation, so as to enhance absorbing the hematoma.

Result：

Pretreatment：The patient walked unsteadily, with only a state of apathy, sluggish, and bradyesthesia. The chief complains were general limb weakness, dizziness, headache, blurred vision and somnolence.

Post-treatment：After taking the prescription for ten days, the patient walked more stably, needed no escort and with clear verbal expression. Taking the prescription for seventeen days, he left more energetic, no longer powerless. After one hundred dosages, the black spots of his vision had vanished completely, he felt himself totally recovered and was able to resume working. The CT showed the hematoma was absorbed completely.

Conclusion：

The chronic left subdural hematoma caused by head injury was treated in time with the therapeutics of replenishing energy, improving blood circulation, breaking down stagnation and disinhibiting dampness by bland percolation, so as to enhance absorbing the hematoma and enliven the activity of nerve cells.

Key word：

SDH, blood stagnation, replenishing energy, improving blood circulation, breaking down stagnation

CASE

6

慢性傷口

案例6

慢性傷口

前言

隨著人口老化，受慢性傷口影響的病患也日益增多。造成傷口延遲癒合的原因，常是多重且全面性的。肢體癒合不良的慢性傷口容易造成感染、敗血症等併發症，嚴重時將導致截肢，甚至死亡。

若超過一合理時間仍未癒合者，稱為慢性傷口。外傷是導致殘廢和死亡最常見的原因。外傷後傷口的照護，以恢復正常的外觀和功能為目標。影響傷口癒合的因素，除了內在、或局部因素，和外在、或全身性因素外，與造成傷口的原因，位置和組織類型等相關。若能在這類傷口找出其癒合失敗的原因，並經良好的醫療照護，改善導致病患傷口癒合不良的內在與外在因素，將可再回復到較正常的癒合過程。

中醫的傷口照護分為內治法和外治法。內治法從整體觀念著手，進行辨證施治。外治法則視傷口狀態，使用藥粉、油膏外敷或藥物煎劑外洗，以期止血、消腫、祛腐、生肌收口；對於延長或癒合不良的慢性傷口，常能經由適宜的內外併治得到很好的復原。

傷口癒合概述

傷口癒合過程，分為炎症期、增生期及重塑期等三個階段，各階段並非獨立進行，過程常會重疊並相互影響。無論手術或外傷造成組織的完整性被破壞時，都會刺激連鎖反應，圖將受傷組織恢復到正常狀態。正常傷口癒合，會受損傷程度、組織類型及病人體內同時存在的疾病影響。傷口癒合的過程可分為早期、中期和晚期。

I.急性傷口生理學（Physiology of the acute wound）

A.早期傷口癒合 建立止血（受傷第一天）、啟動發炎（受傷後1～4天）

止血、發炎期

受傷導致血管破裂出血，斷裂的血管因血管壁的平滑肌立即收縮，並在數分鐘內啟動血液凝固步驟，形成纖維原（fibrin），纖維原與其相連之醣蛋白體連接素（vitronectin）和纖維連接素（fibronectin）形成早期傷口癒合之起始基質（matrix）。

當纖維原形成時，血小板被活化並聚集在纖維原晶格上形成血塊，此為達到止血所需。在聚集後，血小板會釋出各類細胞間素，如轉型生長因子（β-TGF）、血小板衍生生長因子（PDGF）及基本纖維細胞生長因子（bFGF）等，這些細胞間素在傷口癒合的後期極其重要。

發炎期（inflammatory phase）（傷後1～4天）

發炎期是身體對外傷的最初始反應。可在皮膚傷口週邊出現發炎的主要徵候：紅（redness）、腫（swelling）、熱（heat）、痛（pain），是組織對致炎因子及局部損傷所發生的防禦性為主的反應，是生物組織受到外傷、出血或病原感染等刺激，激發的生理反應。發炎性反應是先天免疫系統為移除有害刺激，或病原體及促進修復的保護措施，主要是微小循環改變。

止血已完成，白血球經由內皮細胞間隙移出血管內腔到血管外腔，並結合到臨時的傷口基質。在前24～48小時，多形核白血球（PMN）為傷口主要的發炎細胞。多形核白血球可吞噬細菌、異物及受傷的組織，他們也可釋出細胞間素，刺激纖維細胞及角質細胞（keratinocytes）。雖然多形核白血球對傷口癒合並非主要，但欠缺它們時卻會導致發炎期延長，因而延誤或限制了晚期的癒合。

發炎期進一步為單核球（monocytes）傷口的浸潤。單核球經由微血管移位到血管外腔。在細胞間素與纖維原的影響下，單核球分化為巨噬細胞（macrophages）。巨噬細胞可被多數細胞間素活化，包括乙型淋巴間素

（interleukin-2），它們的移動可由細胞外基質組成（包括膠原蛋白、彈性纖維、纖維連接素）、β-TGF及補體連結（cascade）組成等刺激而致。

吞噬細胞因其在協調癒合過程之主要角色，使其成為正常癒合之基本要素。它們可吞噬細菌、受損的組織、分泌酵素分解組織和細胞外基質，並釋放細胞間素，以激發發炎細胞與纖維細胞增生。它們為傷口48～72小時環境時的主要細胞，並可在傷口內持續數日之久。

發炎期在原發性密閉之傷口有一固定時間，約4天，但可不定期的延長，直到傷口經由次級或三級癒合（secondary or tertiary intention），直到完全上皮化（epithelialization）的終點。異物或細菌可將正常癒合改變成慢性癒合之一。持續性發炎會使癒合過程惡化並阻礙。

B.中期傷口癒合

過程包括間質細胞（mesenchymal cell）移位和增生，血管增生及表皮化。

受傷後第2～4天，趨化性（chemotactic）細胞間素（PDGF，β-TGF）會影響纖維細胞由受傷組織移位至傷口部位。細胞移位發生於細胞外基質，組成包括纖維素（fibrin）、纖維連結素及體連結素。細胞的移位是由基質促進，包括高濃度之玻尿酸（hyaluronic acid）及分泌溶解蛋白質之酵素，以清出通道。一旦出現在傷口中，纖維細胞在許多細胞間素的影響下，包括PDGF、β-TGF及類胰島素生長因子，開始增生。

血管增生（angiogenesis）

當傷口開始被間質細胞浸潤時，血管增生開始發生，以恢復傷口所破壞之血管結構。它是經由傷口某些因子刺激造成，包括高乳酸濃度、酸性pH值及低氧張力。細胞間素及血管生成因子，如α-TGF、β-TGF、血管內皮生長因子及FGF-2，也都在血管生長中居於一重要訊息角色。這些各類訊息可活化內皮細胞，由微血管內向外萌芽，以形成一血管網。經由周圍基質的修飾及管狀物形成，血管系統逐漸成熟，並形成較少數但較大之血管。

表皮化（epithelialization）

為中期傷口癒合之第三重要過程。它可將傷口與外在環境之屏障再次建立。傷口之表皮化，乃經由傷口邊緣之上皮細胞移動，及殘餘之上皮皮膚附件來完成。上皮細胞的移動及增生是經由上皮生長因子（EGF）刺激。在乾淨及開放性傷口之上皮細胞，以每天1mm之速度移動。原發性封閉的傷口，可在24～48小時內，達到完整連續性之上皮層。

C.晚期傷口癒合過程

成熟期/重塑期（Remodeling phase）

包括膠原蛋白及其他基質蛋白之沈澱與傷口攣縮。當出現到傷口處，纖維細胞的主要功能為合成蛋白質。纖維細胞可產生數種細胞外基質組成之蛋白質，包括膠原蛋白、纖維連結素及蛋白多醣體等。細胞間素β-TGF、PDGF、FGF和EGF在受傷3～5天後，開始會刺激纖維細胞之蛋白質合成活性。糖質類固醇可抑制纖維細胞之蛋白質合成。

膠原蛋白為纖維細胞分泌之主要蛋白。它可提供傷口力量及結構，並促進細胞移動。膠原蛋白加速合成約2～4週，大大的加強了傷口之張力。氧、維他命C、α-酮戊二酸（α-ketoglutarate）和鐵，為膠原蛋白纖維交叉連結過程中，重要的輔助因子，若欠缺這些因子，傷口癒合會很差。

傷口收縮（contraction）

傷口收縮為晚期傷口癒合的另一面。傷口攣縮為傷口體積縮小，而未增加任何傷口的組織組成。它牽連到傷口邊緣向傷口中央移動。傷口癒合被認為是經由肌纖維母細胞（myofibroblast）媒介，因它同時具纖維細胞與平滑肌細胞樣之功能，故被稱β。細胞間素β-TGF和PDGF可媒介收縮。它與攣縮(contracture）不同，後者為關節上過度的傷口收縮，而造成病理性及限制運動的結果。傷口收縮於受傷4～5天後開始，而且持續12～15天，若傷口仍開放時則會更久。局部丙種干擾素可抑制傷口收縮，而托板和局部包紮會延遲收縮過程。

瘢疤重塑（scar remodeling）

傷口癒合的最後階段為瘢疤重塑。它於外傷後約第21天開始。一旦瘢疤重塑開始，膠原蛋白合成速率下降，且傷口細胞數減少。在瘢疤重塑當中，膠原蛋白分解，並由較密集及組合之新膠原蛋白，沿著壓力線取代重整。當傷口成熟時，第三型膠原蛋白為第一型膠原蛋白所取代。在重塑期間，纖維之間的交叉連結數目也會增加。膠原蛋白交互連結數目之增加，直接與傷口增加的爆發力量相關。到了六個月，傷口已達到未受傷組織爆發力之80%。一個良好癒合的傷口，從未能完全達到未受傷組織之張力，此階段在第12～18個月達到，但它可能無限的延續。

傷口癒合中的生長因子

單核球化學趨性	PDGF，FGF，TGF-b
纖維母細胞移動	PDGF，EGF，FGF，TGF-b，TNF
纖維母細胞繁殖	PDGF，EGF，FGF，TNF
血管新生	VEGF，Ang，FGF
膠原合成	TGF-b，PDGF，TNF
膠原酶分泌	PDGF，FGF，EGF，TNF，TNF-b，inhibits

（資料來源：Robbins病理學：疾病的基礎 合記書局P.106）

II. 傷口癒合的時期（Timing of wound healing）

A.初級癒合（Primary intention）

為傷口直接將邊緣對合或放置移植物或皮瓣時稱之。假設傷口乾淨時，直接將邊緣對合，即可提供適當的治療。小於6小時的傷口，被認為仍在"黃金時段"（golden period），並較少有可能演變成慢性傷口癒合狀態。此時需要組織重整，才能達到目標。假如有足夠的組織灌注且無感染時，直接閉合的傷口會如前所述癒合。初級癒合也適用於手術房中，手術傷口在術後的關閉及其癒合。

B.次級癒合（Secondary intention）

或自行性癒合，發生於傷口保持開放並由表皮化及收縮方式而關閉。收縮為肌纖維細胞（演化之纖維細胞含有平滑肌細胞般之收縮特性）媒介之過程，可由減少傷口的周徑幫助傷口關閉。此法通常是用於處理已超過"黃金時段"（起初6小時）之傷口，或污染之感染傷口其細菌數超過10^5公克組織者。這類傷口的特點就是過長的癒合發炎及增生期，一直到傷口已完全表皮化或利用其他方法關閉者。

C.三級癒合（Tertiary intention）

或延遲性原發性閉合（delayed primary closure）。為對於嚴重污染而無法進行原位縫合者，但經4～5天開放觀察後，已呈乾淨且血管分佈良好時，又可將皮緣對合之有用選擇。在此期間，傷口表面原本較低動脈氧氣（PaO_2）者可升高，而且傷口本身發炎步驟造成細菌濃度減少，因此較之初級縫合安全，且比次級傷口癒合更快閉合。

慢性傷口癒合（Chronic Wound Healing）

慢性傷口定義

皮膚如果產生傷口，造成皮膚缺損，且超過四週以上未癒合，稱為慢性傷口。依據病理學的定義，能夠把上皮層緊密靠在一起使它快速長在一起，以保護下面的真皮層或更深層組織的生長，就算是急性傷口。若上皮層的缺損太大，無法靠近到足以保護下層組織，使得下面的細胞暴露在不良的環境而生長變慢，就成為慢性傷口。

I.慢性傷口生理學（Physiology of the chronic wound）

慢性傷口是指超過一合理時間仍未癒合者，它與傷口的原因、位置和組織類型相關。延長或不完全癒合，乃因急性傷口癒合正常過程被打斷的結果，導致不良之解剖與功能性結果。大多數慢性傷口緩慢或停滯於癒合之發炎或增生期，而且有明顯增加之基質變性蛋白質分解酶

（metalloprotines），他們可與傷口表面之各種細胞間素和生長因子結合或分解。常常在這類傷口可找出無法癒合之理由，並經由最好的醫療照護病人的問題來治療其原因後，可再回復到較正常的癒合過程。因此，在治療一位患有慢性傷口的病人時，包括須了解其延遲癒合的原因，並改善導致其傷口癒合不良的內在（傷口本身）與外在（全身性）之病患因素。

慢性傷口之分類

類型	病理生理
靜脈性潰瘍	靜脈迴流不足、靜脈瓣不全、血栓、靜脈曲張
動脈性潰瘍	動脈循環不足、大血管病變、栓子、動脈硬化
糖尿病潰瘍	神經病變、血管病變、高血糖危害
壓力性潰瘍	高剪力、神經病變、缺乏活動、高壓狀況

（資療來源：外傷傷口癒合與慢性傷口 張天長）

II. 影響傷口癒合的因素

A.內在或局部性因素（Intrinsic/local factors）為傷口內影響正常癒合之異常。

1. 缺血、低氧是傷口癒合不良的常見原因。

血管粥狀硬化或局部血管外傷（如外傷或血管炎），均會造成傷口的缺血及後續的低氧。低氧造成膠原蛋白之損傷，阻礙纖維細胞之移動，及增加傷口感染之感受性。正常傷口癒合所必要的是須給予分子氧，以提供水解反應及交叉連結膠原蛋白纖維。分子氧對宿主殺死病原的能力也很重要。鐮狀細胞貧血會導致血管阻塞，以及後續的缺氧和組織潰爛。

2. 傷口感染會延遲癒合。

當傷口組織培養的細菌數超過每克組織10^5菌落時，應懷疑發生感染。決定感染感受性之主要因素為細菌濃度、毒性與宿主抵抗力。宿主抵抗力會因糖尿病、惡性疾病、類固醇或其他免疫抑制治療而減弱。若令其持續發生，則感染會造成組織破壞增加，並改變細胞間素對傷口癒合的影響。感染的臨床徵象：熱、紅、腫及化膿（purulence）。

3. 異物及壞死組織之存在，會造成延遲性的傷口癒合。

此可藉由延長傷口癒合之發炎期而發生，直到潛在因素被排除。此類因素也會誘發傷口感染。當感染與異物或壞死組織同時存在傷口內時，在感染獲得控制之前，必須先以清創術將異物或壞死組織移除。血腫、漿液瘤、失去血管供應之骨頭及碎片，都是會增加傷口感染感受性之因素。

4. 慢性靜脈循環不良會造成下肢持續性靜脈高壓和慢性水腫。

這些因素會造成微血管周圍纖維化、組織缺氧及釋放過氧化物基（superoxide radicals），它們可以造成合併有慢性靜脈循環不良之下肢延遲性傷口癒合。

5. 傷口接受游離性輻射，會造成不正常的傷口癒合。

表現紅、腫與色素沉著，但因組織缺氧、萎縮及纖維化之影響，會使曝露過放射線之傷口進入慢性之過程。

6. 急性腫脹（edema-acute swelling）。

尤其是在關節附近會造成皮膚破損及整層皮膚剝落。慢性腫脹常會造成纖維脂肪組織沈澱於皮下，會導致疣狀變化，有時變成不規則裂縫及皺褶（crease），如此之皮膚易於破損並造成感染。感染又進一步導致淋巴管阻塞病演變成慢性惡化。

7. 慢性傷口的微環境與急性傷口者不同。

研究發現在癒合力損傷之傷口內，某些內源性生長因子會減少。其他研究也發現細胞外基質合成及分解不平衡，為慢性傷口建立及維持之基石。這種情形發生，可經由細胞外基質蛋白合成不夠、分解酶增加、分解酶之調節降低、或所有因素之結合。

B.外在或全身性因素

1.營養不良

可經由維生素和礦物質缺乏之間接和直接作用，而改變正常癒合。例如壞血病（scurvy）病人，這些病人會產生不足的羥化膠原蛋白，明顯的使傷口癒合變弱。

2.代謝狀態可改變傷口癒合

糖尿病病人胰島素缺乏（及其尚未明瞭對癒合組織之養份作用）、高血糖（負面影響發炎細胞之移動及吞噬功能及纖維細胞、內皮細胞之增生）、神經病變以及血管疾病，每一樣都會造成癒合不良。

3.類固醇和抗癌藥物

會明顯降低癒合的速度及品質。類固醇的真正機轉尚不了解，抗癌藥物經由減少間質細胞增生及誘發白血球減少狀態，因而減少了可提供傷口癒合之發炎細胞而造成改變傷口之癒合。因愛滋病（AIDS）或其他疾病所導致之免疫抑制，也會影響傷口癒合之不同期別。

4.抽菸

會因造成皮膚血管收縮、降低血色素攜氧能力及血管粥狀硬化，而延遲了傷口癒合。

5.膠原蛋白血管性疾病

疾病常和膠原蛋白及血管的異常有關。本質上也是自體免疫問題。常併發血管性成分，在癒合開始，需先予以控制。治療膠原蛋白血管性疾病的藥物，會影響細胞移動及膠原蛋白沈澱。

6.消毒劑

如chlorhexidine gluconate（Hibiclens）或化學物品或優碘poridone iodine，可因影響細胞移動而損害傷口癒合。

7.重複外傷

因撕裂或壓力常會導致無法癒合。

8. 肝、腎疾病

9.造血異常

需針對潛在異常，予以治療，才能達成有意義的癒合。如鐮狀細胞疾病因其踝傷口之好發率，與白血球分解（leukoclastic）和肉芽腫性過程，再加上蕈樣真菌病（mycoses fungoides），都會加諸傷口癒合不良。

治療

補充足夠的營養，促進傷口癒合。
矯正影響傷口癒合的內、外因素。
有效的局部傷口護理：積極清創，傷口引流。
抗生素治療
其他——
負壓傷口療法
高壓氧傷口治療
局部生長因子的使用
外科手術傷口治療

【中醫學】

影響傷口癒合的病因、病機

病因

內因
七情
年齡
正氣盛衰

外因
外力：跌撲、撞擊、刀刃、壓軋、燒燙傷、蟲獸傷等。
外感：邪毒感染。

不內外因
飲食不節，起居無度。

病機

局部性　為傷口內影響正常癒合之異常。

氣血凝滯

創傷後破損之處，脈絡損傷，血溢脈外，惡血留內成瘀，血行阻滯不通，瘀積不散。輕者局部紅、腫、熱、痛、瘀紫。

經絡阻塞

經絡分佈全身，內屬臟腑，外連溝通上下內外，是氣血運行的通道。局部脈絡損傷繼而阻塞，泣血凝滯產生外症。若血瘀內停、氣機被阻、氣血壅滯，日久則皮毛枯槁、肌膚麻木不仁、萎軟無力，重者發生組織變性、壞死、潰不收口。

外傷後傷口的癒合不良，主要病機是氣血壅滯、經絡阻塞不通。

全身性

邪正盛衰

邪正相爭是所有疾病發展的過程中，自始至終存在的基本矛盾。邪正盛衰，既決定疾病的發展，同時影響病症的虛實變化。

邪正相持，是疾病發展的過程中，由急性轉為慢性的一個階段；正盛邪衰，則病退而向癒；邪盛正衰，則病進而惡化。

陰陽失調

臟腑失調

治療

傷口的照護，有兩個重要的階段，祛腐才能生新。如果未先將壞死組織移除（清創），提供再好的環境，傷口也不容易癒合。因此判斷傷口內組織，是非常重要的。中醫外科治療傷口以辨證論治為依歸。除了四診八綱外，並由局部辨證辨症，得知病情輕重順逆。八綱中首重陰陽，明辨陰陽即知表裡、寒熱、虛實。陰者屬臟，重而難治；陽者屬腑，病輕易治。

一、辨症

陽症：傷口色紅、捫之熱、腫痛，時間短，病患神清氣朗。

陰症：傷口色黯、無熱、其外觀平塌無痛或微痛，時間較久，神色痿憊。

二、辨經

傷口雖於體表，但關係臟腑經絡，按傷口之部位，分經論治，配合脈象，收事半功倍之效。傷口位於多血少氣之經及多氣多血之經，易癒。傷口位於多氣少血之經者，難治。

多氣少血：手少陽三焦經、手少陰心經、手太陰肺經、足少陽膽經、足少陰腎經、足太陰脾經。

多血少氣：手厥陰心包絡、手太陽小腸經、足太陽膀胱經、足厥陰肝經。

多氣多血：手陽明大腸經、足陽明胃經。

三、辨腫

傷口及周圍組織氣血壅滯，瘀積不散，腫態不一。

漫腫：屬虛。

高腫：屬實。

火腫：局部色紅皮光，焮熱堅硬。

寒腫：腫而不硬，皮色暗青。

溫腫：皮肉重墜而固定。

痰腫：柔軟如綿，或其應如饅，不紅不熱，皮色如常。

瘀血作腫：微紅或青紫，瘀血久滯於經絡，則腫而不硬，色紅無熱。

鬱種：堅硬如石。

風腫：皮膚拘皺，腫勢宣浮而無塊核，微覺熱痛。

四、辨痛

輕痛者：肌肉皮膚痛。

重痛者：痛澈筋骨。

熱痛：皮色焮赤，遇冷則舒。

膿痛者：憎寒狀熱，陣陣而作，如針刺，似刀割，按而復起。

瘀血凝結作痛者：初起隱隱作痛，微熱微脹，色紫。

風痛者：走注作痛。

氣痛者：刺痛難忍，痛無定處。

治痛之法：總以疏通為原則

因寒而痛—以溫熱散之。

因溫腫而痛—以疏導散之。

因虛而痛—補之。

因實而痛—瀉之。

因塞而痛—通之。

因泄而痛—溫之。

因勞而痛—逸之。

因膿脹而痛—開之。

因燥攣痛者—滋而潤之。

五、辨癢：癢屬風，又曰諸癢屬虛。

凡初起，皮膚作癢者，為風熱相搏，非善之癢。

微癢無妨，癢甚者，傷口週邊皮膚遍起，形如米粟，搔則滲液稀如水者，脾虛。

將斂作癢者，緣由傷口氣血壅滯受阻，及至將斂，氣血漸充，助養新肉，塞而後通之癢，是傷口即將癒合之徵。

六、辨膿：膿為氣血所化。

稠黃膿：氣實

稀白膿：氣虛

膿如粉如漿如污水者，稱敗漿，癒合難。

汗出後，膿穢者可癒。若穢出而身猶熱者，癒合難。

七、審脈

慢性傷口，脈見不足為常，反見有餘脈，為火毒甚而元氣滯。

細察其脈，辨其陰陽虛實，決定宜溫宜熱，或補或泄或托。

八、善惡與順逆：論形、察色及其他症狀。

善：傷口小而淺，組織肉色紅活，似見新肉，膿色黃稠，時間較短；動息安寧，飲食知味；二便自調，面色光亮；神氣精明，語言清朗；膿淨腫消，色鮮不臭；身體和平，起居如常。

惡：傷口大而深，組織色淡、紫黑或色如隔宿豬肝，滲出液色黯穢或清如稀水，時間久長，起居失常。

內治

養陰、清熱，調補氣血

傷口滲出液多，氣血虛耗，致骨蒸潮熱、日晡發熱、盜汗、脈細、食少。

治療方劑 知柏地黃丸、小柴胡湯、地骨皮飲、生脈飲……

加青蒿、知母、地骨皮、麥冬、玉竹、人參、黃耆。

活血、袪瘀，補氣、養血

傷口新肉不生、腐潰不去、氣血俱虛。

治療方劑 聖愈湯、八珍湯、十全大補湯……

加人參、田七

益氣、補血，升陽、舉陷

脾胃虛弱、胃口不佳、飲食減少、傷口塌陷。

治療方劑 補中益氣湯、歸脾湯……

加麥芽、山楂、內金

溫經散寒、養血通脈

汗出、肢冷、傷口不癒合、滲出液清、面白色黃。

治療方劑 歸耆建中湯、當歸四逆湯、四逆湯加味。

外治

促進消腫、袪腐生新、生肌收口。

藥粉

將不同藥物依方調配研成粉末，直接敷於傷口。如青珠散。

油膏

將藥物製成油膏狀使用。如紫雲膏。

外洗

將藥物煎成藥水，沖洗病變部位。

外敷

藥物搗爛，敷於病變或其周圍部位。

案例6

慢性傷口(chronic wound)中醫治療

摘要

中醫的傷口照護，內治法和外治法併用。內治法從整體觀念著手，以辨證論治為依規。外治法視傷口狀態，使用藥粉或油膏外敷，或藥物煎劑外洗，以期止血、消腫、祛腐、生肌收斂；對於延長或癒合不良的慢性傷口，常能經由完善的內外併治得到很好的復原。本文以一患指為機械壓軋傷後，雖經完善的整形外科處理，歷經2個月的治療，被建議截肢的臨床病例，探討慢性傷口的中醫治療。

鄭X英，女，未婚，40歲，93/10/18初診。

93/8/11機器壓閘傷及左手無名指，於台北新×醫院整形外科就診約2個月餘。因被告知需行患指部分切除（至第二指關節），但患者未接受而尋求中醫診療。

四診合參

望 患指第一指關節已部分切除，指骨可見。傷口色瘀紫黯，滲出液色淡、清稀、微黃。

聞 語音不揚、傷口無特別穢味。

問 胃口好，睡眠每日約7－8小時，排便偶乾燥。

切 手冰冷。脈沉、細、弱，體溫正常。

治則 溫經、散寒、通絡、補氣、養血、通脈。

內治 方劑：歸耆建中湯

酒制當歸、黃耆、桂枝、炒芍藥、甘草、乾薑、製附子、大棗、黃芩、人參、田七。

外治 紫雲膏外敷。

結果

1.病人開始規律口服水煎藥。服藥一週，傷口癒合情況改善。

2.12月氣溫急遽下降，加重黃耆、乾薑、制附子、肉桂後傷口癒合。

3.服藥九週組織漸向斷骨生長。

4.服藥十七週，計一一九帖，傷口結痂脫落，長出指甲。

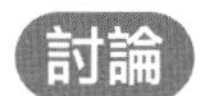

祛腐生新是照護傷口的重點

皮膚出現傷口，從受傷到癒合的過程中，皮膚組織會歷經發炎期、增生期與重塑期。正常的癒合過程中，傷口外觀可看見增生的紅色肉芽組織及粉紅色皮膚組織，且傷口會隨時間越變越小，並約於1～2星期後逐漸癒合。但沒有癒合的慢性傷口，除了可能持續有滲出液外，表面還可能出現壞死組織，傷口周圍也會有紅腫的現象。慢性傷口若持續未完善處理，一旦受細菌感染，就可能造成蜂窩性組織炎，甚者可能引發敗血症。

傷口的照護，有兩個重要的階段，祛腐才能生新。若未先將壞死組織移除，提供再好的環境，傷口也不容易癒合。因此判斷傷口內組織，是非常重要的。人體有自我修復能力，能將壞死組織和正常組織分離，讓正常組織生長，但過程緩慢，此期間，壞死組織很容易併發感染而延緩傷口的癒合。當傷口有壞死組織，清創手術是必要的處理，傷口清理乾淨，才能進行中藥外敷，以免傷口持續潰爛變大。對於各種慢性潰瘍性傷口，以中藥外敷、內服等方法，促進癒合，使病人避免截肢。

中醫的外治用藥，有消腫、止痛、祛風、除濕、溫經、通絡、及生肌、祛腐等方劑，視傷口狀態。傷口腫痛明顯，先予祛瘀消腫的外敷藥物；遇寒則痛甚，給予溫經散寒的外敷藥；潰瘍性傷口則以生肌祛腐方藥。以活血化瘀的藥物促使患處血流灌注正常，養血生肌排膿而肉長，是祛腐才能生新的思惟體現。臨床發現：若能中西醫合療，傷口的癒合或改善，明顯的優於單一的西醫照護，尤其是長期臥床之壓迫性褥瘡、糖尿病性足部潰瘍，及輻射治療造成血管損傷導致的慢性傷口。

中醫治療思性　歸耆建中湯

中醫認為致病因素為外因，人體的抗病功能則為主觀內在因素，但外因的作用是以內因為依據。病例患指為機械壓砸傷，雖經完善的整形外科處理，但歷經2個月餘的治療，仍被建議截肢，可見病人本身的自我修復功能是明顯不足。大多數慢性傷口緩慢或停滯於癒合之發炎或增生期，常常在這類傷口可找出無法癒合之理由，若經由良好的醫療照護，可再回復到較正常的癒合過程。因此，在治療一位患有慢性傷口的病人時，須了解其延遲癒合的原因，並改善導致其傷口癒合不良的內在（傷口本身）與外在（全身性）之因素。

病人初診時，患指皮膚冰冷、色瘀紫，傷口新肉不生、滲出液清稀，潰不收口；整體則呈現面白色黃、惡風畏寒、語聲不揚，甚至懶言缺少活力，脈沉弱之陽虛證。四診合參，以歸耆建中湯為治療主方，方劑組成包括：當歸、黃耆、桂子、赤芍、大棗、乾薑、製附子、黃芩、人參、田七……，外用藥為紫雲膏、青珠散。

歸耆建中湯為桂枝湯變方。方劑組成為芍藥、桂枝、甘草、乾薑、大棗、當歸、黃耆，主補氣、補血、溫中、補虛、和裡、緩急。臨床可用於治療慢性傷口癒合不良、促進肉芽生長、潰瘍收斂。治療方劑中，當歸補血、活血、造血，補虛又宣透氣分，內潤臟腑、外達肌表；黃耆補氣、固表，諸經皆謂表虛之病，黃耆為其主藥，凡滲液淋漓、津液耗竭、虛在表者，黃耆能補其耗傷，固其元氣，瘡家常以黃耆為聖品。病家脈沉弱，惡風畏寒，患指皮膚冰冷，故加乾薑、製附子、肉桂子，恐乾薑、製附子、肉桂子過於溫燥，加黃芩調和之。除補氣、補血外，更加強溫經、散寒、活血、通脈。大多數慢性傷口常停滯於發炎或增生期，缺血、低氧是慢性傷口癒合不良的常見原因，若能為組織提供足夠的血氧，必能幫助人體恢復自我修復的能力。

一切外傷引起的出血，血液由血管溢出、進入皮膚或黏膜中，造成血瘀證。血喜溫惡寒，喜潤惡燥，氣行血行，當歸溫潤補血活血，傷口日久不癒合、津液耗損，黃芪補虛固表；人參氣血雙補，能加強人體對有害因素的抵抗力；田七善化瘀血，加乾薑、製附子、肉桂子，溫經散寒通絡。神經與血管是一體的，缺血低氧導致神經損傷、退化，引起功能障礙，雖然週邊神經修復能力較強，但需時較久，故治療應著重補氣補血，促進血流灌注，以利修復；修復過程形成過多修補成分也可能有併發症，如蟹足腫（keloid）、疤痕增生（hypertrophic scar），或過度生長的肉芽組織（exubeant granulation，proud flesh），溫經散寒、養血通脈可修正之（臨床體驗）。

發炎反應和組織修復過程，強調的是人體自我修復的能力，歸耆建中湯補氣補血、溫中補虛，臨床可用於治療慢性傷口癒合不良、促進肉芽生長、潰瘍收斂。中醫治療是在協助人體發揮這個無可取代的本能。

結語

機械壓鬧傷導致之慢性傷口癒合不良，中醫內治法治療以調補、氣血、溫經、散寒、通絡，養血、通脈為主；外治法則殺菌、抑菌，促進傷口肉芽形成。中醫採用內治法和外治法並重，確能使慢性傷口癒合不良得到良好的改善。

～參考書目～

（1） 于大雄編譯 華盛頓外科學手冊3/e　台灣，台北，合記書局.2005.P.164-183.

（2） 朱士宗 中醫外科學．台灣，台北 正中書局P.23，P.33.

（3） 傷寒論研究．台灣，台北 啟業書局.

（4） 傷寒論方證研究．台灣，台北 啟業書局.

（5） 曾嶔元總編譯 病理學 疾病的基礎6/e 台灣，台北，合記書局.2004. P.107-110.

慢性傷口（chronic wound）中醫照護

Abstract

The application of Chinese Medicine in chronic wound care consist of internal and external therapies. Internal therapy is based on syndrome differentiation. For the purposes of hemostasis, reducing swelling, debridement and stimulating tissue repair/regeneration, external therapy includes topical application of drug powder or ointment, or rinse by decoction. Complete combination of internal and external therapies could improve the outcome substantially in delayed or poor healing of chronic wound. The article described a patient' s finger experienced crash injury. After treatment of plastic surgery department for 2 months, amputation of the finger was still suggested. The article discussed the combination of Chinese Medicine internal and external therapies in chronic wound care.

CASE

7

車禍後遺症——垂足

案例7

車禍後遺症──垂足

前言

肢體的壓砸傷常造成複合性傷害。患肢的傷害不僅是事發時的組織損傷，隨後，在不同的時間點會有不同的併發症產生。

腿部的腓神經損傷造成踝關節蹠屈（equinus foot），最典型的臨床表現是「垂足」（drop foot）──行走時腳板無法上抬，容易足板外翻，常因步態不穩而跌倒。正常的踝關節可進行背屈（dorsiflexion）、蹠屈（plantar flexion）、內翻（inversion）、外翻（eversion）等動作，當背屈的動作變差，便會出現垂足現象。垂足可能是重大疾病的前驅表現或症狀的一部分，找出病因，正確地治療，才能減少併發症的產生。

概述

足部動作的控制

正常的踝關節可進行背屈（dorsiflexion）、蹠屈（plantar flexion）、內翻（inversion）、外翻（eversion）等動作，當背屈的動作變差，便會出現垂足現象。

控制踝關節背屈的神經纖維，主要分佈在坐骨神經的外側。坐骨神經走到膕窩（popliteal fossa）時，其神經纖維由外側離開坐骨神經，形成腓總神經（common peroneal nerve）。腓總神經分成腓深神經和腓淺神經（deep and superficial peroneal nerve）。

腓深神經繞過腓骨頭後，進入小腿的前腔室（anterior compartment），支配其內的肌肉，及足背大腳趾和第二腳趾間的一小部分皮膚感覺。前腔室內四條肌肉，分別為脛前肌 （tibialis anterior）、伸趾長肌（extensor digitorum longus）、伸拇長肌（extensor hallicis longus）、及第三腓骨肌

(peroneus tertius),主負責踝關節背屈的動作。

腓淺神經在較為表淺之處,進入側腔室(lateral compartment),支配其內的肌肉:腓長肌(peroneus longus)、腓短肌(peroneus brevis),及小腿下外側和大部分的足背皮膚感覺。

垂足的分類

一、根據肌肉對踝關節的控制機轉

1.張力型(spastic type)

因踝關節蹠屈肌群張力過強而引起。

2.無力型(flaccid type)

因踝關節背屈肌群肌力過弱而造成。

任何一種垂足,長期可能會因肌腱、韌帶、骨骼不正常,引起關節攣縮,造成變形,與神經肌肉系統控制無關。

二、根據病灶的位置

中樞神經、週邊神經或肌肉組織任何一處發生病變,都可能造成垂足。

(一)神經性垂足(neurogenic drop foot)

1.上運動神經元病變

泛指大腦及脊髓的病變,如脊髓受壓迫、脊髓腫瘤、脊髓空洞症、脊髓炎、多發性硬化症等。

2.下運動神經元病變

由脊髓前角細胞開始,到神經肌肉接合處,如肌萎縮側索硬化症、脊髓肌肉萎縮症、漸進性肌肉萎縮症等。

3.週邊神經根病變

①馬尾症候群（cauda equina syndrome）

外傷或疾病引起。

臨床症狀依損傷的神經而不同。

通常出現左右不對稱的下運動神經元損傷性疾病，如勃起困難、小大便功能失常、下肢無力，有時以垂足為主要表現。

②脊神經根病變（radiculopathy）

病因

脊椎退化（spondylosis）、脊椎滑脫（spondylolisthesis）、椎間盤突出、小關節面骨刺（facet joint spur）等。

臨床症狀

受影響的脊神經根，其相對應的皮區（dermatome）出現感覺異常及疼痛，而其相對應的肌節（myotome），則出現肌肉無力的現象。

脊神經根病變最常出現在第五腰椎神經。

臨床表現下背痛，疼痛向下傳到小腿外側及足背，同時伴隨踝關節背屈肌群無力造成垂足。

③腰薦神經叢病變（lumbosacral plexopathy）

病因

手術傷害、糖尿病、後腹腔血腫或腫瘤、或放射治療傷害。

臨床症狀

較廣泛的下肢無力，包括垂足。

④坐骨神經病變（sciatic neuropathy）

常因骨盆骨折、髖關節骨折、髖關節脫臼、或梨狀肌症候群（piriformis syndrome）造成。

糖尿病病人的垂足，應考慮糖尿病引起的缺血性神經病變，影響坐骨神經的可能性。

坐骨神經含脛神經及腓總神經。

腓總神經行至腓骨頭時，向表淺處分支出腓淺神經，向深處緊貼著腓骨頸（fibular neck）分支出腓深神經。

在腓骨頭附近的外傷、尖銳傷、鈍傷、骨折，都有可能造成腓神經病變，而出現垂足的現象。工作上需長時間蹲、跪、或爬的人，如礦工或農夫， 也是發生腓神經麻痺（peroneal palsy）的高危險群。有些自發性的腓神經麻痺和垂足則原因不明。

腓神經病變常是全身性週邊神經病變較早出現症狀。當發現腓神經病變時，應注意其他的週邊神經。如果無法找出週邊神經病變的病因，就要注意病人的家族史，以排除遺傳性週邊神經病變的可能性，如：遺傳性運動感覺神經病變（hereditary motor and sensory neuropathy，又稱peroneal muscular atrophy腓骨肌萎縮症、CharrcotMarie-Tooth disease）。

（二）肌肉性垂足（myogenic drop foot）

前腔室的肌肉群直接受到傷害，可能導致肌肉無力、肌腱斷裂、或引起前腔室症候群（anterior compartment syndrome），可能造成垂足。老年女性，可能因韌帶已經退化萎縮，輕微的扭傷或外傷，造成肌腱斷裂。若外傷輕微，急性發炎和疼痛較不明顯。外傷後，不只主動關節運動，連被動關節運動都會引起疼痛，應懷疑發生腔室症候群的可能性。

（三）生理性因素引發的垂足

神經肌肉系統完全健全的人，有時脛前肌的控制可能會有生理性誤差，在步行時缺乏誘發（activation），或誘發時間點有落差（out of phase activation），導致足部離地（foot clearance）不佳，造成行走時容易絆到異物而跌倒。因生理性原因引發的垂足，檢查結果都正常，並非垂足。只要加強脛前肌肌力及本體感覺，並改變行走習慣，情形就會獲得改善。

案例7

車禍後遺症——垂足臨床病例

摘要

肢體的壓砸傷常造成複合性傷害。患肢的傷害不僅是事發時的組織損傷，隨後，在不同的時間點會有不同的併發症產生。

腿部的腓神經損傷造成踝關節蹠屈（equinus foot），最典型的臨床表現是「垂足」（drop foot）－行走時腳板無法上抬，容易足板外翻，常因步態不穩而跌倒。垂足可能是重大疾病的前驅表現或症狀的一部分，找出病因，正確地治療，才能減少併發症的產生。

本文以一60歲的女性，因車禍右側小腿被車門壓傷,出現腔室症候群，造成右側小腿外側肌肉壞死，雖經完善的整形外科處理，歷經2個月的治療，傷口已癒合，但行走時仍無力，步態不穩，腳板無法上抬，右側足板外翻的足背感覺遲鈍的臨床病例，探討外傷造成垂足後遺症的中醫治療。

關鍵辭：複合性傷害　踝關節蹠屈　步態不穩　腔室症候群　腔室症候群

60歲的女性。主訴2006/7/31，因車禍，右側小腿被車門壓鬧傷，出現腔室症候群，造成右側小腿外側肌肉壞死，外科治療，傷口已癒合。但行走時無力，步態不穩，腳板無法上抬，右側足板外翻，足背感覺遲鈍，常感眩暈，疲勞倦怠，胃脘悶脹嘈雜，於2006/9/26尋求中醫治療。

中醫治療摘要	
2006/9/26	**主訴** 2006/7/31車禍。右小腿外側被車門邊角壓傷，發生腔室症候群，導致肌肉壞死，於台北馬×醫院整型外科手術治療。植皮後傷口已癒合，但行走仍無力，右足掌外旋、下垂，足背感覺遲鈍。常感眩暈，疲勞倦怠，胃脘悶脹嘈雜。苔薄白微黃。脈弦濇。 每日排便。胃納、睡眠可。 **治則** 健脾益氣、活血袪瘀、清熱通腑。 **處方** 育生補陽還五湯、半下天麻白朮散合方 黃連、人參 、田七、大黃。 給藥七日份。
2006/10/16	**主訴** 患處膚色幾近正常。觸及患處，足背觸電感顯著。行走時小腿肌肉疼動。 **治則** 益氣、活血、袪瘀，疏經、活絡。 **處方** 育生補陽還五湯、半下天麻白朮散合方 乾薑、制附子、玉桂子、黃芪、黃柏、懷牛七、人參、田七。 給藥七日份。
2006/11/21	垂足改善。觸診患處，足背觸電感減。足背感覺顯著改善。再續上方。 給藥七日份。

結果

1.服藥三週，足背觸電感顯著（Tinel Sign）。

2.服藥六週，完全恢復正常。

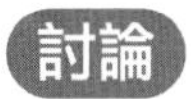
討論

外傷性腔室症候群（Compartment syndromes）

四肢的骨骼肌和週邊神經被骨頭及筋膜包圍，形成固定的空間。外傷初期，常造成肢體肌膜內急性的液體累積、進而缺血、缺氧。組織壓力上升，導致肌肉神經等組織缺血性傷害之狀態及臨床變化，稱為腔室症候群（Compartment syndromes）。

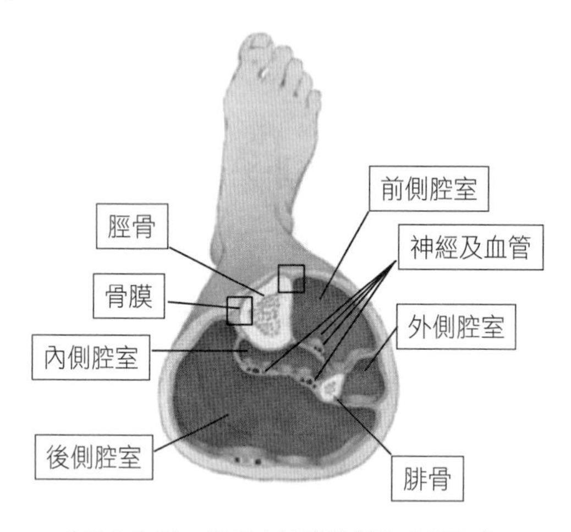

（圖片來源：護理人員專業訓練 馬漢平）

多數引起垂足的腔室症狀群，都有相當明顯的外傷病史。肢體的壓砸傷常造成複合性傷害。患肢的傷害不僅是事發時的組織損傷，隨後，在不同的時間點可能有不同的併發症產生。垂足是腿部的腓神經損傷，最典型的表現。正常的踝關節可進行背屈（dorsiflexion）、蹠屈（plantar flexion）、內翻（inversion）、外翻（eversion）等動作，當背屈的動作變差，便會出現垂足現象。

垂足可能是重大疾病的前驅表現或症狀的一部分。過度運動也會引起腔室症候群。不常運動的人，突然劇烈運動，可能會引起急性腔室症候群，又稱為行軍壞疽（march gangrene）。過度訓練的運動員，在3、40歲時，可能會出現慢性腔室症候群，肌肉運動耐力愈來愈差而必須休息愈來愈久。會引起小腿前側感覺異常（paresthesia）、前腔室肌肉群廣泛的壓痛與無力、不相稱疼痛（inappropriate pain），通常最先出現無力症狀的是伸拇長肌，若腓深神經也受到影響時，第一、第二腳趾間的皮膚感覺就會變得麻木，此時的神經肌肉損傷可能已不可逆轉。

外傷性腔室症候群的病理生理

正常的腔室內壓力小於10 mmHg。受傷後，肢體內的組織開始腫脹，導致腔室內的壓力上升。當壓力大於25～30 mmHg，可能發生腔室徵候群。由於腔室內壓力增加，使得腔室內的血管被壓迫，導致微血管灌流下降，血流量不足以供應組織的需求，將導致不可逆的肌肉及神經的傷害。腔室症候群一般發生在傷害後的數小時到數天，當組織受創，血漿外滲至筋膜腔合併紅血球滯留腔室內，導致壓力上升、血液循環受阻、組織缺氧，並釋放更多發炎物質，而造成惡性循環。

肌肉承受缺血程度

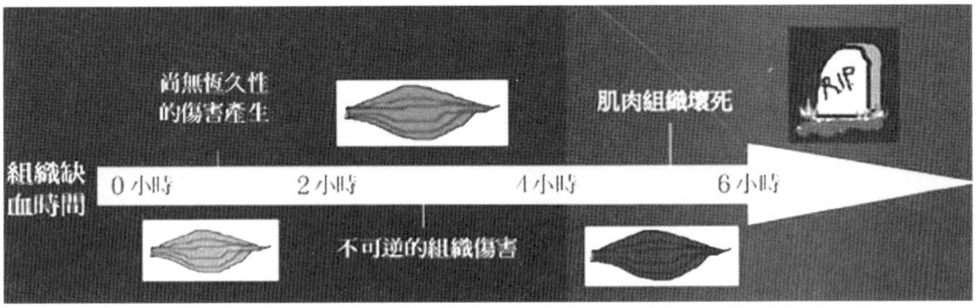

尚無恆久性的傷害產生
肌肉組織壞死
RIP
組織缺血時間
0小時
2小時
4小時
6小時
不可逆的組織傷害

（圖片來源：高醫醫訊 外傷科 鄭淵家 101/6）

發生的部位大多在遠端下肢、較少在前臂、大腿、上臂、臀部，腹部也有發生的可能。腔室症候群可分成急性、亞急性及慢性腔室症候群。外傷後期，肌肉壞死，繼而肌肉緊縮，是肢體傷害後最嚴重的後遺症之一。

外傷性腔室症候群的損傷效應

微血管	
缺血後3小時微血管通透性產生變化	導致缺血後之組織腫脹 腫脹可較原先脹30%至60%

神經功能	
缺血缺氧30分鐘內出現神經功能異常 包括：感覺異常或感覺遲鈍	缺血缺氧後的12～24小時 神經功能將出現不可逆的喪失

肌肉	
缺血缺氧後的2～4小時 出現功能的變化	缺血缺氧後的4～12小時 出現不可逆的功能喪失

骨折或外傷後，許多的因素會影響肌肉的壞死，包括溫度、肌纖維的類型、肌肉的位置及殘餘的血流。

當四肢缺血時，最早受到影響的是肌肉組織中小血管及微血管的內皮細胞。微血管內皮細胞出現非一致性的脹大且功能開始缺失，接著紅血球開始在微血管管腔內堆積，在3～4小時內就會完全堵塞阻斷。過程中氧氣的供應會減少而導致無氧代謝。持續的氧氣供應不足，無氧代謝不足以提供肌肉所需能量，細胞的壞死及發炎物質的釋出隨之產生。在這一反應過程當中，恢復血液灌流並不會逆轉缺血傷害或改善骨骼肌細胞的存活率。反之，再灌流經常會導致原本缺血的傷害更加惡化，其中一個造成無法再灌流的原因就是「無再流現象」（noreflow phenomenon）。無再流現象的機制目前並不完全明瞭，但其發生認為與血液濃度上升、血栓形成、內皮細胞腫脹、造成的微循環障礙有關。無再流現象會導致白血球浸潤而堵塞微血管，以及間質水腫而增加血管外壓力，進而阻斷血流從側枝循環或修復後的血管供應，這是血管重建早期失敗的一個原因。

臨床症狀

典型的症狀為5P-Pain、Pallor、Parethesia、Pulseless、Paralysis。若能在症狀尚未出現即早發現，預後會較佳。

一、Pain（疼痛）

最早出現且是最重要的症狀。疼動深層而常無法定位，持續地，且一般止痛劑常無法緩解疼痛；拉扯患肢之指頭，常會加重疼痛。

二、Pallor（蒼白）

肢體可能發紫或瘀青，一旦Pallor出現表示動脈已有阻塞現象。不論是發紫或Pallor都不可當作是診斷之必須症狀。

三、Parethesia（感覺異常）

較早期出現的症狀，此時多半尚屬可逆期。當出現感覺異常時，通常已需要積極處理。

四、Paralysis（肢體癱瘓）

缺血缺氧導致的永久性損傷常已發生。不可逆性之肌肉壞死最早可在缺血後六小時即發生。

五、Pulselessness（脈膊消失）

臨床及實驗之證據顯示：脈膊消失時，組織的傷害已屬不可逆轉。要經由臨床之症狀來確定診斷極不容易，且常會有延遲診斷之現象，測量腔室內之壓力，臨床診斷極為重要 。

西醫治療

筋膜切開術

若未及時處理，會造成肌肉壞死、二度感染、神經缺損、壞疽、傷口不癒合，以及骨折不癒合等合併症。甚至於急性腎衰竭，休克，死亡。

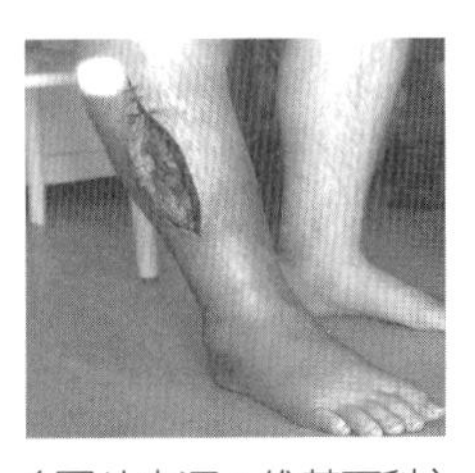

（圖片來源：維基百科）

中醫治療思路

病例右側小腿屬機械性壓傷，雖經完善的整形外科處理，歷經2個月傷口已癒合，出現垂足後遺症。

神經被割斷或受輾壓時，神經功能會喪失，遠端（distal）部分的神經會死亡、退化，近端（proximal）則有可能再生，重新連接使功能恢復。周圍神經損傷後，其殘留的軸突及髓鞘結構迅速發生退化、崩解、吸收，影響損傷後續的修復再生。

病例接受筋膜切開術以解除腔室的壓力，並行植皮。植皮後傷口已癒合，但行走仍無力，右足掌外旋、下垂，足背感覺遲鈍；常感眩暈，疲勞倦怠，胃脘悶脹嘈雜；苔薄白微黃，脈弦澀。證屬中醫血瘀證夾熱，瘀血著而未去，留伏經絡，必影響修復。基於血喜溫惡寒，氣行血行的中醫生理特點，治療方劑為育生補陽還五湯加方。當歸溫潤能補血活血，黃芪補氣；人參氣血雙補；田七善化瘀血，佐玉桂、乾薑、製附子，溫經散寒，加大黃以通腑泄熱。育生補陽還五湯加方，除補氣補血外更養血通脈。病例情緒憂鬱，常眩暈，頭痛，胸膈痞悶嘈雜，噁心嘔吐；舌苔白膩或薄白微黃，脈弦，故合方半夏白朮天麻湯治之。天麻、半夏佐白朮、茯苓，袪風健脾祛濕；佐陳皮理氣化痰，脾氣順痰濕自消；甘草為使，和中調藥；加薑、棗，調和脾胃。

病例規律服藥後，患處膚色日趨正常，觸及患處，其足背觸電感顯著。叩擊神經損傷（僅指機械力損傷）或神經損害的部位或其遠側，而出現其支配皮區的觸電樣麻痛感或蟻行感，此為Tinel Sign，代表神經再生的現象或神經損害的部位。一般用於幫助判斷神經損傷部位以及判斷神經修復後的神經纖維再生情況。

發生腔室徵候群後，導致不可逆的肌肉及神經的傷害。神經損傷後，越早修復越好。週邊神經損傷，均應保持肢體循環、關節活動度和肌肉張力，預防畸形和外傷。非手術療法的主要目的是為神經和肢體功能恢復創造條件，無論是傷後和術後均極為重要。缺血缺氧導致神經損傷、退化，引起功能障礙，雖然週邊神經修復能力較強，但需時甚久，若能為組織提供良好的氣血循行，必能幫助病患恢復自我修復的能力，故中醫治療著重補氣補血，活血、祛瘀，溫經、通絡，促進修復。

結語

中醫補氣活血化瘀溫經通絡方藥，能有效對抗缺血性傷害，促進神經修復，中西醫合療是實際而有效的方法。

～參考書目～

（1） 于大雄編譯 華盛頓外科學手冊3/e. 台灣，台北，合記書局.2005. P.597.
（2） 鄭淵家 高醫醫訊月刊第三十二卷第一期 壓砸傷與腔室症候群，2012/6
（3） 維基百科 腔室症候群 台灣，台北，2020/9/17
（4） 楊榮森 運動性小腿肌腔室症候群 台大醫學院骨科部，2017/2/6

Abstract

A Case Report：Treatment of Chinese Medicine on the Patient with equinus foot

Purpose：

To evaluate the effects of Chinese Medicine therapy on the patient with equinus foot .

Method and Material：

A 60 year-old female presented with equinus foot， unsteady gait，and feeling sluggish for 2 monthes.The Chinese Medicine therapy for different dosages of combination of modified Bu-Yang Huan-Wu Decoction（修正補陽還五湯）and Banxia-Tianma-Baizhu Powder（半夏天麻白朮散合方）were applied regularly . All medicine was provided by Ho Ha An Chinese clinic. Those prescriptions were taken by mouth one dose every day. The patient was followed every two weeks to observe the changes of clinical symptoms and signs.

Results：

After The patient received different dosages of modified Bu-Yang Huan-Wu Decoction（修正補陽還五湯）and Banxia-Tianma-Baizhu Powder（半夏天麻白朮散合方）combination for 60 doses and recovered to normal situation.

Conclusions：

We conclude that clinical-dependent varying-dosage combinations of modified Bu-Yang Huan-Wu Decoctionand Banxia-Tianma-Baizhu Powder,may play important roles in replenishing energy, improving blood circulation and breaking down stagnation, by which effectively enhancing and enlivening the activity of nerve cells as well. Further advanced clinical and basic researches on these chinese medicine remedies could be worthy peerformed.

Key words：

Chinese medicine therapy, equinus foot, modified Bu-Yang Huan-Wu Decoction（修正補陽還五湯）and Banxia-Tianma-Baizhu Powder（半夏天麻白朮散合方），replenishing energy（補氣）, improving blood circulation and breaking down stagnation（活血祛瘀）

CASE

8

搖頭丸中毒後遺症

案例8

搖頭丸中毒後遺症

前言

台灣在邁向現代化國家過程中，青少年吸食毒品禁藥的問題，也日趨嚴重。據教育部統計，民國93年起，青少年藥物濫用，搖頭丸已成為首選，用藥種類也呈現多元趨勢。

MDMA俗稱搖頭丸，為安非他命類似物質。搖頭丸副作用，包括神經系統、呼吸系統、心血管系統和肌肉的不適、高熱。使用過量，中毒嚴重者甚至危及生命，導致死亡。

藥物濫用的問題已呈現流行的趨勢，尤其是具助興效果的藥物。藥物濫用（Drug abuse）或稱物質濫用（substance abuse）是一種疾病，主要的特徵是反覆使用藥物，導致社交或經濟問題，甚至造成家庭及社會問題；搖頭丸的使用對健康的傷害相當嚴重而且無法預期。中醫藥相關治療，方法和藥物豐富而多元，只是相關的探討和研究尚少。期盼本文能起拋磚引玉的作用，更多相關的研究人員投入，使藥物濫用，如搖頭丸中毒後遺症的預防和治療更趨完善。

搖頭丸（MDMA）簡介

1.「搖頭丸」首次合成至今已百年，原欲做為減肥藥，未曾正式上市。美國在1985年7月將MDMA加入DEA Schedule I管理；目前搖頭丸在大部分的國家均屬於違禁藥物。

2.「搖頭丸」的正式化學結構式是3,4－亞甲雙氧甲基安非他命（3,4－methylenedioxymethamphetamine），簡稱MDMA，具有安非他命的興奮作用和mescaline（3,4,5－三甲氧苯乙胺）的迷幻藥作用，藥理學將MDMA歸類為中樞神經興奮劑。

3.MDMA通常流傳於青少年的大型狂歡舞會中。約1980年起，MDMA開始成為大學生狂歡尋樂的助興藥物，在美國、歐洲幾乎是被氾濫使用，此後MDMA的中毒病例時有所聞，甚至死亡。

4.服用搖頭丸（MDMA）後，約30～60分鐘，服用者開始出現情緒興奮、高亢，愉悅，親密熱情，表現主觀同情心增強，感情移入、欣快感、自信心增強，視覺洞察力改變等，但也會出現食慾減退，心跳加速，牙關緊咬，磨牙及大量出汗等「負面藥效」；如果環境中有雷射聲光與電子舞曲（techno）助興，會使服用者更無法自制而全身狂舞勁動不已。其效力高峰約在服後90分鐘，藥效能持續約5～6小時或更長時間。副作用包括神經系統、呼吸系統、心血管系統和肌肉的不適、高熱。使用過量，中毒嚴重者甚至危及生命。（醫學教育網）

5.大量或長期服用MDMA，漸漸出現抗藥性，愈來愈不能有助興效果，且負面藥效愈來愈顯著，故MDMA較不會成為引發「成癮性」的濫用物質。

作用機制

MDMA可增加多巴胺（dopamine）、正腎上腺素（NE，又稱去甲基腎上腺素）及血清素（serotonin）在神經末梢的釋出，並抑制這些神經遞質的再吸收而延長其作用時間，故可引起交感神經過度亢奮與血清張素症候群，對生理及精神行為均有嚴重副作用；其他可能存在的作用機轉，包括：抑制單胺氧化酶（monoamine oxidase MAO），阻止兒茶酚鹼及血清素在神經間隙被分解而延長其作用；作為假性傳遞物質（false transmitter）與交感神經受體結合，引發其神經的興奮作用。MDMA代謝後，其代謝產物MDA也具有活性和藥理作用，約65%經尿排除。

MDMA的毒性

搖頭丸在許多國家均屬違禁品，因而很難準確地研究它的效果及影響。林錦雲等將MDMA的毒性歸納如下：

一、高溫症候群（hyperthermia）

體溫可能高達43℃，其發生機轉可能與交感神經興奮、血清素症候群（serotonin syndrome）、肌肉劇烈運動等有關。體溫過高往往引起器官衰竭（尤其是急性肝、腎衰竭），瀰漫性血管內凝血（DIC）和成人呼吸窘迫症候群（ARDS）等熱傷害症候群。

二、心臟血管毒性

激烈運動可引起酸血症、血鉀濃度上升、心律不整等。常見如血壓上升、心跳過速、心律失常、心悸、房室傳導阻滯。嚴重者可發生心源性休克，伴有血壓驟降、肺水腫甚至心搏停止等。致死者多由於心律失常加重所致。

三、肝毒性

誘發氧化壓力及肝臟空洞化。

四、神經毒性

包括記憶力、注意力、學習力等認知功能下降。

輕度影響：出現焦慮、苦悶、煩躁不安、意識模糊、時間感覺的變化、譫妄、偏執、強迫行為、驚恐、思緒不集中、疲勞感、頭痛、過度反射、共濟失調、眩暈、視覺模糊、眼球震顫、抑鬱、失眠、激動、嗜睡、昏睡等。

中毒嚴重者，出現嚴重的神經精神症狀，包括真正的精神病現象、昏迷、持續癲癇狀態、腦出血、呼吸衰竭等。

五、短期副作用

包括運動過度及高溫導致脫水、肌肉損傷壞死、痙攣、昏厥、呼吸衰竭、心跳加速、心律不整、腦出血，甚至導致死亡。交感神經的興奮或刺激，可造成多汗、瞳孔擴大、心動過速、血壓增高和精神運動衝動增強。血清素症候群，可引起幻覺，如感覺增強、失真、錯覺、幻視、幻觸等。

預後

搖頭丸中毒應及早治療。死亡者多由於心律異常、高熱、腦出血或驚厥，瀰漫性微細血管內凝血，繼發性出血或多重器官衰竭。

治療

支持療法。

案例8

搖頭丸中毒後遺症中醫治療臨床病例

摘要

目的：

搖頭丸中毒屬藥物濫用的範疇，中醫典籍沒有搖頭丸中毒、藥物濫用的名辭，但如戒煙、鴉片成癮戒斷治療等相關記載甚多。中醫藥相關治療，方法和藥物豐富而多元，只是相關的探討和研究尚少。期盼本文能起拋磚引玉的作用，更多相關的研究人員投入，中西醫結合，使藥物濫用如搖頭丸中毒後遺症的預防和治療更趨完善。

方法：

本論文主要探討搖頭丸中毒後遺症的臨床治療。提出搖頭丸中毒後遺症臨床病例，以中醫辨證論治為治療理論基礎，施與傳統中藥煎劑治療，包括健翎湯、半夏天麻白朮散和育生補陽還五湯，合併清熱藥（如黃芩），方劑及劑量隨症化裁加減。過程中配合病人臨床症狀表現作為臨床評估；以西醫辨病，與中醫辨病辨證論治結合之理論依據為治療用藥思惟。

結果：

從本臨床觀察的分析發現，罹患搖頭丸中毒後遺症的病人，若能進行中西結合治療，依中醫辨病、辨證論治，使用治療方劑，經過治療後，身心功能退化的現象得到快速的穩定，確能使病人得到較好的恢復與生活品質。

結論：

藥物濫用成癮，對健康的傷害相當嚴重而且無法預期。藥物倚賴、濫用成癮，有其複雜的生理與心理因素，是一種易復發的慢性疾病，需要多團隊合作。由本臨床治療觀察及回顧先前相關的研究文獻發現，經西醫診斷合併中醫辨病、辨證論治治療，對搖頭丸中毒後遺症的防治，確實提供正面且具療效的治療方向，值得中西醫學界共同合作。

關鍵字：搖頭丸中毒後遺症 藥物濫用 健翎湯 半夏天麻白朮散 補陽還五湯

洪先生，35歲，未婚，現職為會計師。主訴短期記憶力差，容易疲累，難入睡（約2～3小時），須藉助藥物入眠。病人有抽菸、喝酒的習慣。小學五年級時被診為過動兒，具糖尿病、高血壓、癌症家族史。十年前曾服搖頭丸二年，因愈來愈沒有助與效果，且上述症狀愈來愈明顯，影響生活與工作，而停服。曾求助醫學中心，但症狀改善不顯著，故尋求中醫治療。

中醫治療摘要	
2014/2/15	**主訴** 記憶力減退，容易疲累、煩躁，難入睡，情緒不穩定，酒後衝動（啤酒6罐或威士忌500cc許），常與人起衝突。 **四診** 脈緩、舌苔白膩、口穢、二日未排便 藉助藥物能睡約6小時 **治則** 平肝潛陽、清熱化痰、通腑瀉下 **處方** 健瓴湯、半下天麻白朮散合方 去乾薑 加大黃、黃芩、黃柏。 ・給藥七日份。
2014/2/22	**主訴** 睡眠改善，精神轉好。 **四診** 神情愉悦、舌苔淨、排便暢、脈緩 **治則** 重鎮安神、清熱化痰、益氣活血化瘀、通腑瀉下 **處方** 健瓴湯、半下天麻白朮散、育生補陽還五湯合方 加大黃、黃芩、黃柏
2014/3/19	**主訴** 好睡，自覺記憶力漸好、反應變快。 **四診** 舌苔淨、脈緩 **治則** 重鎮安神、清熱化痰、益氣活血化瘀、通腑 **處方** 健瓴湯、半下天麻白朮散、育生補陽還五湯合方 加大黃、黃芩、黃柏、人參、田七 ・給藥十四日份。
2014/6/9	**主訴** 報稅月工作忙碌，稍難入睡（約半小時），淺眠。 **四診** 舌苔淨、脈緩 **處方** 再續上方加 甘麥、大棗
2014/6/25	**主訴** 整體情況轉好，應對漸有耐性，注意力較集中，酒後思睡，少與人衝突。 **處方** 健瓴湯、半下天麻白朮散、育生補陽還五湯合方 加大黃、黃芩、黃柏、人參、田七 ・給藥十四日份。
2014/8/20	**主訴** 整體情況日益改善，考慮出國進修。 ・再續上方，給藥十四日份。

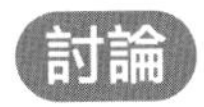

討論

一、物質濫用（substance abuse）與成癮（Addiction）

物質濫用易導致成癮。身心專注並沉溺、倚賴於某種特定行為（常見如藥物濫用，酒精、尼古丁成癮，咖啡成癮等）才能正常的運作的狀態，但對其他行為則較少表示關注，甚至完全自我封閉的同步過程，稱為成癮。中腦邊緣系統是成癮主要的驅動腦區，眼眶額葉皮質（Orbitofrontal cortex）則是成癮由上而下抑制（top-down inhibition）的決策腦區。

二、中腦邊緣多巴胺生成性系統

中腦邊緣多巴胺生成性系統是邊緣系統的一部分，負責獎賞學習效果，並將學習動機轉換成實際的學習行為，此系統包含腹側被蓋區（ventral tegmental area, VTA）、伏隔核（nucleus accumbens）及含有多巴胺的神經纖維束，與大腦動機性路徑（motivational pathway）相關的額葉皮質，為位於前扣帶迴路（anterior cingulated circuit）的腹側紋狀體（ventral striatum）。此區域含有伏隔核，並負責釋放多巴胺，是增強刺激強度（包括藥物濫用）的主要調節者。此系統主要與尋求獎勵或刺激性行為相關。全部成癮性藥物都有一個共同的特點，就是會增加伏隔核中多巴胺濃度：藥物能直接抑制多巴胺重新回收，如古柯鹼；藥物也能經由間接的方式，刺激腹側被蓋區（VTA）內含有多巴胺並與伏隔核聯繫的神經元，如鴉片。與欣快感密切相關的神經傳導物質為多巴胺，成癮藥物會活化多巴胺生成性系統，使伏隔核內多巴胺濃度急速上升，而產生欣快感。

中樞神經系統，含有維持內部恆定的調控機制。負調控(downregulation)機制，在多巴胺濃度持續上升時，會使多巴胺接受器數量減少，造成突觸後細胞膜通透性改變，降低突觸後神經元對動作電位的反應，因而成癮者失去感受快樂的感覺，造成欣快感缺失（anhedonia）。成癮者通常需要更高濃度的多巴胺，以維持相同的電位活性，此機轉是藥物成癮及戒斷的生理基礎。

三、體溫過高導致熱傷害

服用搖頭丸後，體溫可能高達43℃。當人體溫度超過38℃時，若未適時處理，將導致熱傷害發生。體溫高於40℃，會危及生命；41℃時，大腦細胞開始死亡。

常見的症狀包括意識混亂、頭痛、肌肉痙攣、噁心等。高熱汗液流失過多會造成脫水，嚴重的脫水促使血壓下降，造成暈眩甚至昏厥；體溫過高往往引起器官衰竭（尤其是急性肝、腎衰竭），瀰漫性血管內凝血（Disseminated Intravascular Coagulation，DIC）和成人呼吸窘迫症候群（acute respiratory distress syndrome，ARDS）等熱傷害症候群。

體溫過高（Hyperthermia）原因：

中暑

藥物

臨床上常用容易出現體溫過高（Hyperthermia）誘發熱傷害之藥物，包括抑制膽鹼激素作用（cholinergic effect）而減少排汗作用的藥物，如抗組織胺（antihistamine）的Vena、CTM、Bonamine，乙型神經阻斷劑的Propanolol、Tenormine，抗膽鹼抑制劑的atropine；刺激新陳代謝而增加身體產生熱量的藥物，如甲狀腺補充劑、安非他命，利尿劑，三環抗憂鬱劑，如選擇性 5-羥色胺再攝取抑制劑（SSRIs）和吸入性麻醉劑，如Halothane，Succinylcholine，可能引起惡性高熱，罕見而有遺傳傾向。

MDMA併發症的中醫治療

體溫過高

大腦病變

橫紋肌溶解症

肺水腫

肝衰竭

腎衰竭

凝血異常

體溫過高

熱入營血

熱入營分

高熱無汗或少汗、體若燔炭，面紅、目赤，口乾、唇燥，渴而多飲，煩躁不安，神志昏迷，熱甚動風，可見兩目上視，手足抽搐，頸項強直或角弓反張。舌紅、苔黃、少津，脈洪數。

清熱養陰清營解毒開竅

白虎湯、清營湯合方加減

熱入血分

灼熱、煩躁，斑色紫黑，舌絳、苔焦，甚則神昏、妄笑。

清熱解毒涼血開竅

神犀丹加安宮牛黃丸

熱入心包

高熱，譫語不休或昏沉，舌不靈活，肢冷。

舌色絳，舌苔白或黃或膩，脈數或滑數，或弦數。

宜清心開竅，鎮痙熄風，清熱解毒。

清宮湯、枝子柏皮湯等加減方

安宮牛黃丸，或紫雪丹，或局方至寶丹

高熱抽搐，可加蜈蚣、全蠍、白僵蠶。

大腦病變

搖頭丸中毒引起高血壓。突發性惡性高血壓，引起自發性腦出血，或腦血管梗塞導致腦水腫、顱內壓升高。當顱內壓持續升高，無法獲得有效調節，將使腦部血流供應量減少，造成腦組織缺氧、壞死，使局部腦功能喪失。若未及時處理，顱內壓不斷升高，使腦部擠壓、移位，造成不可逆的腦損傷，最後發生腦疝脫而死亡。

顱內高壓

正常的顱內壓（ICP）應維持在10～15mmHg（80～120mmH_2O），當ICP>15mmHg（200mmH_2O）時，表示顱內壓升高（IICP），若>20mmHg則為惡性顱內壓升高。

顱內壓升高的症狀：

1.頭痛

2.噁心、嘔吐、視乳突水腫

3.意識模糊

影響腦幹的網狀結構（reticular formation）；網狀結構的損傷會使病人昏迷。

壓迫大腦，影響皮質功能，如記憶力降低，或呆滯、躁動等。

4.顱內壓升高晚期徵象（Cushing's triad）：血壓上升、心跳變漫、呼吸不規則。

急性期

1.顱內壓升高，呈腑實證

主症 神昏、神識混亂、痰濁，或汗出如油，胸肋滿脹或腹實滿痛，二便不能自出，眼壓高，脈急實洪大，血壓上升。

治療 大柴胡湯加方

2.顱內壓高，併水蓄證

主症 神昏、呆滯、昏眩，腹水、或胸肋膜或心包囊積水、或全身水腫、排尿不利、大便通。

治療 五苓散加減

柴苓湯加減

3.顱內壓高，高溫

主症 高熱、神昏、譫語，或癲癇、抽搐，或血壓高，痰涎粘膩、舌紅、口乾舌燥、胸肋滿脹、便秘。

治療 黃連解毒湯、育生免疫過亢方、葛根芩連湯加方

4. 隨症化裁方藥

日晡發熱甚	體液流失	腹脹
青蒿、知母、地骨皮	天冬、麥冬、 沙參、玄參	萊菔子、半夏、厚朴
大便秘結	**大便稀溏**	**胃中嘈雜**
大黃、芒硝、 厚朴、火麻仁	蒼朮、五苓散	浙貝母、海螵蛸 、黃連
出血	**水腫**	**納呆食少**
丹皮、赤芍、 藕節、側柏葉	蒼朮、白朮、 茯苓、澤瀉	仙楂、神曲、 麥芽、穀芽
抽搐、癲癇	**頭項強痛**	**頭暈**
全蠍、蜈蚣、白殭蠶	川芎、吳茱萸、葛根	天麻、川芎
高燒不退	**呼吸異常**	**咳喘濃稠痰**
黃芩、黃連、黃柏	麻黃、杏仁、地龍	麻黃、杏仁、 半夏、陳皮
咳喘水狀痰	**心包、肋膜積水**	**類固醇使用**
紫苑、款冬花	防己、葶藶子	少量乾薑、附子、肉桂

緩解期

意識漸清醒、生命徵象穩定、各種實驗數據趨於穩定。

益氣、補血、補陽，佐以活血化瘀。

育生補陽還五湯

萎縮期

神經功能呈現一定程度的停滯。

氣血雙補。

十全大補湯

補腎陽

右歸飲

橫紋肌溶解症（Rhabdomyolysis）

橫紋肌溶解症是高溫症候群（hyperthermia）常見的併發症。約有三分之一的病患會發生急性腎衰竭。

劇烈運動、高熱，造成肌細胞損傷壞死，受損的肌細胞釋放肌球蛋白，又稱肌紅素（Myoglobin），經由腎絲球過濾排出；肌紅素會造成腎臟的血管收縮，也會損傷腎小管的上皮細胞造成直接性的損傷，特別是處於體液不足或酸性環境下，肌球蛋白容易在腎小管中形成結晶，導致腎小管阻塞壞死，引起急性腎衰竭。

腎衰竭

急性腎衰竭

因橫紋肌溶解造成，合併出現高尿酸血症及肌球蛋白尿（myoglobulinuria）。

肌肉酵素（CPK）增高。

急性腎小管壞死。

urine osmolality < 350 mOsm/Kg

urine BUN / plasma BUN < 3：1

urine Na > 40 meq/L

及早治療

寡尿型急性腎衰竭：血液透析

腎衰竭分期

水腫期（濕熱期）

清熱利濕

五苓散加方（傷寒雜病論）或柴苓湯加方

忍冬藤、丁豎杇、黃柏、枝子

腎萎縮期（慢性期）

補氣補血補陽

育生五苓散腎炎方 加人參、鹿茸

活血化瘀

川芎、赤芍

清熱解毒

黃連解毒湯、龍膽瀉肝湯

忍冬藤、丁豎朽、蒲公英

補氣補陽

歸耆建中湯、腎氣丸、右歸丸、桂枝人參湯、真武湯

淡滲利濕、清熱利濕

五苓散、豬苓湯、茵陳五苓散、柴苓湯、知柏地黃湯、五淋散、八正散

梔子柏皮湯

瀉下

各種承氣湯

效不著，則改用溫瀉法，如大黃附子瀉心湯、實脾飲

活血化瘀（寒瘀）

桂枝茯苓丸、乳沒四物湯 川七、乾薑、附子

重鎮潛陽

健瓴湯 丹參、仙楂、川七

肺水腫（pulmonary edema）

肺水腫可嚴重影響呼吸功能，是臨床上較常見的急性呼吸衰竭的病因。神經源性肺水腫可發生在中樞神經系統疾病但沒有明顯左心衰的患者。很多研究提示與交感神經系統過度活化有關。腎上腺素能介質大量釋放導致末梢血管收縮，血壓升高，將血液轉移到循環中，同時可發生左心室順應性降低。兩種因素均升高左心房壓力，誘發肺水腫。此外，刺激腎上腺素能受體可直接增加毛細血管通透性，但與升高壓力比較，這一作用相對較小。

肺水腫定義

肺部血管內滲出的液體至血管外的速度，超過肺臟排除的能力。

積聚在肺間質造成氧氣及二氧化碳交換障礙。

最常見的非心因性肺水腫形態。

致病機轉

廣泛性的肺泡微血管傷害，導致嚴重的肺水腫、呼吸衰竭和氧氣治療無效的動脈血缺氧。對於氧氣治療無效的呼吸衰竭，通常伴隨著感染，死亡率高達50%。

急性呼吸窘迫症候群（Acute Respiratory Distress Symdrome，ARDS）

呼吸窘迫加重、心搏過速、呼吸急促。

急性發作，短時間內即有大變化。

重度缺氧，低於正常氧合40%以下。

胸部X光呈現兩側肺部泛白，表示肺部廣泛受到傷害。

排除心臟衰竭因素，所以又稱為非心因性肺水腫。

中醫治療

初期

熱入營、神昏、高熱、咳血。

發炎指數高。

治療：

陽旦湯、大青龍湯加方

黃芩、黃連、黃柏、丹皮、梔子、赤芍、蒲黃、麻黃根、杏仁、蒼朮、茯苓、澤瀉、防己、葶藶子、大黃

地骨皮飲加方

犀角地黃加方

晚期

涼血

丹皮、赤芍、銀花、連翹、石膏

胸腔積液、水蓄

喘促、下肢水腫、寸口有水腫痕

BUN/CR皆高，GOT/GPT高

茯苓、澤瀉、豬苓、葶藶子、麻黃

血管痙攣

乳香、沒藥、川七、川芎、續斷、碎補、丹參、赤芍

肝衰竭

急性肝衰竭的定義

肝衰竭發生於26週內

肝性腦病

凝血異常（INR of ≥1.5）

症狀

疲勞不適 Fatigue/malaise

昏睡 Lethargy

食慾減退Anorexia

噁心嘔吐 Nausea and/or vomiting

右上腹痛Right upper quadrant pain

搔癢症 Pruritus

黃疸 Jaundice

腹水造成腹脹 Abdominal distension from ascites

肝性腦病（Hepatic Encephalopathy）

- 認知能力及精神紊亂

  可表現為健忘和神智混亂，漸發展為意識模糊和昏迷。

・交替發生的各種神經系統體徵

　撲翼樣震顫、木僵、反射亢進、足底伸肌徵（babinski' sign），或癲癇。

中醫治療

急性期屬熱證

GOT,GPT、T/D Bil.、Ammonia昇高。

清熱解毒、通腑瀉熱

大柴胡湯、黃連解毒湯、龍膽瀉肝湯、梔子柏皮湯、茵陳蒿湯、各承氣湯

大青葉、板藍根、丹參

有表證者麻黃連軺赤小豆湯或葛根芩連湯

重用大黃、朴硝維持一天大便2～3次以上。

服三天藥，血檢追蹤。

真寒假熱證

GOT,GPT,T/D Bil.居高不下。

GOT,GPT, T/D Bil.降到一定程度不再下降。

補氣：香砂六君子湯、補中益氣湯、參苓白朮散

補血：聖愈湯、育生血枯方

補肝腎：知柏地黃湯類

慢慢快速度的加重 乾薑、附子、肉桂、梔子、大黃

服三天藥，血檢追蹤

真寒證

前方使用後，GOT、GPT、T/D Bil、Ammonia仍高。

治法

溫瀉法/大補陽法 乾薑、附子、玉桂子、大黃

分子吸附再循環系統MARS（Molecular Adsorbents Recirculating System）

MARS是由德國Stage等人，利用分子吸附再循環系統，治療急、慢性肝衰

竭，主要是支持性替代肝臟解毒功能，清除肝衰竭時累積的大量水溶性與蛋白質結合的毒素，減少血漿毒素，使肝細胞恢復再生。

（資料來源：分子吸附再循環系統（Molecular Adsorbents Recirculating System, MARS）應用在肝衰竭病人之護理經驗 施瓊玉 吳美珠 陳藝娟 黃美莉 台北榮民總醫院 血液透析室）

換肝

凝血異常

出血期

活血化瘀

川七、丹參、赤芍、乳香、沒藥

此時補氣補血藥用量宜少，否則易造成皮下出血、消化道出血

急性出血期

針灸

「定針」手足三里。

依出血部位加選穴：

牙、鼻衄：合谷、尺澤

喉嚨、氣管：三陰交、陰陵泉

肛門：合谷、百會

尿道、陰道：太衝、內關、懸鍾、太溪

方藥

黃連解毒湯 乳香、沒藥、川七、大黃、側柏葉、藕節

慢性出血期

方藥

聖愈湯 乳香、沒藥、川七、黃芩、大黃

香砂六君子湯 川七、三稜、莪朮、附子、肉桂、黃芩、萊菔子

溶血（PLT低下）

加強營養。

治療方藥

補脾胃　香砂六君子湯加方

養肝血　育生血枯方、聖愈湯加方

補肝腎　腎氣丸、右歸飲加方

氣血雙補　十全大補湯加方 乾薑、附子、肉桂、黃芩

藥物加減

GOT,GPT升高

丹參 日久改用黨參、人參

大青葉、板藍根、北柴胡

何首烏、菟絲子、五味子、當歸、枸杞、黃精

BUN,Cr昇高

蒲公英、忍冬藤、丁豎朽

（抑制腎微細血管內皮發炎、栓塞與腎小管的再吸收。）

茯苓、澤瀉

（抑制腎小管的再吸收。）

加補氣、補陽藥

（增加腎動脈供血量。）

Bil.昇高

大黃、梔子

高血糖

黃連、桑白皮、石膏、知母、山藥

低血糖

龍眼乾、大棗、甘草 、糖

中醫治療思惟

美國精神醫學會頒布的「精神疾病的診斷與統計手冊第五版」（DSM-V）以物質使用疾患（substance use disorder）概括濫用與依賴兩種概念。藥物使用相關的精神生理問題，是由剛接觸物質的嘗試性使用，發展到濫用或者有害使用。隨著使用物質的時間漸長，造成使用者的神經生理產生變化而出現耐受性與戒斷症狀，因而產生身體與心理的依賴狀態——成癮（addiction）。目前認為成癮是一種腦部的慢性疾病，容易復發，需要積極的治療。

流行病學研究及心理分析學說指出，成癮者常為憂鬱的情緒困擾，為消除不愉快的情緒與焦慮的產生，而陷入藥物濫用的困境。從中醫學的病因病機觀點，情志因素導致氣機鬱滯不暢，肝氣疏泄失常，繼而影響其他臟腑的功能，使全身氣血的產生或輸布障礙，氣血陰陽失調，出現痰蘊、化火、氣虛、氣滯、血瘀等病理現象。疾病早期，多實證，痰蘊、化火、氣滯、血瘀，日久則脾腎功能低下，氣虛、血虛或氣血兩虛，脾陽虛、腎陽虛或脾腎兩虛，五臟之傷，久必及腎，造成全身性的影響。

病例求診時，主訴短期記憶力差，容易疲累、煩躁，難入睡，常須藉助藥物入眠，治療方劑包括健瓴湯、半夏天麻白朮散、育生補陽還五湯等，或合方加減，每日一劑，症狀逐漸獲得改善。

一、健瓴湯

健瓴湯出自《醫學衷中參西錄》，其組成藥物為山藥、懷牛七、代赭石、生龍骨、生牡蠣、生地黃、生芍藥、柏子仁、生鐵落。病例停服搖頭丸多年後，仍為睡眠障礙，情緒憂鬱、躁擾，頭痛，頭暈所苦，也是促使病人積極就診的重要因素。

中醫學指出：情志抑鬱，擾亂氣機，肝氣疏泄失常，肝陽上亢，出現頭目、眩暈，目脹、耳鳴，心悸、健忘，急躁、易怒，心神不寧，失眠、多夢，過動多言，控制能力差，注意力不集中等症狀。肝腎同源，陰精虧損，水不涵木，健瓴湯含鎮肝熄風，滋養陰液，重鎮潛陽、養血安神藥物，能平肝潛陽，寧心安神，使肝陽得平，內風得熄，心神安守，諸症緩解。現代醫學認為本方能降血壓，鎮靜，安眠，抗驚厥，抑制神經、肌肉的興奮性，抑制骨骼肌的顫搐反應，改善血液循環。

睡眠障礙，隨症化裁方藥：

眼瞼蒼白、面色白、舌淡紅，天王補心丹

肝鬱氣滯，出現憂思、胸悶、梅核氣等症狀，半夏厚朴湯

睡眠障礙且出現皮下出血、消化功能低下，歸脾湯

煩躁不安、五心煩熱、盜汗、舌無津，黃連阿膠湯

心腎不交

坐著呵欠頻頻、嗜睡、臥卻不能眠，健瓴湯、黃連、白芍

多思慮、形寒肢冷，健瓴湯、交泰丸合方

怕事、事事先擔心受驚，屬膽氣不足，健瓴湯、乾薑、附子

肝鬱化火，心身症，健瓴湯、四逆散合方

頭如蒙，脈滑、舌紅苔膩，健瓴湯、溫膽湯加黃連

胃氣不和 健瓴湯、半夏秫米湯

虛煩不眠 健瓴湯、酸棗仁湯合方

夜驚 健瓴湯加蟬蛻

血瘀症狀 健瓴湯、血腑逐瘀湯合方

臟躁 健瓴湯、甘麥大棗湯合方

煩躁、便秘、口穢，陽明實熱，健瓴湯、桃仁承氣湯合方

二、半夏白朮天麻散

半夏白朮天麻散，出自《脾胃論》，補脾燥濕，化痰息風。其組成為黃柏、乾薑、天麻、蒼朮、白朮、白茯苓、黃耆、澤瀉、人參、炒神曲、陳皮、半夏、麥芽。

服用MDMA，導致急、慢性的血清素症候群（serotonin syndrome），臨床表現包括：頭暈、頭痛、暈眩、倦怠、昏厥感、噁心、嘔吐、失眠、感覺異常、視力模糊、意識變化、譫妄、躁擾、肌陣攣（clonus）、下肢反射增高、冒汗、發抖、腹瀉、平衡感喪失與體溫昇高。MDMA的娛樂

劑量與中毒劑量範圍是互相重疊的，當使用者在高亢（high）的時候，同時也冒著中毒的危險，尤其是狂歡後出現的失落感（crash），繼而出現情緒憂鬱，睡眠障礙，甚至神經功能減退，大腦萎縮。中醫學認為服用MDMA，使氣機鬱滯，使臟腑失調，血瘀、痰結、食積、火鬱，隨之而生。病例神識清楚，臨床症狀表現：語音低微、互動淡漠，倦怠乏力，舌苔白膩、口穢，屬痰濁為病。脾腎陽虛，水濕痰濁停聚；致使氣機阻礙不暢。半夏白朮天麻散，方中半夏燥濕化痰，降逆止嘔，消痞散結；天麻質潤多液，能養血、平肝、息風、祛風止痛;黃耆甘溫，瀉火補氣；人參甘溫，瀉火、補中、益氣；二朮，苦、溫而甘，除濕、補中、益氣；澤瀉、茯苓，利水濕；陳皮苦溫，理氣、調中、升陽；神曲消食、理氣、和胃；麥芽，助胃氣；乾薑辛熱，溫中、散寒、燥濕；黃柏，苦大寒，防燥熱內生。《醫略六書》稱此方溫涼並濟，補瀉兼施之劑。病例常規服用，臨床症狀日漸改善。

三、育生補陽還五湯

搖頭丸中毒的臨床表現主要以神經系統和循環系統的症狀為主。MDMA會阻止腦中血清素（serotonin）在神經末稍的回收，使血清素不斷堆積在神經突觸間隙，而放大血清素的效用。當血清素被耗盡後，用再多MDMA都無法產生效果。長期藥物濫用，大腦產生病變，影響腦部功能，使個人的情緒、思考及行為舉止異常，擾亂氣血運行，氣逆亂，血瘀滯，或損及五臟，耗傷氣血，致氣滯血瘀、氣虛血瘀、寒凝血瘀。組織器官需要穩定、良好的血液循環，才得以發揮正常的功能，進行修復。育生補陽還五湯，主益氣活血、祛瘀通絡；益氣主要在活血化瘀通絡而不傷正，去地龍加銀杏葉，加強活血祛瘀通絡的作用。

四、扶正解毒

本臨床病例以健瓴湯，滋養肝腎、養陰息風；半夏白朮天麻散，補脾胃，化痰濕，定虛風，溫涼並濟，補瀉兼施；育生補陽還五湯，溫經通陽、益氣活血、祛瘀通絡。病例服藥後，整體情況穩定改善，應對漸有耐性，注意力較能集中，酒後思睡，少與人衝突，考慮出國進修。這是中醫扶正祛邪解毒的治療思惟體現。

結語

一、由本臨床治療觀察發現，經西醫診斷合併中醫辨病、辨證治療，對搖頭丸中毒後遺症的防治，確實提供正面且具有療效的治療方向，值得中西醫學界共同合作。

二、藥物濫用成癮，對健康的傷害相當嚴重而且無法預期。藥物倚賴、濫用成癮，有其複雜的生理與心理因素，是一種易復發的慢性疾病，需要多團隊合作。

三、中醫藥相關治療，方法和藥物豐富而多元，只是相關的探討和研究尚少。期盼本文能起拋磚引玉的作用，更多相關研究人員投入，中西醫結合，使藥物濫用如搖頭丸中毒後遺症的預防和治療更趨完善。

～參考文獻～

（1） 顏君霖譯 圖解神經醫學及神經外科學5/e. 台灣，台北 合記書局 2012/11. P.534-535

（2） 張楊全著 神經科案例教材 台灣，台北 合記書局 2005. P.18-20

（3） 鐘文耀譯 臨床案例神經科學 台灣，台北 合記書局 2013. P.312-314

（4） 哈里遜內科學,15/e. 台灣，台北 合記書局 2007. P.3179-3182，P.3191-3200.

（5） 蘇純閨編譯 藥理學 台灣，台北 合記書局 2001. P.577-590.

（6） 鄭隆賓總編譯 ICU急症醫學 Paul L.Marino, MD, PhD, FCCM. The ICU Book 3rd ed. 台灣，台北 合記書局 2009/7/10. P.697-707.

（7） 孔繁鐘 精神醫學入門講座（一）腦、心靈、精神疾病 台灣，花蓮 玉里醫院 2012/3/22

（8） 李政育 吳哲豪 中暑-中西醫之探討 2013/9/27

（9） 吳家兆 熱中暑之生理機轉及預防

（10）施純全 黃碧松主編 台灣中醫精神醫學 臨床治療匯編 台灣，台北 台北市中醫師公會 中華民國傳統醫學會 2005/10. P.171-173，P.255-312

（11）青少年藥物濫用問題分析-國家政策研究基金會 https：//www.npf.org.tw/3/4293

Abstract

The Chinese Medical treatment for sequela of 3,4-methylenedioxy-methamphetamine (MDMA) abuse -A Case Report (Summary)

Objective：

3,4-methylenedioxy-methamphetamine (MDMA) abuse leads toaddiction and poisoning, however,in historical Chinese medical literature, few specific medical term such as MDMA or drug abuse was mentioned. According to the clinical etiology, symptoms and signs,thesequela of MDMA abuseis approximate toopiumism,which is discussed widely inChinese medicine. In this case report, a patient with MDMA abuse history was treated by Chinese medical therapy on the foundation of the philosophy of opiumism treatment recorded in traditional Chinese medical literatures.

Method and Material：

A 35 year-old male had suffered from asequela of 3,4-methylenedioxy-methamphetamine (MDMA) abuse..The MDMA to be taken for two years about ten years ago. Then he suffered from insomnia,poor memory, lethargy irriabtility, restlessness,being negative about wok and life,etc.After conservative treatment of Western Medicine, the signs and symtomsremains.The patient, therefore, called our clinic for Chinese medical treatment. Depending on his clinical presentations, different dosages of combination of Jian-Lin Tang（健翎湯）Banxiz-tianma-Baizhu Powder（半夏天麻白朮散） and Bu-Yang Huan-Wu Decoction（補陽還五湯） were regularly given.

Result：

After taking the prescription for 7 days, the patient sleep well at night but not sleep pilland more energy. Taking the prescription for 30 days, he felt memory and response ability getting improved. Taking the prescription for morethan six monthes , the patien felt much better,moreenergy,getting sleep well at night,being positive about work and life. He felt himselfalmost recovered from thesequela of MDMAabuse and was able to resume studing to U.S.A

Conclusion：

We think that clinical-dependent varying-dosage combinations of Jian-Lin Tang（健翎湯）, Banxiz-tianma-Baizhu Powder（半夏天麻白朮散）and Bu-Yang Huan-Wu Decoction（補陽還五湯）may both play important roles on replenishing energy, improving blood circulation and breaking down stagnation, by which effectively enhance and enliven the activity of cerebrum as well. Further advanced clinical and basic researches on these Chinese agents could be worthy performed.

Key words：

3,4-methylenedioxy-methamphetamine (MDMA) abuse Jian-Lin Tang（健翎湯）Banxiz-tianma-Baizhu Powder（半夏天麻白朮散）Bu-Yang Huan-Wu Decoction （補陽還五湯）

CASE

9

失智症

案例9

失智症（Dementia）

摘要

失智症是腦部疾病，疾病導致思考力和記憶力長期進行性的退化，同時情緒、語言問題、以及行動能力下降，也使個人日常生活功能受到影響，情緒、語言問題，以及行動能力下降，但意識未受到影響。目前失智症原因尚不明，無法治癒。失智症臨床症狀表現多樣化，與中醫古籍記載的「癲」、「狂」、「痴呆」……等類似。

本文主要藉由臨床失智症實例，探討中醫對失智症病患相關臨床觀察及治療研究。以中醫辨證論治為治療理論基礎，施與傳統中藥煎劑治療，治療方劑包括十全大補湯、右歸飲、半夏天麻白朮散和補陽還五湯，合併苦寒藥方(如黃連解毒湯)，方劑及劑量隨症化裁加減。結果發現，經中醫施治後，確能明顯改善失智症病患之臨床症狀，使病情穩定改善。

關鍵字：失智症、腦部疾病、十全大補湯、右歸飲、半夏天麻白朮散、補陽還五湯。

前言

失智症是常見的大腦疾病，好發於年長者，發病後會逐漸影響患者的思考、記憶及控制能力，造成行為、反應及個人自理功能退化。年齡是失智症最大的危險因子。台灣的人口老化快速，推估2050年台灣老年人口將超過三分之一，高達35%。

失智症患者從發病到死亡一般病程約8到10年，部分可長達15年甚至20年。目前對失智症仍無特效藥，僅能以藥物，職能等治療，稍減緩早期病人病情惡化的速度而無法治癒。發病後的治療，則以維持病患生活品質、減少照顧者壓力、穩固病患的認知功能、保持病患現有最大的能力、治療病患的情緒及異常行為問題，為主要目標。

失智症患者生活起居皆須仰賴他人照顧，帶給家庭、照顧者相當沈重的身心負擔。失智症的預防與治療是一個嚴肅的課題，瞭解失智症、治療失智症，預防失智症，需中西學界共同努力，盼能早日給予病人最好的治療與照護。

流行病學研究

根據國際失智症協會（ADI）2019年全球失智症報告

估計全球有超過5千萬名失智者，至2050年預計將成長至1億5千2百萬人。
每三秒就有一人罹患失智症。

台灣失智症流行病學研究

失智症之類型

在社區中
阿茲海默氏病（Alzheimer's disease，AD）約佔50%
血管型失智症（Vascular dementia，VaD）約20～25%
混合型失智症約5～10%。

盛行率及人口數

依據衛生福利部（民國100年）委託台灣失智症協會進行之失智症流行病學調查結果，以及內政部民以民國109年12月底內政部人口統計資料，以及五歲分年齡層失智症盛行率計算——
台灣於民國109年12月底65歲以上失智人口有291,961人。
45～64歲失智症盛行率
依據挪威2019年研究為千分之1.6，估算台灣45～64歲失智症人口有11,310人。
推估民國109年12月底台灣失智人口共303,271人，佔全國總人口1.29 %，亦即在台灣約每77人中即有1人是失智者。

五歲分年齡層失智症盛行率

年齡（歲）	65～69	70～74	75～79	80～84	85～89	≧90
失智症盛行率（%）	3.40	3.46	7.19	13.03	21.92	36.88

失智症與正常老化的區別

老化	可能突然忘記某事，但事後會想起來。 做記憶測試，可能會無法完全記住測試中的物品。
失智	對於自己說過的話、做過的事，完全忘記。 無法記住記憶測試中的物品，甚至完全忘記自己做過測試。

（資料來源：邱銘章、湯麗玉，失智症照護指南，2009，原水文化）

高齡者的老化現象

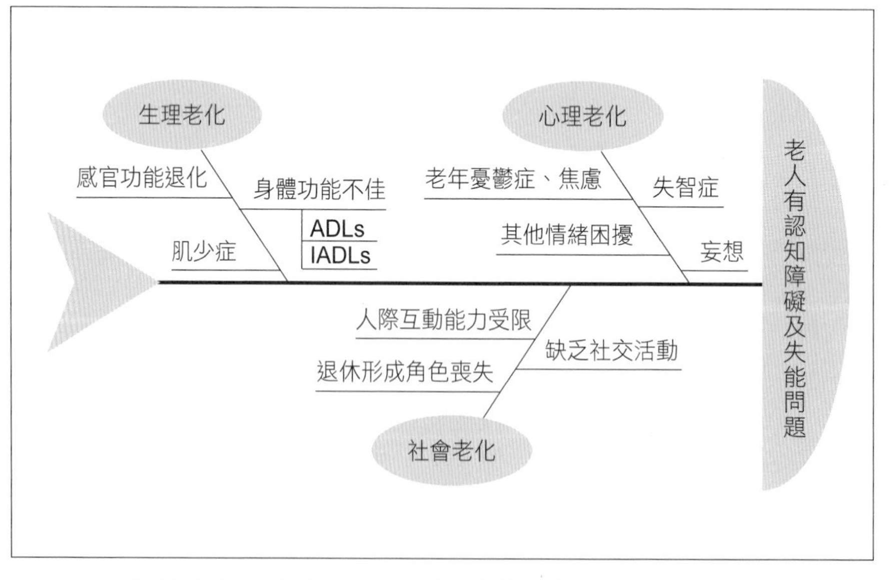

（圖片來源：失智症認知促進及延緩失能活動方案之研究 P.10）

失智症分類

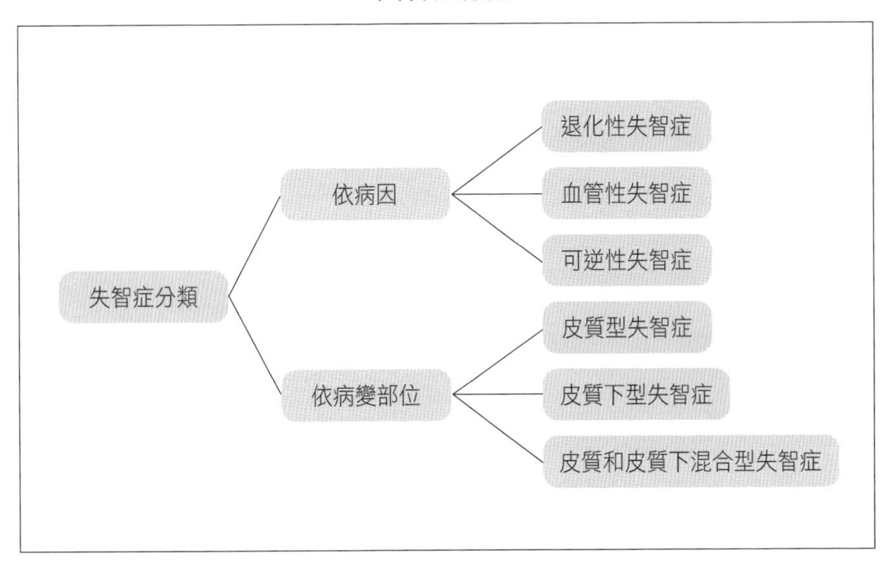

一、退化性失智症

約佔60％。可分成：

皮質型：阿茲海默氏症、路易氏體失智症、額顳葉型失智症。

皮質下型：進行性核上麻痺、杭丁頓氏症。

1.阿茲海默氏症（Alzheimer's disease，AD）

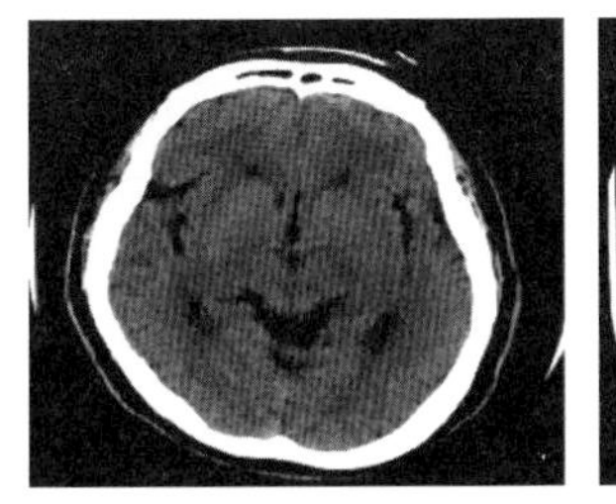

正常的腦部斷層

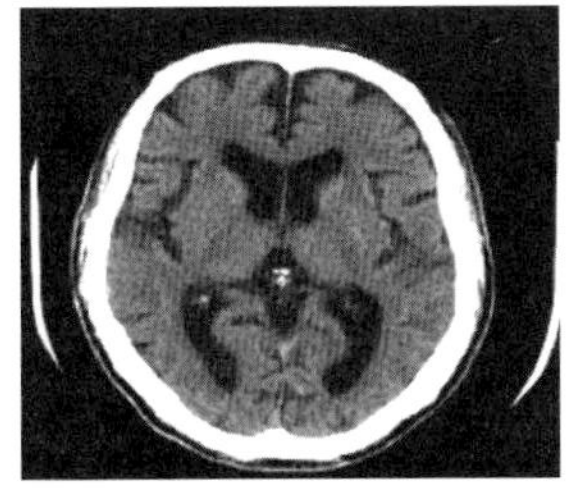

萎縮腦（阿茲海默症）

（王培寧 國立陽明大學醫學系教授 台北榮總神經內科主治醫師）

好發年齡	約在40～90歲間，常見於65歲以上。 確定診斷後，平均約存活10年。
腦部神經細胞明顯破壞且萎縮	早期病徵主要為記憶力衰退。 初期主要以侵犯腦部海馬回為主。
致病機轉不明	**腦部解剖學發現：** 患者腦部的病理變化在大腦上皮層、海馬回、杏仁核，以及某些下皮層神經核的神經細胞大量死亡，合併鄰近的膠質細胞增生。 **神經細胞的流失合併三項電子顯微鏡下的組織受損：** 腦細胞外的神經斑塊（senile plaque） 血管類澱粉病變（amyloid angiopathy） 腦細胞內的神經纖維纏結（neurofibrillary tangles） 為主要病理特徵。
阿茲海默氏症的原因目前尚不明	晚發作，散發型阿茲海默氏症約90%。 研究發現阿茲海默氏症與脂蛋白ApoE4基因突變有關。 ApoE4基因突變，導致更多的β-類澱粉蛋白存留，同時使β-類澱粉蛋白聚積成纖維狀而不利於微小膠質細胞的清除。 早老素1（第14對染色體），早老素2（第1對染色體）的基因突變，也會增加β-類澱粉前驅蛋白的產生，導致早發型的阿茲海默氏症。 早發型阿茲海默氏症約佔10%。 發生於50歲以前，大都為家族性的遺傳。 唐氏症大多40歲前就會發生AD。
診斷	根據臨床特徵加上病理特徵。 臨床檢查、簡易心智量表、神經心理檢查確認。 排除其他系統性疾病及腦部病變的影響。

2.路易氏體失智症（dementia with Lewy bodies，DLB）

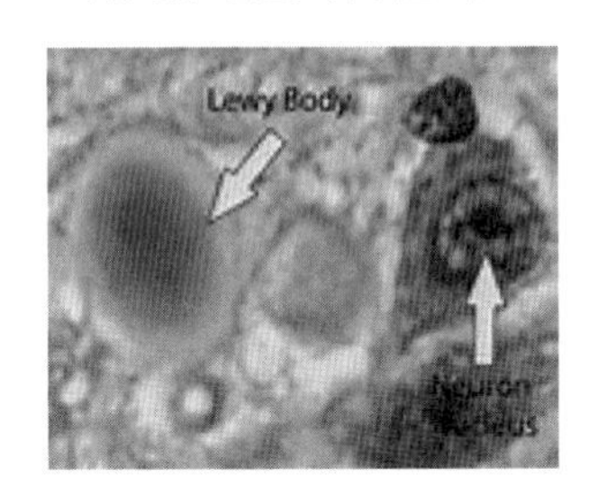

（王培寧 國立陽明大學醫學系教授 台北榮總神經內科主治醫師）

為第二常見的退化性失智症 此病通常發生在老年人，但年輕人也能罹患，男性多於女性。	約佔老年期失智患者的15%～25%。 路易氏體失智症可能單獨發生。 或合併阿茲海默氏症。 或巴金森氏症。
病理特徵	1912年神經學家Frederich Lewy首先描述一種結構異常的蛋白質被稱為路易氏體（Lewy-Bodies）。 研究發現：路易氏體失智症病患腦部的整個皮質、中腦、腦幹，都有此種異常的蛋白質沉積。
在疾病的早期	記憶力喪失的程度，可能不如阿茲海默氏症嚴重。 語言和視覺空間等技能損害，較AD的表現明顯。 可出現身體僵硬、手抖、步態不穩等巴金森氏症狀和跌倒的現象。 認知功能障礙。 出現明顯的精神症狀。

3.額顳葉型失智症（frontotemporal lobe dementia）

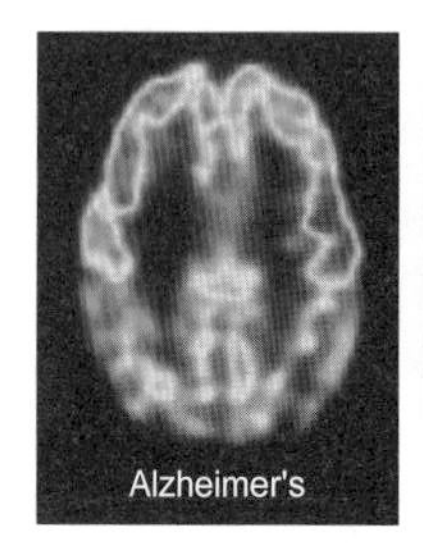

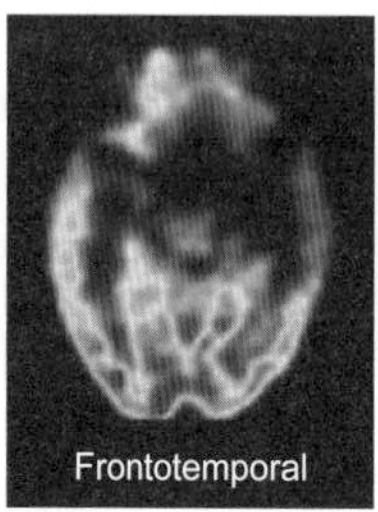

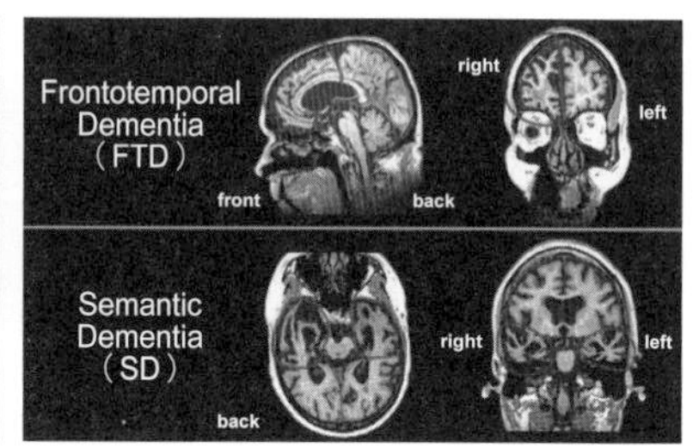

（王培寧　國立陽明大學醫學系教授　台北榮總神經內科主治醫師）

發病機制	尚不清楚。
疾病早期	出現人格變化 行為控制力喪失，常有不合宜的行為表現。 出現語言障礙。
病灶	主要是額葉和（或）顳葉萎縮。 約1/3的患者大腦呈雙側對稱性萎縮，腦皮質受累嚴重。
平均好發年齡	50歲之後。

4.其他

巴金森氏症併發
梅毒併發
愛滋病併發失智
創傷性腦損傷併發
遺傳　如Huntington's Diseas

二、血管性失智症

為失智症的第二大原因。

血管性失智症的診斷	罹患失智症。 具有腦中風的病史。 腦中風和失智症之間要有相關性。
血管性失智症分類	中風後血管性失智症（post-stroke vascular dementia）。 小血管性失智症（dementia with small vessel diseases）。
疾病的早期	常出現動作緩慢、反應遲緩、步態障礙與精神症狀。
疾病的進展	取決於中風次數的多寡和中風發生的位置。

三、可逆性失智症

由於某些疾病造成失智症，經過治療之後可能有機會恢復，屬於可逆性失智症。

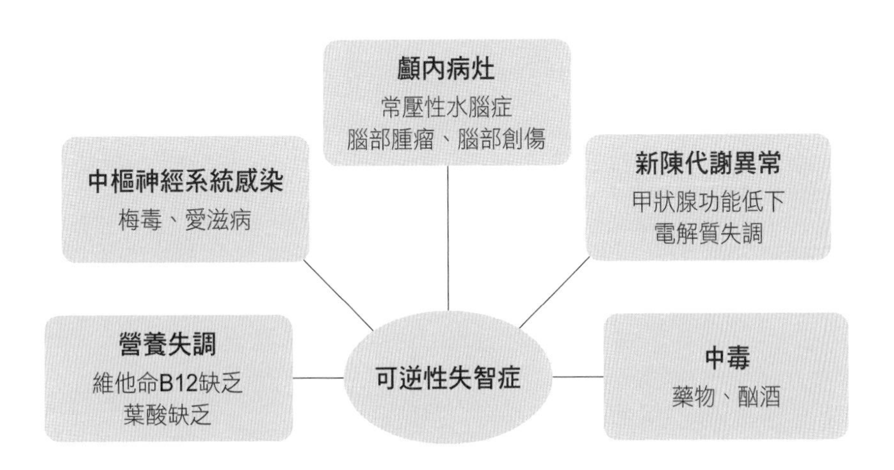

四、混合型失智症

病患會同時有兩種或以上的病因，最常見是阿茲海默氏症與血管性失智症併存。

失智症的十大警訊

美國失智症協會（Alzheimer's Association）提出失智症的十大警訊。

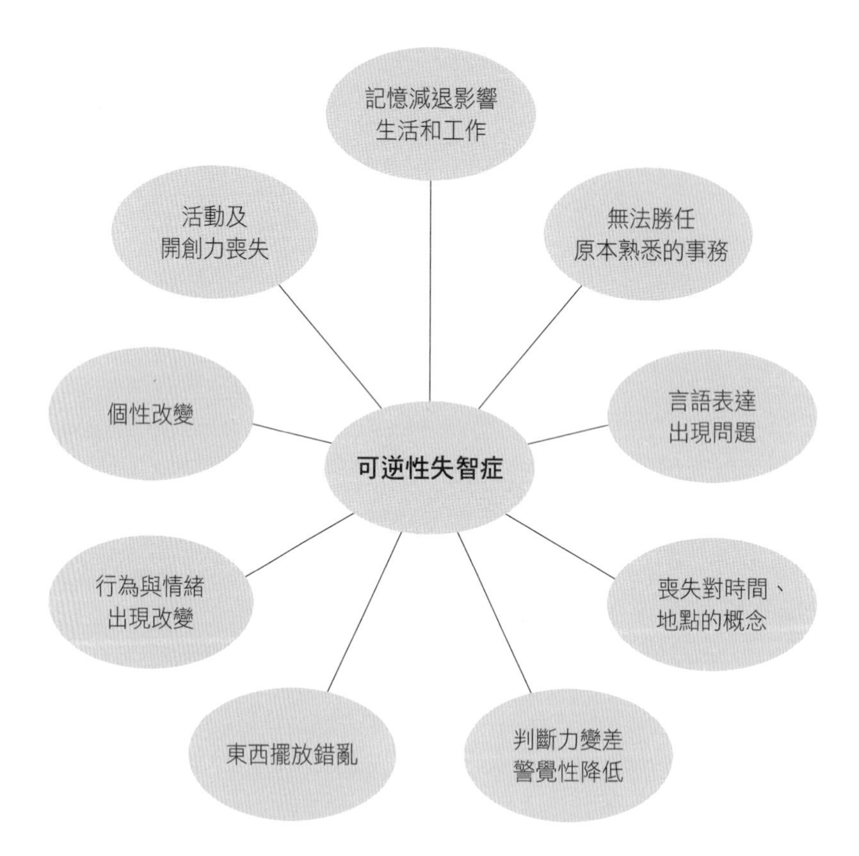

失智症臨床症狀

1.智力漸進式減退，在一～兩年內慢慢退化。

2.記憶減退，尤其是最近的事。

3.認知功能下降：

失語（aphasia）發音器官健全卻失去語言功能。

失用（apraxia）手腳運動器官健全卻失去操作某些技巧的功能。

失認（agnosia）眼耳感覺器官健全卻失去認知物品的功能。

執行功能（executive function）下降 「事情不會做了」：無法計劃、組織、構想……

4.精神行為症狀：

多疑、敏感、妄念

幻覺

錯認

行為異常

—激動不安

—遊走、迷失

—夜間混亂（日落症候群Sun-down phenomenon）

—失去克制力

—情緒失禁

失智症病程分期

根據認知能力和身體機能的惡化情況，可分成五個時期：

早期	1.病患自覺認知功能衰退，最常見的是記憶力和注意力障礙。 2.有病識感，工作能力大減。
輕度	1.日常生活中出現記憶力減退，特別是對近期的記憶十分模糊。 2.病患無病識感。 3.日常稍複雜之事物已無法處理，如：算錢、購物。 4.外出易迷路。
中度	1.日常生活需要他人協助，偶而出現「日落症候群」。 2.不合宜的穿著，要提醒才會洗澡。
中度嚴重	1.想不起自己的地址、電話，常忘記最近發生的人、事、物。 2.無法長時間單獨生活。 3.很難獨立完成煮飯、清潔及上街購物。 4.非常倚賴他人協助，面對陌生或難以處理的情境會想逃離。 5.衛生問題常需仰賴他人協助，如上廁所、洗衣、穿衣等。 6.難以完成算數減法，說話也越來越困難。 7.出現遊走、妄想等異常行為，且越來越頻繁。 8.在住家附近及熟悉的社區內也會走失。 9.時間、空間感迷失，對季節常分不清。 10.完全喪失自我照顧的能力，不會穿衣、怕洗澡。
重度	1.基本運動功能也逐漸喪失，可能出現大小便失禁、吞嚥困難、無法自我進食；行走困難常需要藉由輪椅行動，甚至臥床。 2.無法辨識家人、朋友及熟悉的事物。 3.語言能力 ・常出現語言重複、自創。 ・極重度患者甚至失語，只能發出咕嚕聲。 4.失控、脫離現實，會出現妄想的行為。 5.無法從一數到十，對大部分事情失去理解力及判斷力。出門就找不到回家的路。 6.出現強迫行為，在公共場所情緒失控，從不語、不會做、不會笑，以致完全癱瘓。

（資料來源：成大醫院失智症中心）

失智症診斷

- 病史
- 臨床症狀
- 神經學檢查
- 影像學檢查
- 心智功能評估
- 簡易心智量表（Mini-Mental State Examination；MMSE）評估。

簡易心智量表（Mini-Mental State Examination；MMSE）

階段	智能測驗說明	症狀說明	平均期間	退化程度
一	(MMSE：29-30)	正常		成人
二	(MMSE：29)	正常年齡之健忘，與年齡有關之記憶障礙(忘記東西放置的地方及某些字，減少注意力)		成人
三	輕度 神經認知 功能障礙 (MMSE：25)	降低從事複雜工作之能力及社會功能(例如：完成一件報告)		年輕之成人
四	輕度 阿茲海默氏 失智症 (MMSE：20)	計算能力下降(100-7, 40-4) 無法從事複雜活動(個人理財、料理三餐、上市場) 注意力、計算及記憶障礙(近期為主)	2年	8歲～ 青少年
五	中度 阿茲海默氏 失智症 (MMSE：14)	計算能力明顯下降(20-2) 失去選擇適當衣服及日常活動之能力 走路緩慢、退縮、容易流淚、妄想、躁動不安	1.5年	5～7歲

六	中重度 阿茲海默氏 失智症 （MMSE：5）	無法唸10-9-8-7…… 需他人協助穿衣、洗澡及上廁所 大小便失禁，躁動不安，降低語言能力	2.5年	5～7歲
七	重度 阿茲海默氏 失智症 （MMSE：0）	需依賴他人持續照顧 除叫喊外無語言能力 無法行走，行為問題減少 增加褥瘡、肺炎及四肢攣縮之可能性	‧MMSE從23（輕度）→0約6年 ‧每年約降3～4分 ‧MMSE到0後可平均再存活2～3年	4週～15個月

失智症預防與治療

預防

研究發現：

＊能延緩失智症晚2年發生，則整體失智症的盛行率會減少20%。

＊能延緩5年，則整體失智症的盛行率會減少50%。

＊預防之道就是增加保護因子，避開危險因子。

運動

規律的運動可以刺激生長因子的合成，有助於神經細胞的存活。

運動也可以減少血管硬化，因而降低大腦受損的危險性。

持續學習，保持大腦細胞活化

人際互動

對大腦活化很有幫助，規律的社交活動，尤其是相互關懷支持。

飲食

地中海飲食被證實可降低心血管疾病的風險，也可降低阿茲海默症發病的相對風險。

建議多攝取蔬果、豆類、未精製穀類、橄欖油。

適量飲酒，不建議喝酒。

從飲食中多吸收維生素。

減少毒物的接觸與暴露

減少心血管危險因子

預防和治療高血壓、高膽固醇、糖尿病、戒煙、戒酒、憂鬱症。

治療

目前對失智症仍無特效藥，藥物以治療精神行為為主。

發病後治療的主要目標

維持病患生活品質

減少照顧者壓力

穩固病患的認知功能

保持病患現有最大的能力

治療病患的情緒及異常行為問題

藥物治療

一、病因性治療

1.阿茲海默氏症

目前仍無有效控制藥物或方法。

2.血管性失智症

針對血管性危險因子，如高血壓、糖尿病、高血脂之治療及抗血栓治療。

3.找出可逆性病因，針對病因治療。

二、促進認知功能藥物治療

初期 乙醯膽鹼酶抑制劑（Acetylcholinesterase inhibitor, AchEI）

藥物有愛憶欣（Aricept）、憶思能 （Exelon）、利憶靈（Reminyl）等。

配合抗精神病藥物。

服藥約8～12週即能有效改善認知功能。

適用於輕、中度的阿滋海默症。

可減緩其攻擊、迷路、日夜顛倒等精神行為，情緒也能獲得控制。

中期 行為及情緒症狀治療

90%以上的失智患者會出現行為或情緒問題，適度使用抗憂鬱劑、情緒安定劑及抗精神藥物可改善其症狀，減少病人與照顧者的困擾。

Memantine可以用來治療中重度以上的患者。

Memantine屬於非競爭性NMDA接受體的阻斷劑。

可能的副作用：不安、跌倒、失眠、腹瀉、尿失禁。

疾病末期

此期病人常沒有反應或毫無理解力，不識人。

需旁人餵食，或吞嚥困難，可能需用鼻胃管。

大小便完全失禁。

長期臥床，不能坐也無法站立，全身關節攣縮。

腦部病變常不是導致患者死亡的直接病因，多半因感染或其他內科疾病死亡。

非藥物治療

熟悉的人、事、物及環境的調整、活動的安排、溝通方式的改變、懷舊、亮光、按摩、音樂、寵物、園藝……等照顧方法，也能改善失智患者行為情緒症狀。

併發症

失智症病程末期，患者多半死於感染或其他內科疾病，腦部病變並不是導致患者死亡的直接病因。

末期病患常因下列情況常導致病情急劇轉變、惡化：

① 電解值不平衡
② 急性疼痛
③ 嚴重呼吸困難
④ 惡性腸阻塞
⑤ 嚴重嘔吐
⑥發燒，疑似感染
⑦癲癇發作
⑧急性瞻妄

案例9

退化性失智症中醫治療探討

74歲的女性病患，2005/3/9因脊椎壓迫性骨折就診。

據訴1990年先生過世後獨居。2001年起漸出現輕度遺忘等退化現象。2003年夏天，數次出門後不知如何返家；約2005年起，心智功能明顯的持續衰退，日常生活逐漸無法自理，鎮日自言自語，漸不識家人。

病人平時身體健康，先前無高血壓、糖尿病、心臟病、肝病、酗酒、濫用藥物及其他病史。失智症家族史不明。歷年定期全身健康檢查均無異常發現。

影像學摘要

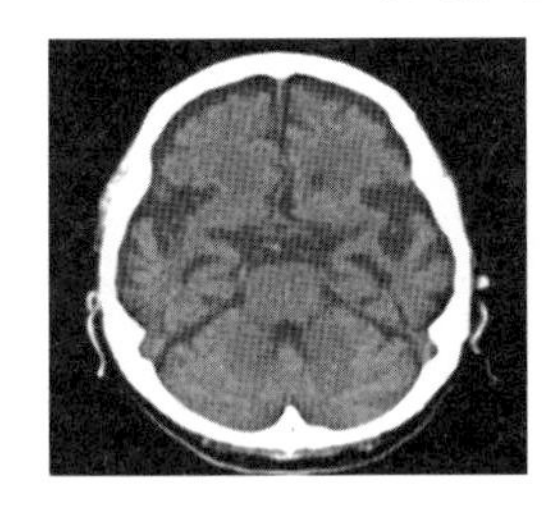
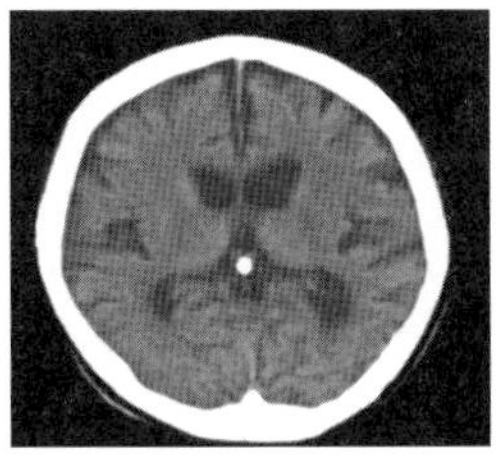

病程	
2001年	出現輕度遺忘等退化現象。
2003年夏天	數次出門後忘了回家的路。
2005年	明顯的心智功能持續衰退，漸不識家人，日常生活無法自理。平日常見症狀： 自言自語，步態失調，時而唱歌、時而哭泣，嘆息、咳唾。 睡眠日夜顛倒，譫妄(delirium)，循衣摸床，有抓握反射(grasp reflex)、吮吸反射(suck reflex)、努嘴反射(pout reflex)等現象。
2005/3/9	脊椎壓迫性骨折。 **治療方劑** 十全大補湯與右歸丸合方
2005年11月某日	半夜跌倒。

2005/12/27	右側偏癱，於台北榮總檢查，發現硬腦膜下血腫，遂行鑽孔引流（burr-hole）治療。 **常規治療方劑** 育生補陽還五湯、半下天麻白朮湯合方，佐清熱通腑藥物
2006/4/10	連續多日口出穢言、漫罵、暴力、拆物、不眠、如狂，躁擾不安等症狀。 脈數，大便二日一行，口穢，舌紅無苔或薄黃苔。 **治療方劑** 黃連解毒湯加方
2011/4/5	進食緩慢、量少，排便量少，睡眠不安，活動力變差，發出呻吟聲。 叩診發現腹脹現象。 腹部X光檢查，發現大量糞便積滯，灌腸後，排出大量糞便，病人安靜入睡。
2012年4月	首次癲癇大發作。檢查發現尿路感染。 院方建議常規用藥以控制癲癇發作，但家屬未接受，予病人續服中藥。
2013年夏天	再次發生癲癇大發作。 檢查發現：血中蛋白、血鈉偏低。 家屬仍予病人續服中藥，並注意飲食營養，情況穩定，癲癇未再發作。
2015/4/8	髂動脈阻塞，院方給予Urokinase治療，但引起多發性出血。 **中醫治療** 育生補陽還五湯加方。病情趨於穩定。

結果

1.脊椎壓迫性骨折，治療方劑為十全大補湯與右歸丸合方，疼痛改善。

2.情緒障礙、躁擾如狂，治療方劑為黃連解毒湯加方，症狀快速穩定。

3.尿路感染，治療處方為龍膽瀉肝湯、八正散合方加減。

4.常規服用半夏天麻白朮散、育生補陽還五湯合方，佐清熱通腑藥物，加全蠍、蜈蚣、白殭蠶，癲癇未再發作，症狀持續穩定。

5.髂動脈阻塞，院方給予Urokinase治療，但引起多發性出血。
中醫治療：育生補陽還五湯加方，病情穩定。

6.2015/4/23因多重器官衰竭過逝，病程15年。

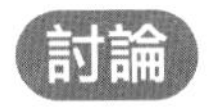

中醫對失智症的認識

中醫古籍

古籍文獻中未見失智症的病名。將相關的文獻記載分析歸納，根據失智症臨床症狀表現，與中醫古籍記載的「癲」、「狂」、「臟躁」、「百合病」、「癡呆」、「健忘」、「文癡」、「武癡」等最為相關。

明・張景岳《景岳全書・癲狂癡呆》：提出病名、病因、臨床表現、分類。

病名、病因

「癡呆證，凡平素無痰而或以鬱結，或以不遂，或以思慮，或以疑貳，或以驚恐而漸致癡呆。」

臨床表現

「……言辭顛倒，舉動不經，或多汗，或善愁，其證則千奇萬怪，無所不至……」

脈象

脈或弦或數，或大或小，變易不常，此其逆氣在心，或肝膽二經氣有不清而然，但察其形體強壯，飲食不減，別無虛晚等證…

分類

「然此證有可癒者，有可不癒者，亦在乎胃氣元氣之強弱，待時而復，非可急也。」

清・王清任《醫林改錯》

「小兒無記性者，腦髓未滿，高年無記性者，腦髓漸空。」

中醫病因、病機

大部分的失智症病因與發病機制尚不明。愈來愈多的研究發現失智症的病因與基因突變、免疫反應、金屬離子、病毒感染等因子，均有其相關性；失智症的發病機制研究提出一些分子機制假說，並與炎症反應、氧化應激，神經傳導介質代謝障礙，如膽鹼能神經遞質ACh、谷胺酸（Glutamate）、NE、PNMT、5-HT等，及金屬離子銅、鐵、鋁、錳參與等機制相關。

大腦解剖學發現：阿滋海默氏症病患，腦部的病理變化是在大腦上皮層、海馬回、杏仁核，以及某些下皮層神經核的神經細胞大量死亡，合併鄰近的膠質細胞增生。顯微鏡下，神經細胞的流失合併有三項的病理組織受損：腦細胞外的腦神經斑塊，血管類澱粉樣病變，及腦細胞內的神經纖維纏結。

由失智症的臨床症候及上述研究，根據中醫學理論，可將失智症的病因、病機歸納如下：

一、先天禀賦異常

失智症的病因與基因突變有其相關性。ApoE4基因、Tau基因、類澱粉樣蛋白前驅物（APP）基因、早老素1、早老素2……等基因突變，導致Aβ類澱粉的沈積增加、類澱粉血管病變、影響神經元細胞的穩定、修復與死亡、神經纖維纏結，增加發生阿茲海默氏症的風險與降低發病的年齡。

二、髓海不足

失智症是腦部疾病。發病後會逐漸影響患者的思考、記憶及控制能力，造成行為、反應及個人自理功能退化。

中醫學理論指出：髓海匯聚於腦，腎精充足則腦得充養，腦得發揮神明之用。

《靈樞・海論》：「髓海不足，則腦轉耳鳴，脛酸眩冒懈怠安臥。」

髓海空虛無法生髓補腦，靈機記憶功能減退，精神恍惚健忘，語言顛倒；日久必導致靈機呆鈍、失統，陰陽離決，形成癡呆、顛、狂、癇。

三、肝腎陰虛

肝腎同源。腎陰不足致肝陰不足；肝陰不足，必使腎陰虧損。

肝藏血，腎藏精，精血互相化生。久病及腎，情志內傷，精血不足，損傷肝腎之陰。

肝藏魂。精血虧虛，則無以養腦，致思惟、記憶、語言等功能衰退，日久發為癡呆。

四、心脾兩虛

久思積慮，或耗傷心脾，或肝鬱疏泄不利，尤其是老年人、痼疾者，常引發心脾兩虛。

心虛者心無所主，脾虛則無法正常化生氣血。

心脾兩虛，心神失養，致神志失聰，日久發為癡呆。

肝鬱疏泄不利，致脾失健運，精、氣、血、津液，化生匱乏，無法上乘養腦，心智功能日漸退化低下。

五、脾腎虧虛

脾腎虧虛，水谷精微運化失常。

氣血生化乏源，致腦失所養，神明失用。

腎精不足，腦髓不充，發為神昏健忘，呆滯、遲鈍。

六、痰濁阻竅

老年人常因脾失健運，水濕不化，痰濕內生。

飲食無度，多食肥甘，易痰濁內生。

情志不暢，肝鬱化火，內熱由然而生。

腎陰虛火旺，灼津傷液為痰。

或三焦氣化不利，水道受阻，水濕停聚。

凡此，終致痰濁壅盛，蒙蔽清竅，而發癡呆。

七、氣滯血瘀

老年、久病、氣血虛衰。

氣血運行不暢，血瘀腦絡。

腦神失養，神明漸衰，致精神智力低下癡呆。

中醫治療

髓海不足證

證候 頭暈耳鳴，記憶力、計算能力、判斷力、定向感、抽象思考能力、注意力等各方面的明顯退化，懈怠思臥，神情呆滯空洞，辭不達意，齒枯髮焦，腰骨酸軟，步履蹣跚維艱，舌瘦色淡，苔薄白，脈沉細弱。

治法 補腎填精，益髓養神

方藥 七福飲加減

肝腎陰虛證

證候 表情遲鈍，目少神，沉默寡言，記憶力衰退，伴有形體消瘦，頭暈目眩，腰膝酸乏，顴紅盜汗，重聽或耳鳴如禪，步履維艱，筋惕肉 ，毛甲無華，舌體瘦小，舌質紅，少苔或無苔，脈沉細弦或沉細弱。

治法 滋陰養血，補益肝腎。

方藥 六味地黃丸加味。

心脾兩虛證

證候 神情呆滯，沉默寡言，記憶力衰退，失認，神疲乏力，心悸氣短，失眠多夢，面色蒼白，體瘦納呆，頭暈耳鳴，記憶力、計算能力、判斷力、定向感、抽象思考能力、注意力等各方面明顯退化，懈怠思臥，辭不達意，齒枯髮焦，腰骨酸軟，步履蹣跚維艱，舌瘦色淡，苔薄白，脈沉細弱。

治法 補益心脾，養血益髓。

方藥 歸脾湯加減

脾腎虧虛證

證候 表情遲鈍，目少神，沉默寡言，記憶力減退，言語含糊不清，辭不達意，腰膝酸軟，肌肉萎縮，食少納呆，氣短懶言，流涎；或四肢不溫，腹痛喜按，清晨泄瀉，舌質淡白，舌體胖大，苔白或舌紅苔少，脈沉細弱，尺尤甚。

治法 補腎健脾，益氣生精。

方藥 還少丹、金匱腎氣丸合方加減

痰濁阻竅證

證候 神情淡漠呆滯，反應遲鈍，記憶力減退，形體肥胖，或哭笑無常，喃喃自語，或鎮日不語，不思飲食，脘腹悶脹或痛，痞滿，口多涎沫，頭重如裹，舌質淡滑，苔白膩，脈濡細。

治法 豁痰開竅，健脾化濁。

方藥 滌痰湯加減

氣滯血瘀證

證候 神情淡漠呆滯，反應遲鈍，言語不利，善忘，易受驚恐，或思惟異常，行為怪異，伴肌膚甲錯，口乾不欲飲，目晦黯，舌質黯或有瘀點，瘀斑，脈細澀。

治法 活血化瘀，開竅醒腦。

方藥 通竅活血湯加減

失智症為「失神」、「神亂」，是「心」（腦）的病理狀態。

失智症（Dementia）臨床症狀表現不只是記憶力的減退，同時出現認知功能障礙，包括有語言能力、空間感、計算力、判斷力、抽象思考能力、注意力等各方面的功能退化，也可能出現干擾行為、個性改變、妄想或幻覺等症狀。

中醫學指出：

心藏神，主神明，為君主之官，情志活動總屬於心（腦）而分屬五臟。

「神」，包括人體的精神，思惟和情志活動。

失智症臨床症候群，包涵「失神」、「神亂」。

失神	精神萎靡、神識朦朧、昏昏欲睡、聲低氣怯，神情呆滯、應答遲緩、目暗睛迷，甚至手撒尿遺、循衣摸床、撮空理線、體態異常。
神亂	神志錯亂，常見癲、狂。 《素問・脈要精微論》：「衣被不斂，言語善惡，不避親疏者，此神明之亂也。」

中醫學對「神」的認識

一、「神」的概念、內涵、物質基礎

1.「神」的基本概念

中醫學對「神」的基本概念的認識有三：

其一，世界萬物奧妙無窮變化的內在動力。例如，《素問・天元紀大論》曰：「物生謂之化，物極謂之變，陰陽不測謂之神。」

其二，人體整個生命活動的外在表現，包括人體的面色表情、目光眼神、形體姿態、語言應答、意識思惟等。例如，《素問・移精變氣論》曰：「得神則昌，失神則亡。」

其三，人體的精神、意識、思惟活動。例如，《素問・宣明五氣論》曰：「心藏神，肺藏魄，肝藏魂，脾藏意，腎藏志。」

2.「神」的內涵

中醫學認識人體的「神」，可以包括精神思惟活動和情志活動。早在二千多年前的《黃帝內經》中對相關問題就有明確記載。

《靈樞・本神》曰：「兩精相搏謂之神」，說明神來源於父母之精氣，隨著生命活動的產生而存在。

「所以任物者謂之心」，心為君主之官，主神明，主持接受、分析、處理事物。

心藏神，主宰生命活動，為五臟六腑之大主；又主宰人體生命活動的最高級形式——精神、意識、思惟活動。

具體的精神、意識、思惟活動。包括：「隨神往來者謂之魂，並精出入者謂之魄，心有所憶謂之意，意之所存謂之志，因志而存變謂之思，因思而遠慕謂之慮，因慮而處物謂之智。」

從中醫的整體觀念，情志活動，總屬於心（腦），分屬五臟。心在志為喜，肝在志為怒，脾在志為思，肺在志為憂（悲），腎在志為恐。

3.「神」的物質基礎

根據中醫學「形神合一」理論，形者神之體，神者形之用。故形具則神生，形亡則神滅。神的活動依賴於五臟精氣血的充盈和陰陽平衡，故《素問・陰陽應象大論》曰：「人有五臟化五氣，以生喜怒悲憂恐。」

生命物質中水穀之精氣、血氣等，是神的活動的基本物質，故《靈樞・平人絕穀篇》曰：「神者，水穀之精氣也」，「血脈和利，精神乃居」。《靈樞・營衛生會》曰：「血氣者，人之神。」

二、「神」的病因病機、診斷辨證

1.「神」的病因病機

情志是人體對外界刺激的一種本能的、必然的反應，屬正常的精神活動。適當的情緒變化不僅無害，反而有助於宣洩情感、宣暢氣血。如果機體感受的情志刺激過於突然、強烈或長期持久，超過了生理調節閾值，導致氣機紊亂，臟腑陰陽氣血失調，將引起疾病發生。

由於七情致病，先自臟腑鬱發，外形於肢體，故稱「七情內傷」。七情內傷的致病條件，與情志刺激的質、量和時間，以及個體調適耐受能力的差異有關。七情內傷首先影響氣機，《素問・舉痛論》曰：「百病生於氣也。怒則氣上，喜則氣緩，悲則氣消，恐則氣下，驚則氣亂，思則氣結。」繼而，損傷內臟，怒傷肝、喜傷心、思傷脾、憂傷肺、恐傷腎，尤其常見於心、肝、脾。情志異常變化，能加重病情，或使病情急劇惡化，誘發險症。如素有陰虛陽亢，肝陽化風的眩暈病患者，若遇事惱怒，則易致肝陽暴張，氣血沖逆於上，蒙擾心神，出現突然昏仆不語，半身不遂、口眼歪斜等，發為「中風」，甚至引起死亡等。

長時間的情志異常變化，如焦慮不釋、經常動怒，悲憂太過等，可嚴重影響人體的身心健康，形成多種身心疾病。在疾病過程中，情志的異常波動，亦可影響人體的體質，損傷正氣，形成虛弱的體質或其他病理性體質；或者引發體內的「伏邪」、「痼疾」等，致使病情更趨複雜，或纏綿難癒。

2.「神」的診斷辨證

「望而知之謂之神」，為中醫學「四診」之首要。望診重在神、色、形、態。望神是通過觀察病人神氣的得失有無，以分析病情及判斷預後的診察方法。疾病過程中，「得神」，即神識清楚、思惟正常、言語清晰、目光明亮、眼動靈活、面色榮潤含蓄、表情自然、體態自如、動作協調、反應靈敏者，說明目前精氣未衰，臟腑未傷，病勢不重。「少神」，即精神不振、思惟遲鈍、不欲言語、目光呆滯、肢體倦怠、動作遲緩者，提示正氣受損，見於一般虛證，或臟腑失和，氣血不暢之證。「失神」，即精神萎靡、神識朦朧、昏昏欲睡、聲低氣怯、應答遲緩、目暗睛迷、瞳神呆滯、面色晦暗或五臟真色暴露、表情淡漠呆滯、目閉口張、手撒尿遺、循衣摸床、撮空理線、體態異常者，表示正氣大傷，精氣衰竭，病情深重，預後多不良。「神亂」即神志錯亂，亦屬失神的範疇。常見於顛、狂等病。久病、重病精氣大衰之人，又有「假神」之辨，臨床通常喻為「迴光反照」、「殘燈復明」。

中醫學特色診法「脈診」──「脈貴有神」。所謂「脈貴有神」，即脈象柔和有力，形體指下分明。 神的辨證規律，要在「虛」、「實」二字。凡精氣血不足、五臟虛弱、陰陽偏衰等，皆屬「精氣奪則虛」的範疇。凡氣滯、氣逆、氣閉、血瘀、血熱，痰濁、痰火、酒食蟲積，毒邪、藥邪，先天遺傳胎傳等，多屬「邪氣盛則實」的範疇。

三、「神」的治療、調養

1.「神」的治療

「神」的治療大體上分為以情制情、藥物治療、非藥物療法三項。以情制情，是根據中醫學五行學說的理論所採取的獨特精神治療方法。《素問・陰陽應象大論》曰：「人有五臟化五氣，以生喜怒悲憂恐。」《素問・陰陽應象大論》所謂：「悲勝怒，恐勝喜，怒勝思，喜勝憂，思勝恐」，在歷代名家的醫案以及古代文獻中不難找到很多例證。

藥物治療，則依據中醫學治病求本、扶正祛邪、調和陰陽、調理氣血、調整臟腑的治則治法進行。《黃帝內經》十三方中載有「半夏秫米湯」，即以調和陰陽治法，治療失眠之證。《傷寒論》中的「桂枝去芍藥加蜀漆龍骨牡蠣救逆湯」、「柴胡加龍骨牡蠣湯」重鎮安神，治療心神失倚、煩躁驚狂之證。《金匱要略》中的「酸棗仁湯」養血安神、清熱除煩，治療虛勞虛煩不得眠之證；「甘脈大棗湯」養心寧神，和中緩急，治療臟躁之疾，可為後世治療神志失常的示範。非藥物療法，有針刺灸法、推拿按摩、氣功導引等等。

2.「神」的調養

中醫學認為，調神為養生之要。《素問・四氣調神大論》詳盡地闡述了順應自然、調養神氣的方法，並提出「春夏養陽、秋冬養陰」的原則，告誡人們應根據四時陰陽之氣的消長變化調攝精神。

調神的方法還包括：養靜藏神、動形怡神、移情易性等。養靜藏神的思想源於老、莊。《素問・痺論》曰：「靜則神藏，躁則消亡」，神宜寧靜，不宜躁動。因此，《素問・上古天真論》提出：「恬淡虛無，真氣從之，精神內手，病安從來」，為醫之名訓。精神樂觀有助於神氣的安靜，故《素問・上古天真論》：「內無思想之患，以恬愉為務，以自得為功，形體不敝，精神不散，亦可以百數。」

動形怡神，即適當運動形體，促進氣血流暢，協調臟腑功能的養神方法，有「生命在於運動」之理。動形包括五禽戲、導引、武術、健身術、體育鍛鍊等。

移情易性，即排遣情思、改變心志指向，適度宣洩情緒，改善生活習慣等，以恢復心境的養神方法。《臨證指南醫案》曰：「鬱證全在病者能怡情易性。」包括欣賞音樂、戲劇、歌舞，琴棋書畫、讀書吟詩，種花垂釣，交友覽勝等。

《素問・生氣通天論》曰：「聖人傳精神，服天氣，而通神明」，《靈樞・九針十二原》曰：「粗守形，上守神」，是為本篇的結束語。

（資料來源：鄭洪新教授 遼寧中醫藥大學）

情志致病

臨床觀察發現，老年失智症患者在臨床症狀出現前，生活上常發生傷慟事件。可能伴隨著家庭、社經地位的改變，親友故人一一離去而失去傾訴的對象，經濟陷入困境，或兒孫無法陪伴身旁，身心無法調適，長期處於慢性哀傷狀態，繼而出現憂鬱、焦慮、恐懼、無望、畏縮……等症狀。

情志致病具備一定條件：刺激強度、持續時間；個體對環境的適應性（包括先天稟賦、後天健康狀態、性格、人文素養、個人經歷等）有關；或內因（體質）、外因（環境變化、生活事件）結合為情志致病的主因。

人的「心理歷程」

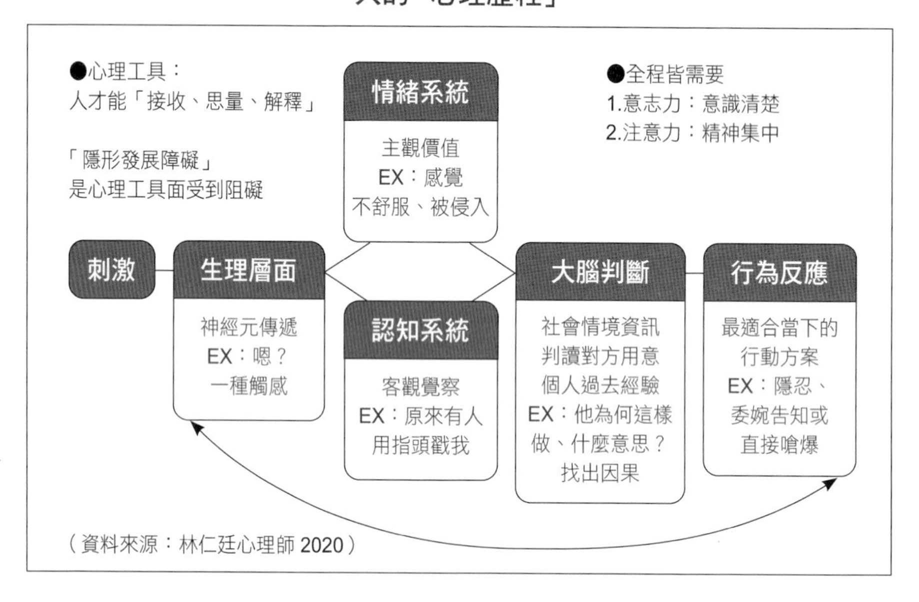

情緒中樞含大腦的邊緣系統（limbic system），以及其中的視丘（thalamus）、下視丘、杏仁核（amygdala）及海馬迴（hippcampus）等，能快速反應，逃離危險，具有生存功能。人類大腦中，尤其是前額葉（frontal cortex），也具有掌管情緒的功能，為高級情緒中樞，通常透過理性、邏輯、分析來管控情緒，接收速度和作用強度都比較複雜、多元、緩慢。

現代心理學認為，情緒是生理與心理的交互作用，是多種感覺、思想和行為綜合產生的心理和生理狀態。感覺（feeling）是個人對情緒的主觀認識，因人而異。心情（mood）是個人所處在的感情狀態，感情波動不如「情緒」強烈，但比「情緒」延續的時間長。情緒（七情）並非自發性，而是由刺激引起，是人體對外界事物及刺激的主觀感覺，所產生不同的七情變化。有時引起七情變化的刺激是內在的，源自體內的某些疾病或心境所引起。當刺激誘發七情反應後，意志堅強者能儘快調整情緒反應，在較短的時間排除或轉移不良的情緒反應；意志薄弱者，往往長時間受負面情緒困擾和支配而無法擺脫。

情緒與人體的健康和疾病有著重要的關係。

良好穩定的情緒使人精力充沛、身體健康；負面的情緒常使人頹唐、沮喪、萎靡不振、疾病叢生。

近代西方學者認為人的基本情緒分四類：喜、怒、哀、懼。

在生物－心理－社會醫學模式中，心因性病因比體因性病因更為重要。

心因性，包括心理因素與社會因素，情緒的變異和壓力是最重要的心理因素。

《內經》關於情志的論述

凡人體對外在客觀事物或現象所做出的不同情緒反應，即情志活動。

《素問‧天元大紀論》：「人有五臟化五氣，以生喜、怒、思、憂、恐。」闡明情志活動產生的過程。指出五臟藏精、化氣、生神，神接受外界刺激而生情， 神活動於內，情表現於外。

《素問‧氣交變大論》：「有喜有怒，有憂有喪，有澤有燥，此象之常也。」適度的情志活動，有利於人體臟腑的功能運作。

《素問‧陰陽應象大論》：「暴怒傷陰，暴喜傷陽。厥氣上行，滿脈去形。喜怒不節，寒暑 過度，生乃不固。」「滿脈去形」，指出暴怒使氣血逆亂，先傷陰陽，後傷形體的結果。

情志變化過極，持續過久，易使精神內傷終致軀體病變。

歸納《內經》中影響情志變動的因素：

內因 生理和心理因素。

生理

五臟氣血的盛衰變化及個體體質強弱。

心理

個人的認知、人格和意志力。

外因 自然環境和社會環境因素。

自然環境因素

主要指（五）運（六）氣和空間地域。

社會環境因素

包括社經地位、婚姻、 家庭及人際關係等。

情志致病基本病理：氣機失常

《素問・舉痛論》：「余知百病生於氣也。怒則氣上，喜則氣緩，悲則氣消，恐則氣下，驚則氣亂，思則氣結。」指出：情志致病基本病理改變為氣機失常。

氣機的反應是情志活動的生理基礎。氣的升降出入是人體生命活動的表現，不同的情緒對應著氣的不同走向和變化。

情志是心神對外界刺激的反應，是人體五臟生理功能產生的本能的精神活動，屬魄的範圍，受較高級的精神活動，魂的調節控制。

中醫以七情：喜、怒、憂、思、悲、 恐、驚，表示人的基本情緒和思惟活動。七情是個體正常的精神狀態，一般不會致病。

情志過極，致使氣機升降失常，鬱滯不暢，則病生。情志過極，氣機反應過於強烈，五臟間相互資生相互制約的關係無法正常、協調，干擾氣機正常的升降出入，致使氣、血、津、液、精的運動代謝失常，情志就可以成為病因。

情志病機，是指人體在過極情志的作用下，疾病發生發展的內在機理。《內經》提出情志病因病機學說，認為情志是五臟的功能活動之一，但情志過極又可損傷五臟功能，也認識到五臟功能改變時出現的情志異常。

從中醫學病因病機觀點，情志因素導致氣機鬱滯不暢，肝氣疏泄失常，繼而影響其他臟腑的功能，使全身氣血的產生或輸佈障礙，氣血陰陽失調，出現痰蘊、化火、氣虛、氣滯、血瘀等病理現象。疾病早期，多實證，痰蘊、化火、氣滯、血瘀，日久則脾腎功能低下，氣虛、血虛或氣血兩虛，脾陽虛、腎陽虛或脾腎兩虛，五臟之傷，久必及腎，造成全身性的影響。其癲、狂、癇等病症，即為情志不和引起的病變。同時，還提出了以情勝情的五志相勝治法。提出「恬淡虛無」以保持情志精神正常的思想。

身心相互影響，突然、強烈而持續的精神刺激，情緒不穩定，對健康的影響甚鉅。防止哀傷反應的惡化與慢性化，使病人從哀傷的情感束縛中解放出來，重新建立正向的人際互動，是臨床治療必須正視的嚴肅課題。

中醫治療思惟

十全大補湯、右歸丸

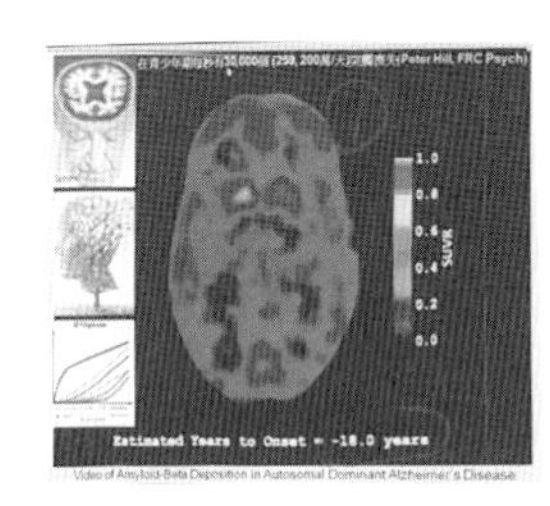

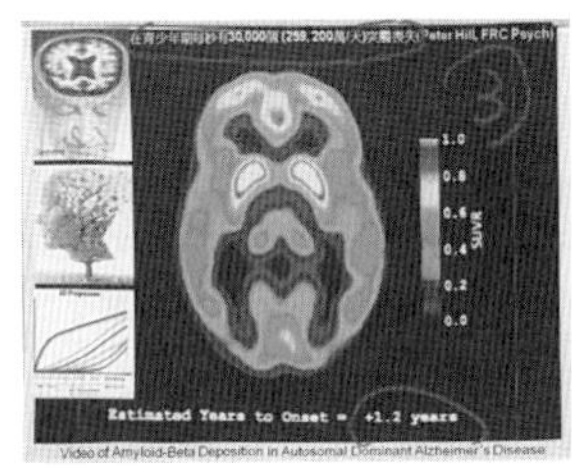

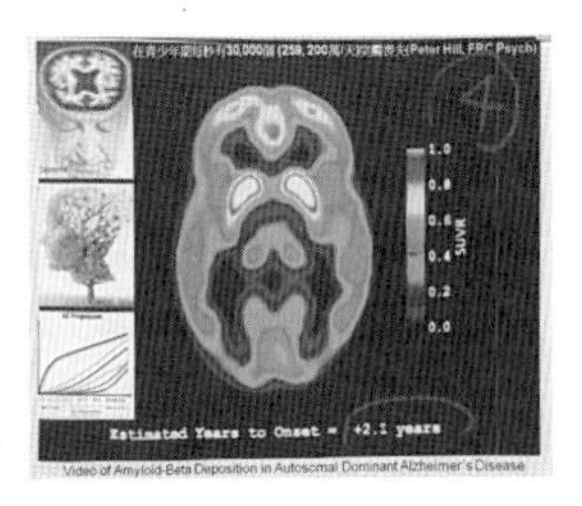

（黃文盛 台北榮民總醫院 核子醫學部 核醫在神經醫學的應用 2017.9.3）

臨床案例因壓迫性骨折疼痛劇烈就診。臨床症狀表現：虛弱，自言自語，語聲低微，不識家人，生活無法自理，睡眠尚可，每日排便，脈象細數或濡弱，舌或紅或如常，苔或光滑或薄白。

氣血為人生之本，是「神」的物質基礎，精神，意識，思惟活動異常時，也影響氣血的運行和臟腑的生理功能。

老年人氣血虛衰，運化無力，十全大補湯《和劑局方》補氣、健脾、補血、補諸虛不足，溫暖命門。

右歸丸《景岳全書》由腎氣丸《金匱要略》衍化而來，填精補髓補腎陽，對各臟腑發揮溫煦推動作用。

腎為臟腑陰陽之本，主生長、發育和生殖，主骨主髓海（腦），在人體生長發育和精神思惟活動中發揮重要的作用。

腦髓的生成出自於腎中精氣，需賴腎中精氣不斷化生，故補腎即補腦補髓。

《素問·靈蘭秘典論》：「腎者，作強之官，技巧出焉」，腎的作強作用，主要表現在骨骼的強健、髓海充盈和動作靈敏。

結語

失智症合併脊椎壓迫性骨折，治以十全大補湯與右歸丸合方，補氣補血、健脾胃，補虛損，填精補髓補腎陽，促進骨骼融合，使疼痛改善。

黃連解毒湯：至虛之病，反見盛候。（景岳全書）

臨床案例常規服西藥治療，仍常出現躁擾、暴力、不眠、拆物、漫罵、不避親疏、口出穢語、毆打外傭、衣被不歛……。此屬中醫學狂症範疇，治療方劑為黃連解毒湯加方，藥後病情穩定。

《素問·病能論》指出：有病怒狂者，此病生於陽也。

《難經·二十難》：「重陽者狂，重陰者癲。」「邪氣盛則實,精氣奪則虛」，正氣虛極反見類實症的表象，此為因虛致實。

在本虛的狀態下，臟腑生理功能低下，呈現的狂症症候群，乃至虛之病，反見盛候，屬真寒假熱症。

內經：陽病治陰，治熱以寒；是應用黃連解毒湯的理論依據。中病即止，病情穩定後旋即更方。

結語

黃連解毒湯，主要作用為瀉火、清熱、解毒，利溼，治療表里三焦實熱：大熱煩躁，口燥咽乾，錯語不眠……，便秘、便燥，小便黃赤，舌紅苔黃，脈數有力。現代實驗研究，黃連解毒湯，具有促進神經細胞代謝，清除自由基，保護神經細胞超微結構，抑制細胞凋亡等神經細胞保護作用。

溫瀉通腑：大黃的應用

大黃善於蕩滌腸胃積滯，具通腑瀉下、活血祛瘀的作用。

案例先後數次神智活動轉差，納呆、食少，神情出現不適狀。腹部叩診發現腹脹，腹部X光發現宿便留滯，發生腸阻塞，幸及時緊急灌腸，排出大量宿便，病情得以穩定。

老年人臟器功能的生理性衰退，常造成腸道蠕動力下降，糞便滯留排泄不出，宿便停滯，可造成腸阻塞，使病情急劇轉變惡化。

長期臥床或久坐輪椅，缺乏運動性刺激以推動糞便的運動。

飲食、液體量攝入不足，且水分過量被吸收而導致便秘。

病程末期正氣虛衰，出現排便量少或便秘，此為因虛致實的真虛假實症。故失智症治療方劑應佐以通腑瀉下藥物，避免宿屎內結，導致病情急劇轉變、惡化。

治療方劑中應有清熱解毒思惟

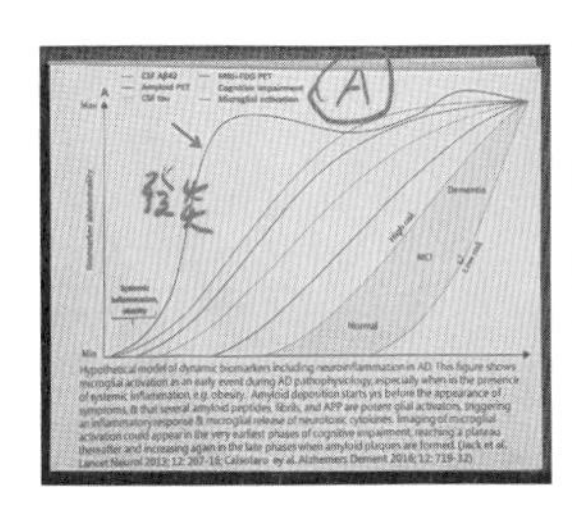

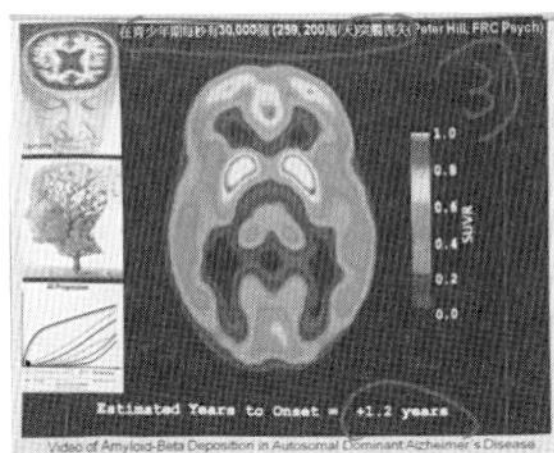

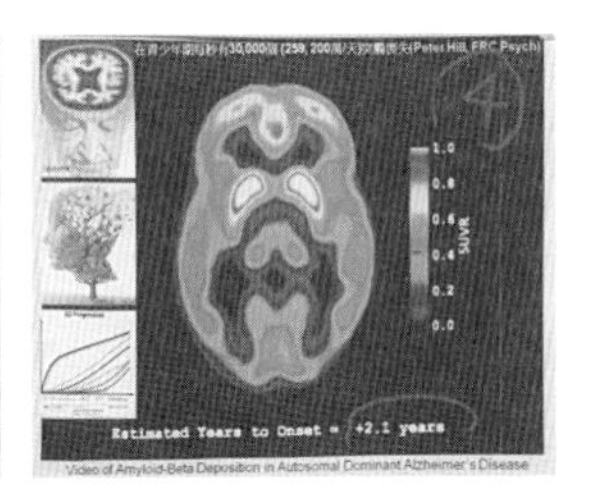

（黃文盛 台北榮民總醫院 核子醫學部 核醫在神經醫學的應用 2017.9.3）

治療方劑中佐以清熱藥之思惟有二。

其一

許多研究發現，早在失智症臨床症狀表現前，就存在著長期慢性發炎反應與神經突觸流失的病理異常，台北榮民總醫院核子醫學部黃文盛教授，在《核醫在神經醫學的應用》文中（2017.9.3）指出：影像學發現阿茲海默氏症患者，腦部長期存在著發炎現象，也發現阿茲海默氏症患者在青少年時期，每日腦部都有大量（259, 200萬/天）的突觸流失。

阿茲海默氏症患者，其腦部解剖學發現的病理變化：在大腦上皮層、海馬回、杏仁核，及某些下皮層神經核的神經細胞大量死亡，合併鄰近的膠質細胞增生。

依據中醫學理論，上述的病理變化為虛、寒、瘀、熱夾雜。

常規治療方劑，著重補氣補血補腎陽、活血化瘀、溫中祛寒，故佐以清熱解毒藥，期能改善發炎反應與神經突觸流失，延緩退化。

其二

中醫學指出，導致失智症病因眾多，或是瘀血、創傷，或是先天稟賦異常，外感……等。

其病理過程：氣虛、氣滯、寒凝、熱結、津虧，或外傷、七情內傷、痰濁等夾雜，交互作用下，更導致氣機紊亂，邪盛正衰，臟腑、陰陽失調，氣血津液失常，正氣衰竭。

失智症常規治療方劑中重用溫中祛寒、補腎回陽救逆藥物。其中多辛溫大熱藥，恐常服久服導致火熱內擾，病情起伏，故佐以清熱藥，如黃芩、黃連、黃柏。

結語

疾病進展的過程中，常呈現：因虛致實、真虛假實、真寒假熱……等證候，本著治陰以陽，治陽以陰，治寒以熱，治熱以寒的精神，在溫補氣血、腎陽方劑中佐以清熱藥，是治療方劑中佐以清熱藥之思惟。

半夏天麻白朮散與補陽還五湯合方佐淡滲利濕化痰飲

失智症的大腦病理特徵為：

腦萎縮（brain atrophy）

老年斑塊（senile plaque）

神經纖維絲纏結（neurofibrillary tangle）

神經細胞喪失（loss of neuron）

突觸數目減少（decreased number of axon）

顆粒空泡性退化（gramnulovaculor degeneration）

類澱粉樣血管病變（amyloid angiopathy）

失智症病程長，進行緩慢，臨床表現多樣化。將失智症相關中西醫的研究及文獻記載分析歸納，失智症主因瘀血，創傷，先天稟賦異常，精氣虧虛和七情內傷，造成體內陰陽偏勝，氣滯血瘀，陰陽兩虛夾瘀。

由失智症的大腦病理特徵，發現其以虛、瘀為主要呈現。

心、腦、血管、神經是一體的，維持良好的腦血循環，對病情的穩定極具重要。

臨床觀察發現：以半夏天麻白朮散與補陽還五湯合方，佐以清熱通腑藥，規律服藥，病人症狀持續穩定。

氣行血行，活血才能化瘀。補陽還五湯具有補氣活血化瘀，改善血液動力學、改善微循環的作用。

老年、重症病患，首重胃氣，得胃氣者生。

半夏天麻白朮散加味，方中半夏燥痰和胃，天麻祛風、息風，黃芪、人參，甘溫，瀉火補中，蒼朮、白朮，健脾祛濕益氣；茯苓、澤瀉，瀉熱導水；陳皮理氣升陽，神麴消食，降胃中滯氣，麥芽化結，助脾胃運行，乾薑辛熱滌中寒，酒制黃柏佐之，以防發躁。

半夏天麻白朮散合方補陽還五湯加減，具補氣、活血、化瘀、溫經、通絡、清熱、燥濕、化痰、息風、止痙、安神等作用，並具溫中祛寒、溫腎回陽救逆。補腎、填精、榮腦，痰瘀同治，標本同治，是治療和用藥的主軸。

臨床病例併發症治療

感染

呼吸道感染

以吸入性肺炎為多見，治以清熱解毒、宣肺平喘化痰。

治以銀翹散、麻杏甘石湯合方、柴芩湯加減方，加大青葉、亭藶子、板藍根等，隨症化裁。

泌尿道感染

治以清熱利濕，龍膽瀉肝湯八正散合方加減。

癲癇

癲癇發作是常見的臨床症狀。

常為感染、營養不良、電解質失衡等因素所誘發。

癲癇發作時，應積極排除誘發因素。

在治療主方中，加入天麻、鬱金、石菖蒲、全蠍、蜈蚣、白殭蠶、鈎藤等。

平肝、熄風、化痰、祛風、鎮靜、解痙。

週邊動脈血管阻塞

週邊動脈阻塞可分為急性動脈阻塞與慢性動脈阻塞。

急性動脈阻塞

主要原因，可能是栓塞或是血栓形成。

栓塞主要源於心臟，病因有心房纖維性顫動，二尖瓣狹窄，或心肌梗塞。

急性動脈阻塞出現的症狀，醫學上稱為5P。

①疼痛（Pain）

　常最先出現，約80% 以上的病人都會有此症狀。

②脈搏喪失（Pulseless）

　動脈血流不通，脈搏喪失，是初步診斷的依據。

③蒼白（Pallor）

皮膚蒼白是缺血的表現，愈蒼白表示愈嚴重。

④感覺異常（Paresthesia）

週邊末梢神經對於缺血敏感，感覺異常通常也表示缺血的程度

⑤麻痹（Paralysis）

未及時處理，肢體將產生不可逆的壞死。

治療

給予抗凝血劑 確立診斷為急性動脈阻塞時，應給予抗凝血劑（Heparin）。

手術 從患肢麻痺到發生壞死的時間約6～8小時，這是手術治療的黃金時間。栓塞摘除手術，儘量在阻塞6～8小時內進行栓塞摘除手術，及早恢復血流，以期能保住患肢，使傷害減至最低。

中醫治療的重點

積極排除栓塞，改善缺血、缺氧，避免組織產生不可逆的壞死。

治則 活血化瘀、清熱涼血，通腑瀉下

方藥 乳沒四物湯加方、補陽還五湯加減方

慢性動脈阻塞

通常發生在腹主動脈及往下的分枝，包括髂動脈、股動脈、及膝膕動脈。

慢性動脈阻塞，通常緩慢產生，但也可能在血管快完全阻塞時，發生血栓，造成緊急性阻塞症狀。

常見於男性，男女的比例平均是六比一。

百分之九十五以上的病變是由於動脈粥狀硬化。

長期動脈粥狀硬化造成血管阻塞，但在未達血管腔全部面積百分之七十五以前，血流不會顯著地減少，因此不會產生臨床上的症狀。

當血管阻塞達百分之九十以上，典型的疼痛症狀便會出現。

慢性阻塞，因側枝循環的形成，當動脈粥狀硬化及阻塞的同時，會減輕病情惡化的速度。

九成以上的患者有吸菸的習慣。

此病最常見於五十歲以後的中老年人。

早期的症狀主要是間歇性跛行（intermittentclaudication）。

危險因子，包括：高血壓、糖尿病、高血脂、高膽固醇、吸菸、高齡等，以吸菸危害最大。

糖尿病的病人，其症狀出現通常較早也較嚴重。

外科治療，主要是行血管繞道手術，利用人工血管或自體血管重建循環系統。

中醫治療的重點

特殊病因的診斷與治療

治則 益氣、活血、化瘀、清熱、通腑

方藥 育生補陽還五湯加方

病例一具有心房顫動病史。左下肢瘀紅、冰冷，檢查發現左髂動脈阻塞。病發前數年，頭部外傷造成慢性硬腦膜下血腫，但院方評估已超過五年，且病況仍處急性期，在家屬同意下給予Urokinase治療，但引起多發性出血；中醫治療方劑為補陽還五湯加方，病情趨於穩定。

結語

一、失智症早期治以補氣補血補陽、活血化瘀，佐以通腑清熱，減緩退化。

二、失智症出現真寒假熱的狂症時，治則為清熱解毒、通腑瀉下，可使病情快速穩定。

三、失智症晚期治以補氣補血補腎陽，活血化瘀，健脾胃、消食導滯，清熱通腑，可保持病情穩定。

四、目前失智症仍無有效的預防及治療，仍需中西醫學界共同努力突破。

～參考文獻～

（1） 吳進安編著. 基礎神經學,2/e. 台灣，台北 合記書局. 2004. P.147-153.

（2） 孫怡、楊任民主編. 實用中西醫結合神經病學.第二版. 人民衛生出版社. 2010. P.794-816.

（3） 謝慶良等著. 補陽還五湯改善缺血–再灌流腦梗塞大鼠與一氧化氮調節的關係. 台灣中醫醫學雜誌. 2004.9. 第三卷. 第二期. P.20.

（4） 李政育. 中醫腦神經治療學. 台灣，台北 啟業書局. 2001. P.47-48.

（5） 田金洲主編. 血管性癡呆 人民衛生出版社. 2003.

（6） 孫孝洪編著. 中醫治療學原理. 台灣，台北. 知音出版社. 1992.

（7） 清.王清任撰 李天德、張學文整理. 醫林改錯. 人民衛生出版社. 2005.8.

（8） 康鎖彬總主編溫瑞書主編. 王清任醫方精要. 河北科學技術出版社. 2003.1.

（9） 陳人豪 台大醫院老年醫學部 失智症之重點回顧 內科學誌 2014：25：151-157

（10）中華民國 衛生福利部 防治失智症《衛福》第二期 2014.9

（11）卓良珍 台中榮民總醫院 精神部 阿茲海默氏症 2006.3.23

（12）李德新編著. 李德新中醫基礎理論講稿. 人民衛生出社. 2007.12. P.427-430.

（13）韓景獻主編. 中西醫結合癡呆診療備要. 中國，天津 天津科技翻譯出版有限公司. 2013.5. P.123-129.

（14）黃文盛 台北榮民總醫院核子醫學部 核醫在神經醫學的應用 2017.9.03

（15）周淑媚 中國醫藥大學通識教育中心《黃帝內經》情志論述與文學情志療法研究. 台中，台灣. 2012.3.

（16）鄭洪新 遼寧中醫藥大學 中醫學對「神」的認識 中西結合神經醫學雜誌 2007.6. P.142-145

Treatment of Traditional Chinese medicine on the patient suffered from Dementia：A case report

Abstract

Purpose：

This case report aimed for describe and evaluate the effects of traditional Chinese medicine therapy to a 74 years old female suffered from Dementia.

Case report：

This 74 year-old female presented with slow and unsteady gait, fall down often for 2 years. The last 6 months, the patient demonstrated cognitive behavioral disability, fading of recent memories, and disorientation of position, urinary incontinence, dulled and sluggish response, social withdrawal, silence, depression, restlessness, and agitation. Computed tomography (CT) examination indicated ventricular hydrocephalus was happened to the patient. In result, the patient diagnosed with normal pressure hydrocephalus (NPH). The patient didn’ t show any disorder of consciousness, paralysis or paresis. The prescription, included the combination dose of Modified Bu-Yang Huan-Wu Decoction（修正補陽還五湯）, Banxia-Tianma-Baizhu powder(Decoction)（半夏天麻白朮散）per day by oral administration, in order to Rreplenishing kidney yang（補腎陽）, combined replenishing of energy and blood（補氣補血）, improving blood circulation and breaking down stagnation（活血化瘀）, expelling phlegm to induce resuscitation（豁痰開竅）, strengthening the spleen and stomach,separating the useful from the waste,eliminating phlegm and All medicine were provided by He-He-An Chinese medical clinic (Dr. He Shiu Chin). Clinical re-evaluation was carried out every two weeks.

Results：

After the medication for 2 weeks, clinical symptoms were improved. Recent memories, cognitive behavioral ability and orientation were also improved obviously after the application of the remedies for 4 weeks. In recent, the patient still continued the administration of the remedies, we noticed that the patient's self-care ability of excretion and cognitive behavioral ability was stable, although the patient needs to use wheelchair to overcome the weakness of gait in cold weather.

Conclusion：

We evidenced that these Chinese medicine therapy were significantly enhanced the clinical symptoms of Hydrocephalus. Further advanced researches and discussions on these Chinese medicine remedies could be worthy performed.

Key terms：

Traditional Chinese medicine therapy

Unsteady gait Cognitive behavioral disability

Urinary incontinence

CASE

10

血管性失智症

血管性失智症之中醫治療：病例報告

摘要

目的：

中醫典籍沒有血管性失智症的名辭，但相關記載甚多。血管性失智症病患的心智功能減退，通常會因腦中風的發生立即出現，臨床表現相當多變，診斷不易。許多病患由於病變部位不影響運動或語言功能，可能僅記憶力、空間定向感或判斷力受影響，表現的症狀不明顯，而未被家屬和病患察覺，直至事故發生，如走失等。中醫藥治療血管性失智症，方法和藥物豐富而多元，只是相關的探討和研究尚少。期盼本文能起拋磚引玉的作用，更多相關的研究人員投入，中西醫結合，使血管性失智症的預防和治療更趨完善。

方法：

本論文主要探討血管性失智症的臨床治療研究。提出兩例不同原因造成的血管性失智症之中醫藥臨床治療，一為高血壓控制不良造成的多發性、腔隙性梗塞、另一為急、慢性腦中風造成。以中醫辨證論治為治療理論基礎，施與傳統中藥煎劑治療，包括十全大補湯、右歸飲、半夏天麻白朮散和補陽還五湯，合併苦寒藥方(如黃連解毒湯)，方劑及劑量隨症化裁加減。過程中配合病人臨床表現及電腦斷層(CT)與磁共振(MRI)影像檢查作為臨床評估；以西醫辨病分期分型，與中醫辨證論治結合之理論依據為治療用藥思維。

結果：

從本臨床研究的分析發現，血管性失智症之病人，若能在病發早期進行中西結合治療，依中醫辨證論治，使用治腦方劑，經過治療後，心智功能退化的現象得到快速的穩定，確能使病人得到較好的恢復。

結論：

由本臨床治療研究及回顧先前相關的研究文獻發現，經西醫診斷合併中醫辨證論治治療對血管性失智正的防治，確實提供正面且具療效的治療方向，值得中西醫學界共同合作。

關鍵字：血管性失智症　十全大補湯 右歸飲 半夏天麻白朮散 補陽還五湯

案例10

血管性失智症的治療

影像學摘要

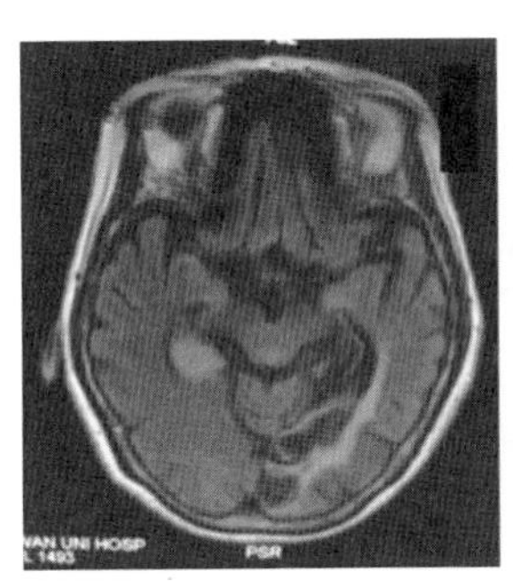

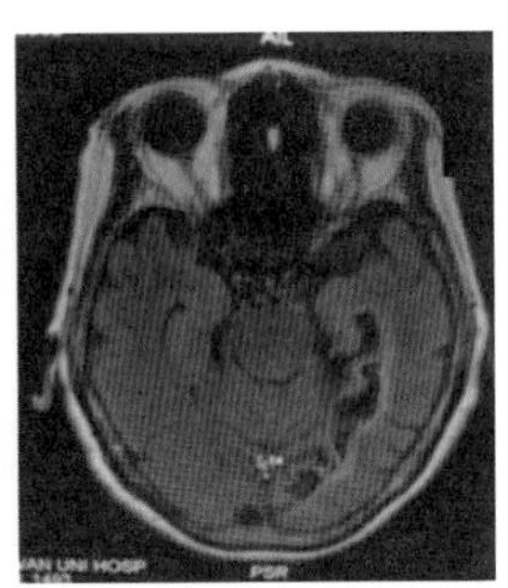

68歲的女性病患。家屬主訴2007/12/8起，患者言語不斷反覆、短期記憶缺損、情緒起伏、無意識障礙，但思緒雜亂、注意力不集中、痲痺或輕癱等症狀，持續約三天。

2007/12/10前往台×醫院檢查，MRI發現病患在右側海馬回、右側額葉深部白質有急性缺血性中風，陳舊性缺血性中風合併右側偏盲，住院治療。

病患具心房纖維性顫動及高血壓病史超過十年，長期於某醫學中心內科治療。

2007/12/18出院。情緒仍不穩定、躁擾、多疑、健忘（近期人、事、物）、謾罵、穢語、不眠如狂等症狀，經台大精神科診斷為血管性失智症。

2008/4/26至本診所求診，主訴精神體力、記憶力差。

2008/5/21，轉日間職能治療。

治療結果

一、2008/4/26，服用育生補陽還五湯加方，病情穩定。

2008/5/21出院，轉日間職能治療。

多疑、健忘，佐以右歸丸。

二、情緒不穩定、躁擾、漫罵、語穢、不眠如狂等症狀。

治療方劑：育生補陽還五湯、黃連解毒湯合方，服藥一週，症狀穩定。

三、常規治療處方為育生補陽還五湯、半夏天麻白朮散與右歸丸合方加減，症狀持續穩定。

四、2008/7/22

家屬告知：近期記憶顯著進步，但情緒稍顯暴躁易怒。

安眠藥可調整為半量，睡眠穩定。

病患日常生活功能正常，有病識感，能與人維持良好互動。

討論

血管性失智症

血管性失智症（Vascular dementia，VaD）是指由於腦血管和心血管疾病引發的缺血性、低灌注性或出血性腦損傷，而致的智力及認知功能障礙的臨床症候群，以記憶、認知功能缺損為主，可合併有語言、運動、視覺空間能力障礙以及人格、行為情感等異常。

血管性失智症為失智症的第二大原因。與腦血管疾病相關的失智症可分為兩大類：多發梗塞性失智症和瀰漫性白質失智症。

多發梗塞性失智症（multi-infarct dementia）

罹患多次腦血管疾病的患者出現慢性認知障礙，通常稱為多發梗塞性失智症。梗塞可大可小，常累及不同腦區。研究顯示，小洞梗塞（Lacunar infarction）與失智症相關性最常見。失智症的發生，部分取決於受損皮質的區域，常見於左側腦區和海馬體。皮質下梗塞會造成額葉與整個大腦的代謝降低，進而導致失智症。

多發梗塞性失智症患者通常有高血壓、糖尿病、冠心病或瀰漫性動脈硬化的表現。理學檢查通常發現局部的神經功能缺損，如偏癱、視野缺損、單側Babinski體徵陽性或假性球性麻痺（pseudobulbar paralysis）。復發性腦中風會導致病情階梯式的惡化。

影像學明顯的顯示多發梗塞區域。藉由病史和影像學發現，可與阿滋海默氏症（AD）鑑別。臨床上，很多AD和多發性梗塞失智常同時發生。

正常老年人的腦血管也常有類澱粉質的沈積，不伴隨失智症，稱為老年性類澱粉血管病變（cerebral amyloid angiopathy of aging）；病變容易導致腦葉出血。高血壓合併有類澱粉血管病變的AD患者其腦梗塞的風險也較高。

瀰漫性白質失智症

又稱皮質下動脈硬化性腦病變（subcortical arteriosclerotic encephalopathy或Binswanger's disease）。是一種較為常見的小血管性癡呆。疾病進展緩慢，慢性記憶力喪失，智能減退，伴隨其他神經學症狀。

主要的病理生理是高血壓引起的血管性病變，造成皮質下多發性的小梗塞，繼而引發失智症。

影像學特徵：

CT

兩側腦室旁的白質，發現periventricular lucency （PVL）

MRI

T2呈現在腦室周圍區的白質會有大面積的增強（hyperintensity）訊號。

臨床上，有一部分PVL的人，是沒有明顯失智症。因此，除了影像學上的特徵，還要有失智症症狀以及高血壓，才能確定診斷binswanger's disease。

預防中風的發生就是預防失智症。

血管性失智症的進展，取決於中風次數的多寡和中風發生的位置。血管性失智症的治療必須考慮誘發血管病變的內科疾病。病患具心房纖維性顫動及高血壓病史。影像學發現病患在右側海馬回、右側額葉深部白質有急性缺血性中風，陳舊性缺血性中風合併右側偏盲，同時出現精神狀態的改變，被診斷為血管性失智症。腦白質缺血缺氧後，梗塞病灶內常含有壞死性物質，囊狀結構和腔隙性梗塞造成病灶區的損傷。其病理學改變指出無論血管管徑大小，都會受到小動脈粥樣硬化和高血壓的損傷。心房纖維性顫動影響血流動力學，也是血管性失智症發病機制中重要的一環。

心臟是栓塞子（embolus）最常見的來源，但有時也源自內頸動脈或其他大血管上的粥狀斑塊（atheromatous plaques）。

引起心臟發生栓塞子的主要原因：心肌梗塞（myocardial infarct）併發的血栓形成；風濕性心臟病；心房顫動（atrial fibrillation）；其他如：細菌性心內膜炎、衰竭性心內膜炎……較罕見。

病患具心房纖維性顫動及高血壓病史超過十年。長期高血壓的腦血管病變，其分佈以基底核（basal ganglia），視丘（thalamus），內囊(internal capsule）橋腦基底部和小腦齒狀核為最常見。

中樞神經系統的神經元相較於其他多數器官細胞，更倚賴有氧新陳代謝。

成年人腦只佔體重的2%，但接受12～15%，甚至20%全身血流量及消耗O_2可供應總量的20%（腦部的血流量運送平均為每分鐘50ml/100gm，腦部的耗氧量約為每分鐘350 μ mol）。

- 血流停止20秒，大腦就會呈現無意識狀態；若4或5分鐘內無法重建循環，則常出現不可逆轉狀態。
- 大腦與脊髓的不同區域按其新陳代謝活動而需要不同份量的血液。在大多數情形下，新陳代謝較活躍的灰質比白質需要更大的血流量（75ml比25ml /100gm/分鐘）。
- 中樞神經系統的海馬回及小腦與大腦皮質中的特定層次神經元對O_2喪失的獨特脆弱性，使這些神經元在缺氧（hypoxia）狀態時首先受到影響。

患者言語不斷反覆、短期記憶缺損、情緒起伏、無意識障礙，但思緒雜亂、注意力不集中、麻痺或輕癱等症狀。檢查發現病患右側海馬回、右側額葉深部白質有急性缺血性中風，及陳舊性缺血性中風。

大腦缺血、缺氧導致海馬損傷。

海馬與將近期記憶轉變成長期記憶有關。海馬回（Hippocampus），位於側腦室顳角（temporal horn）的底部，為大腦邊緣系統的一部分，在形成新記憶與學習有其關鍵的重要性，擔當著關於短期記憶、長期記憶，以及空間定位的作用。記憶的問題可以從輕微的健忘或嚴重的失憶，但病人可能可以回復到日常生活的獨立。

杏仁核（Amygdala），位於側腦室下角前端的上方，海馬旁回的外側，頂部與尾狀核的末端相連，是邊緣系統的皮質下中樞，有調節內臟活動和產生情緒的功能，引發應激反應，讓動物能夠挺身而戰或是逃離危險。杏仁核可以產生情緒激勵，而增強記憶。杏仁核從環境中，經由視覺、聽覺、嗅覺、味覺、觸覺，接收、產生強烈情緒的資訊送往海馬回儲存。杏仁核是情緒學習和記憶的重要結構。人每天接收到許多訊息、產生許多新的經驗，進入大腦皮質各區初步整理後，再集中到海馬回，形成短期記憶，再經整理、取捨，送回大腦皮質，形成長期記憶。

病患額葉深部白質的急性缺血性中風，陳舊性缺血性中風，會導致腦室旁神經路徑的缺血性髓鞘脫失或軸索變性、多髓鞘壞死。

腦室周圍深部白質主要由穿通支動脈供血，很少或完全沒有側支循環，使得此區白質容易受到缺血缺氧的影響。各種原因引起的腦水腫，最終均會導致缺血缺氧性脫髓鞘改變。

大腦白質主要由神經纖維構成，髓鞘是神經纖維的主要組成部分，具有保護和營養神經纖維作用，任何原因的髓鞘異常均可引起臨床發病。腦白質病變最顯著的臨床表現是精神狀態的改變，輕度病例表現為慢性意識模糊狀態，伴隨注意力不集中、記憶力喪失和情感功能障礙；嚴重者，出現癡呆、意識缺失、木僵和昏迷等嚴重後遺症。腦白質發生局部性壞死，則精神狀態改變比一般體徵如偏癱、感覺障礙和視力喪失明顯。

中醫治療思惟

病患具心房纖維性顫動及高血壓病史，定期於某醫學中心內科治療。長期高血壓會引起心、腦、腎的損傷。中醫學指出，血管性失智症的中醫病因病機為痰蒙清竅，痰瘀互結，氣虛血瘀，心脾兩虛，腎精虧虛。病理變化主要為陰陽失調，陰虛陽亢。高血壓早期以陽亢為主要臨床表現，久病則陰虛為主，後期則陰損及陽。高血壓的病理特質有虛有實，且虛實間常互有轉化與夾雜，疾病多為本虛標實。肝腎陰虛為本，風、火、痰、瘀為標。臨床症狀所見：血壓高、陽氣偏亢，症候呈現肝火熾盛、風痰上擾、痰瘀互結之實證表現，乃因「下虛」而致「上實」。下虛者，主要為腎精虧虛、腎陰虧虛、肝腎陰虛 、腎陽虧虛、腎陰陽兩虛，或脾腎陽虛。

綜合以上論述，長期高血壓的治療應從腎論治：

腎精不足，髓海失養。

腎主藏精，精不足則骨髓不充，髓海失養。

腎陰虧虛，肝陽上亢。

腎本為水火之臟，內藏元陰元陽。腎陰為人體陰液之本，各臟腑組織有賴其濡養、滋潤。肝為木臟，得腎水濡養，而發揮正常的生理功能。腎陰虧虛，肝陰不足，陰不維陽，而致肝陽上亢，血壓升高。

結合病患的病史，臨床症狀與影像學發現，其中醫治療應從肝腎虧虛，氣虛血瘀，痰凝瘀阻腦竅論治。常規治療方劑為育生補陽還五湯與半夏天麻白朮散合方，佐以清熱化痰，通腑瀉下、溫經活絡。規律服藥後，病情穩定。

黃連解毒湯　邪氣盛則實

臨床案例出院後。雖常規服西藥，情緒仍不穩定、躁擾、多疑、健忘（近期人、事、物）、謾罵、穢語、不眠如狂等症狀。治療方劑為黃連解毒湯佐以通腑瀉下。

額葉深部白質病變最顯著的臨床表現是精神狀態的改變。額葉和其他腦區有很多聯繫，也和大腦深處的腦神經有所溝通。額葉掌管部分情感性格，病變可以令人變得冷漠、失去動力、缺乏情感、喪失意志力，無法執行計劃……；也會令情緒失控而變得暴力、衝動。

邪氣盛則實。正氣虛極反見類實症的表象，為因虛致實。在本虛的狀態下，臟腑生理功能低下，呈現狂症症候群，乃至虛之病，反見盛候的臨床呈現，屬真寒假熱症，故治療方劑為育生補陽還五湯、黃連解毒湯合方，症狀穩定，旋及更方。

右歸丸 精氣奪則虛

病患多疑、健忘，常一日煮數鍋飯。治療方劑為右歸丸。病例臨床表現為注意力不集中、健忘和情感功能障礙。

失智症者，病位在腦，病性則屬本虛標實。其發病特點多以腎虛為本。腎虛精虧髓空而善忘神亂。

右歸丸主治腎陽不足。腎者，先天之本，藏五臟六腑之精氣，與生長、發育、生殖息息相關；腎主骨生髓，充腦益智。腦為元神之府，靈機記憶皆在腦中，此功能有賴於腦為髓海的生理基礎；腎中精氣充，化髓足，腦能行使元神之府的功能。

結語

血管性失智症中醫治療從肝腎虧虛，氣虛血瘀，痰凝瘀阻腦竅論治。治療方劑為育生補陽還五湯與半夏天麻白朮散合方，佐以清熱化痰，通腑瀉下、溫經活絡。

Joined Treatment of Chinese and Western Medicine for Vascular dementia：A Case Report (Summary)

Abstract

Objective：

Clinically, there are several causes lead to vascular dementia，including cerebrovascular diseases, head injury, neoplasm, post-chemotherapy and/or irradiation therapy, etc. In ancient Chinese medical books and literature, there is also few such mentioned specific medical term concerning about vascular dementia . According to the clinical etiology and symptomatic signs, vascular dementia should be grouped in the field of 呆 “dementia”，百合病 “Lily disease”,癲、狂 “manic-depressive psychosis” and 臟躁 “Hysteria” etc in Chinese medicine.

Methods：

This thesis is dedicated to the investigation and research on clinical treatments for the patients with vascular dementia caused by acute ischemic stroke at right hippocampus and right frontal deep white matter,another case with multi–infarct caused by poor hypertention control. During the course of treatment, clinical presentation of the patients, image examination including CT and MRI are applied for assessing macroscopical alteration and resolution condition of the brain lesion for post-treatment evaluation. This thesis chiefly investigate the analysis and the sorting of stages and types of disease in western medicine, as well as the theoretical bases of joining Chinese medical analysis and therapy, and the reasoning of the Chinese medication.

Results：

According to this clinical research, for the treatment of vascular dementia, when combination therapy with Chinese and western medicine and following the analysis, therapy, applying the brain treating prescriptions of Chinese medicine, patients could get better recovery.

Conclusion：

In conclusion, by our study findings and reviewing previous researches, we revealed that combination with definite diagnosis via west medicine and therapy by Chinese medicine could provide a new prospect and powerful therapeutic effects for the prevention and treatment of the patients with vascular dementia.

Key terms：

vascular dementia, stroke, combination therapy with Chinese and western medicine.

CASE

11

常壓性水腦症

可逆性失智症-常壓性水腦症（Hydrocephalus）中醫治療探討

摘要

目的：

觀察中醫補氣補血補陽，活血化瘀，淡滲利濕，化痰飲法，治療水腦症的療效。

材料與方法：

以85歲女性病例，因行走緩慢，步態不穩，常跌倒，約二年；又出現行為智能障礙：近期記憶力變差，定向感缺失，尿失禁，神情呆滯，反應遲鈍，無法與人應對，靜默，情緒憂鬱約半年，時躁擾、發怒。檢查發現：腦室積水，診斷為水腦症為觀察對象。病人沒有意識障礙，麻痺或輕癱等任何其它神經精神症狀，治以育生補陽還五湯、半夏天麻白朮散合方加味，補氣補血補陽、豁痰開竅，健脾化濁，活血化瘀，淡滲利濕。全部藥材皆由何合安中醫診所提供，依臨床病患服用方式調理，口服，每日一劑，每二周複診一次，以觀察臨床症狀改變。

結果：

服藥二週，臨床症狀改善。服藥四週，病患近期記憶顯著進步，認知功能明顯改善：能正常表達感情，判斷力、記憶力、定向感改善。目前，行為智能穩定，二便會告知欲自主，天冷步伐緩慢乏力，須以輪椅代步，行為智能持續穩定，仍規律服藥中。

結論：

水腦症，治以補氣補血補陽，豁痰開竅，健脾化濁，活血化瘀，淡滲利濕中藥方劑，症狀得到很好的改善，療效顯著，具有進一步探討的價值。

關鍵字：中醫治療　水腦症　步態不穩　行為智能障礙　尿失禁

案例11
常壓性水腦症（Hydrocephalus）

前言

步態不穩、認知功能或行為異常、尿失禁，為水腦症臨床常見的三個症狀。

水腦症（hydrocephalus）是指因腦脊髓液（CSF）的製造生成、循環和吸收失衡，導致過多的腦脊髓液貯積在腦室內，造成腦室積水，所產生的病症。因腦組織萎縮造成的腦室變大，則不屬於水腦症。

常壓性水腦症（Normal pressure hydrocephalus，NPH）是交通性腦積水的一種特殊形式，好發於老年人，也是少數可逆或可治療的失智症之一。大多數常壓性水腦症的病人找不出原因，為原發性常壓性水腦症，少數可追溯病因，如腦部受傷、出血、腫瘤或感染等。常壓性水腦症是一種可以治療的疾病，如果能在腦神經損傷前，及時治療，多能得到大幅改善。目前西醫對水腦症的藥物治療療效不佳，以外科手術治療為主。

根據中醫理論，痰、飲、水、濕同源，中醫治療水腦症從濕論治。本文內容僅討論發生在成年人的水腦症；以被診斷為水腦症的臨床病例，探討水腦症的中醫治療。

水腦症的定義

神經醫學水腦症的定義：因腦脊髓液（CSF）的生成、循行流動和吸收失衡，導致過多的腦脊髓液貯積在腦室內，造成腦室積水，所產生的病症，腦室呈現動態性變大。

腦脊髓液（Cerebrospinal fluid）的生成、循環、吸收與生理功能

腦脊髓液（Cerebrospinal fluid,CSF）的生成

約70%的腦脊髓液，由腦室壁的脈絡叢（choroid plexus）特化的表皮細胞，由血液濾經血管壁，通過主動分泌和超濾的聯合過程形成的體液。

約30%的腦脊髓液，在大腦和脊髓的細胞間隙形成的間質液。

腦脊髓液的生成速率，取決於灌注壓（CPP，cerebral perfusion pressure）的高低，不直接受顱內壓（ICP，intracranial pressure）高低的影響；當顱內壓過高（大於280mm H_2O），腦灌注壓降低時，腦脊髓液的生成開始減少。

Choroid plexus（脈絡叢）

脈絡叢主要分布在側腦室的底部和第三、第四腦室的頂部。

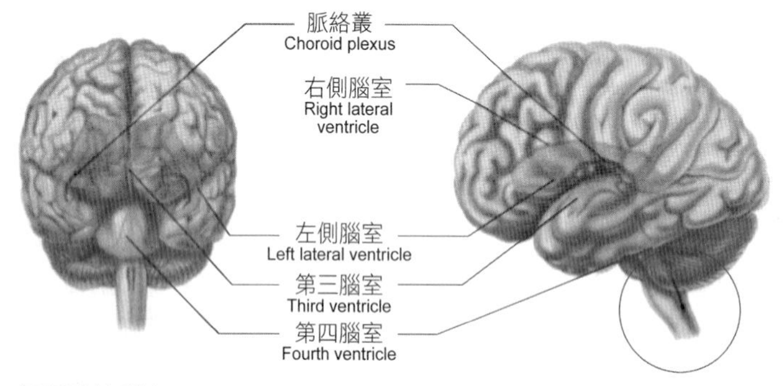

腦部四個相連的腦室。
兩個側腦室構成第一及第二腦室。腦室當中的脈絡叢形成腦脊髓液（CSF），於腦幹位置流出腦室系統（箭頭）。

（資料來源：人體生理學.Human Physiology:The Mechanisms of Body Function 9/e Vander,Sherman, ε Luciano's. P.201）

脈絡叢為軟腦膜（Pia mater）陷入腦室壁所形成的脈絡組織（Tela choroidea），被一層特化的室管膜細胞（Ependymal cells）所覆蓋，內含有微血管網。

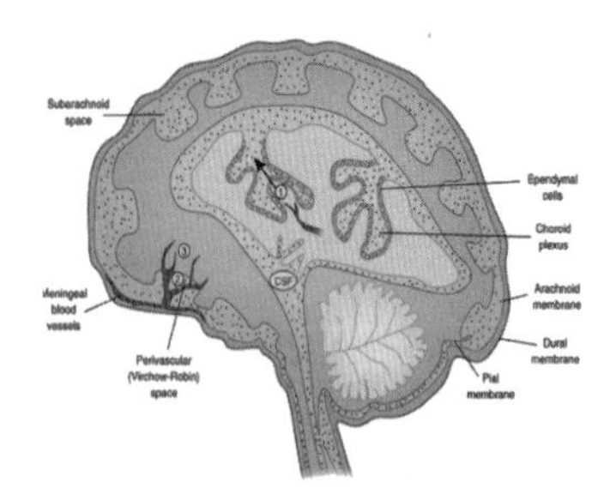

（資料來源：自然期刊）

成熟的脈絡叢上皮（Choroid epithelium）細胞間有緊密結合（Tight junction）和粘液粘連的中間連接（Zonula adherens），形成血腦脊液屏障（Blood-CSF barrier）。成熟的脈絡膜上皮（Choroid epithelium）腦屏障對腦部提供一定程度的保護。

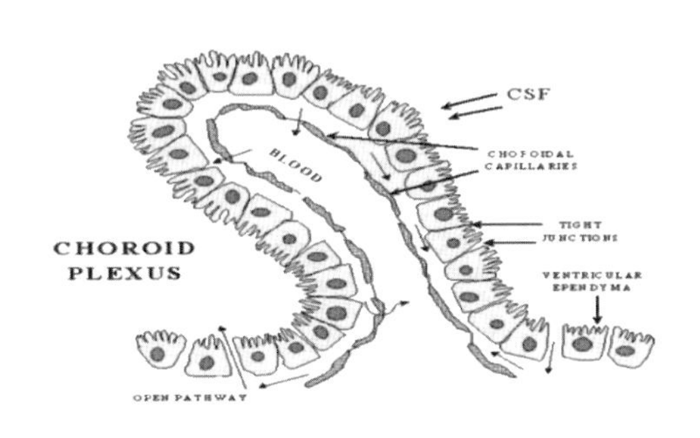

（資料來源：自然期刊）

依據腦屏障的形態特點，可分為三類：

血-腦屏障（Blood-Brain barrier，BBB）

指腦部毛細血管阻止某些物質（多半是有害的）由血液進入腦組織的結構。這種結構可使腦組織少受、甚至不受循環血液中有害物質的損害，以保持腦組織內環境的基本穩定，對維持中樞神經系統正常生理狀態具有重要的生物學意義。

血-腦脊液屏障（Blood-Cerebrospinal fluid Barrier,BCB）

位於腦室脈絡叢的毛細血管和腦脊液之間。脈絡叢的毛細血管內皮細胞上有窗孔，因此該屏障具有一定的通透性。

腦脊髓液-腦屏障（Cerebrospinal fluid-Brain Barrier,CBB）

為室管膜上皮細胞和星狀膠質細胞共同構成，對於腦脊髓液中的物質進入腦細胞具有選擇性通透作用。

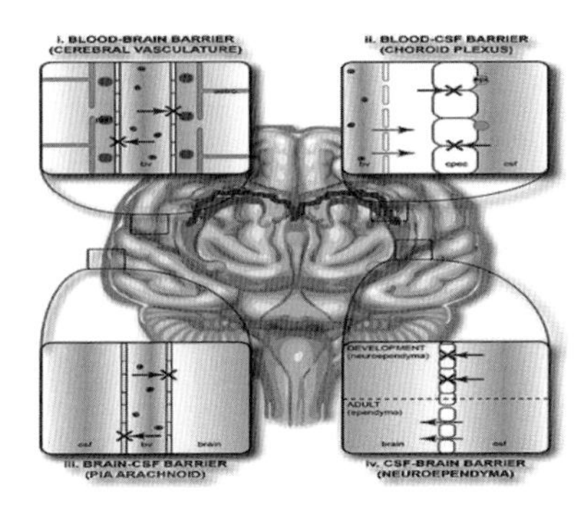

（圖片來源：https://zh.wikipedia.org/wiki/腦屏障）

腦脊髓液的性質

正常維持量為80～150ml，每天產生約450～600ml。

CSF的總體積約150mL。

腦池（cisterns）約有75ml。

蜘蛛網膜下腔（subarachnoid space）約50ml。

腦室（ventricles）約25ml。

無色、澄清、透明、無菌。

密度比水重，可減輕腦部重量，同時可達到緩衝的作用。

蛋白質含量低（15～45mg/dl）。

含少量淋巴球，若超過10個/cm3，應找出原因。

葡萄糖濃度為血液之一半。

臥姿壓力為80～180mm 水柱。

坐姿時大池壓力幾乎為零，腰池壓力為 160～320mm 水柱。

靜脈充血時，CSF 的壓力升高。

腦脊髓液循行與吸收

腦脊髓液由側腦室經室間孔（Foramina of Monro）→第三腦室，經中腦導水管（Midbrain aqueduct）→第四腦室；可→繼續流至脊髓中央管(central canal)；或→經第四腦室正中孔（Foramina of Magendie）和第四腦室外側孔（Foramina of Luschka）→蛛網膜下腔。

最後經矢狀竇（sagittal sinus）旁的蛛網膜絨毛顆粒（Arachnoid granulation）回滲到上矢狀竇（superior sagittal sinus）→頸內靜脈。多數經由一含有單向瓣膜的靜脈流入血液循環，進入右心房。

腦脊髓液的流動路徑：
側腦室→室開孔→
第三腦室→中腦導水管→
第四腦室→脊髓中央管

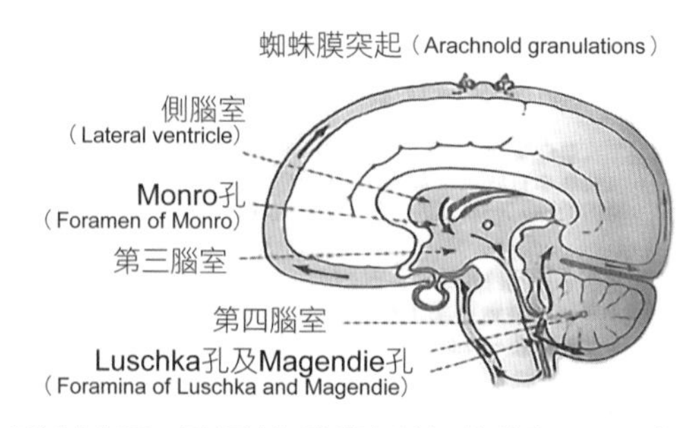

（資料來源：圖解神經醫學與神經外科學，P374）

腦脊液的流動具有一定的方向性，經由循環、呼吸及姿勢造成的壓力改變。腦脊液的回流（或吸收）主要取決於顱內靜脈壓和腦脊液的壓力差，以及血腦屏障間的有效膠體滲透壓；腦和脊髓的血管、神經周圍間隙和室管膜也參與腦脊液的吸收。

腦脊髓液（cerebral spinal fliud, CSF）的功用

腦脊髓液是一種經由選擇性的分泌而產生的液體，對腦部提供一定程度的保護。

1.增加緩衝，保護腦和脊髓免受外力震盪損傷。
2.供給腦神經細胞營養物質，協助腦室運輸電解質和代謝物。
3.調節顱內壓。
4.調節神經系統酸鹼平衡。
5.透過生物胺類物質影響腦下垂體功能，參與神經內分泌調節。
6.腦脊髓液循行失調，造成腦積水，且與腦脊液淋巴傳送的損壞有關。

水腦症的分類

分為交通型與阻塞型兩類。交通型與非交通型水腦症均包括先天性或後天性。

交通型水腦症

腦室系統外的腦脊髓液流通受阻。

阻塞型水腦症

腦室系統內的腦脊髓液流通受阻。

臨床表現 腦室擴大，伴有間歇性腦脊液壓力增高。

診　　斷 通過持續腦室內壓力記錄（24小時以上）才能得出。

發病機理 腦室壁彈性改變、腦脊液粘性增強，都可能是常壓性腦積水的發病機理。

水腦症的原因

腦脊液的產生過多、腦脊液的再吸收降低、腦脊液的循環受到阻塞。

交通型（Communicating）

軟腦膜（leptomeninges）變厚及/或蜘蛛膜突起受到影響。

感染

膿瘍/結核/黴菌

蜘蛛膜下腔出血

自發性/創傷/手術後

惡性腫瘤引起的腦膜炎

CSF黏性增加，如高蛋白含量

CSF分泌太多，如脈絡叢乳突瘤（Choroid Plexus papilloma）

阻塞型（Obstructive）

先天性

大腦導水管狹窄或分叉。

Luschka孔及Magendie孔狹窄（Dandy-Walker氏症候群）。

Chirai畸形。

後天性

後天性大腦導水管狹窄

感染或出血造成沾粘

腦膜上的腫塊造成腦膜脫垂

腦室內血腫

腦瘤

腦室內/松果體區/後顱窩

膿瘍/肉芽腫

蜘蛛膜囊腫（Arachnoid cyst）

病理致病機轉

病理效應（Pathological effects）

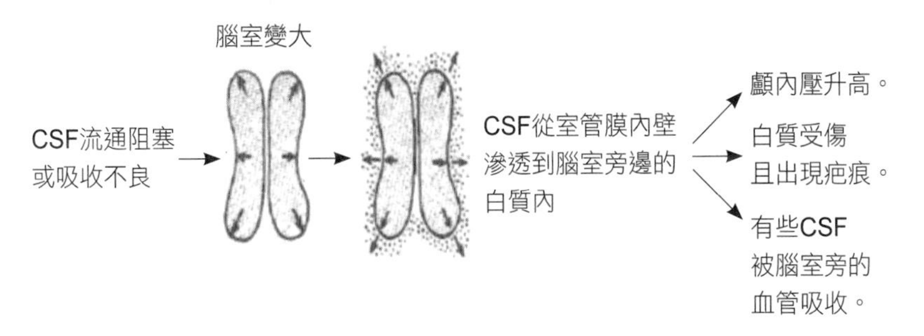

（圖片來源：圖解神經醫學及神經外科學Lindsay/Bone/Callander 5/e.P.141）

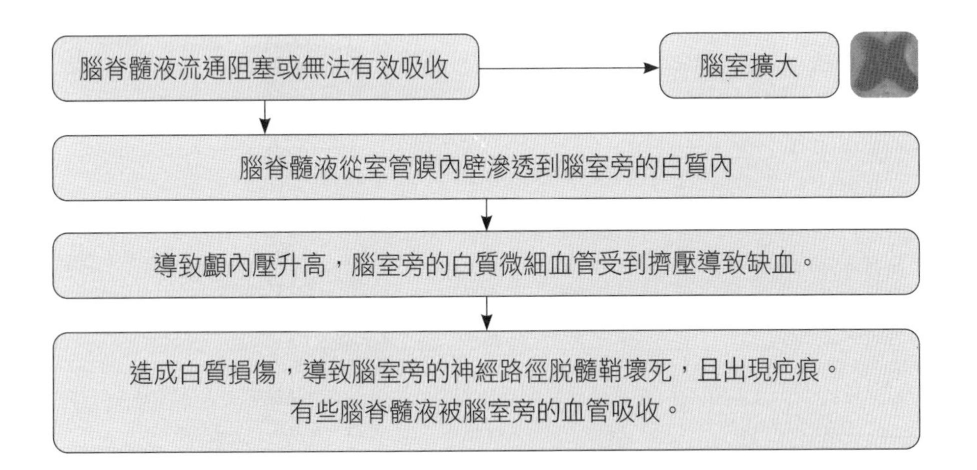

臨床症狀與體徵

若上述病理效應發生於嬰、幼兒

嬰兒由於骨縫尚未密合，頭部會變大，腦室明顯腫脹，若未治療，則可能死亡。

嬰兒及幼兒（Infants and young children）

急性發作—躁動、意識不清且嘔吐
逐漸形成的—智力不足、發育障礙

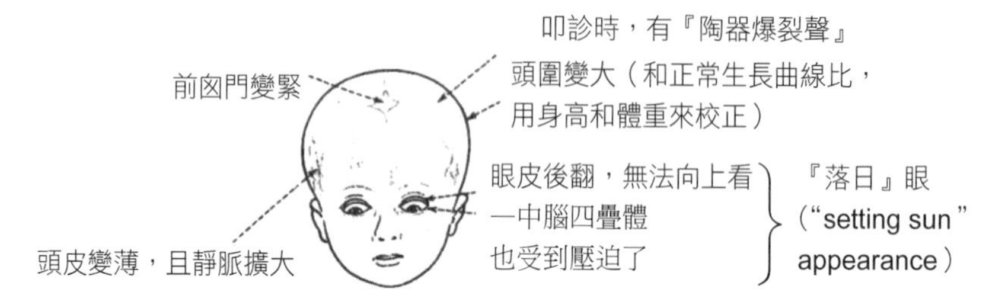

（圖片來源：圖解神經醫學及神經外科學Lindsay/Bone/Callander 5/e.P.141）

急性發作

躁擾、意識不清、嘔吐。

逐漸形成

智力不足、發育障礙。

嬰、幼兒水腦症的預後，主要決定於先天的異常。

靜止期

腦室仍然脹大。

腦脊液分泌、吸收處於平衡狀態。

顱內壓回復正常。

原來水腦症造成的傷害無法恢復，可能導致永久性損傷。

正常發育又開始。

若受到小傷害或感染，很快發生腦壓升高，表示腦脊液動力學又失衡。

先天性

頭顱骨在三歲時閉合，如果出現頭圍增大，應懷疑發生腦積水。

病因通常是由於遺傳，但也可由後天引起。

通常發生在最初幾個月內。新生兒和嬰兒腦積水患者，頭圍會迅速擴大；頭皮變薄，靜脈擴大；前囟門變緊。

嬰兒表現為焦躁不安、食欲不振和頻繁嘔吐。

水腦症嬰兒臨床表現：

①遲鈍，對環境失去興趣。

②呈現落日眼（“setting sun” appearance）：眼皮後翻無法向上看，中腦四疊體也受到壓迫。

兒童頭部變得很大，臥床不起。

青年型 / 成人型水腦症（Juvenile/adult type hydrocephalus）

急性發作

顱內壓升高的徵候及症狀。

頭痛、嘔吐、視乳頭水腫、意識變差。

無法向上看。

逐漸發作

即使腦壓正常，呈現常壓性水腦症（Normal pressure hydrocephalus，NPH）。臨床上會出現步態不穩、行為智能障礙的失智症候、尿失禁等臨床三聯症（clinical triad）

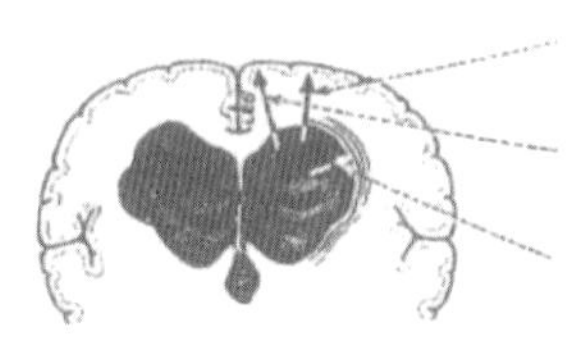

額葉受壓迫→失智症（可能與大腦血流減少有關）

位於中央回旁的膀胱、腸道→失禁控制中心受到壓迫

由皮質前往內囊的『下肢纖維』，在繞經腦室的部分受到壓迫
↓
步態不穩，下肢出現椎體徵候

（圖片來源： 圖解神經醫學與神經外科學，P130）

步態不穩

早於其他症狀出現前數月或數年前即表現。

腦室擴大時，最先擠壓緊鄰側腦室旁，控制走路和站立的神經路徑。

行為智能障礙

包括：注意力不集中、精神萎靡煥散、反應遲緩、思考遲鈍、記憶力變差、舉止消極被動、情感反應冷漠，言語功能基本仍正常，認知功能無明顯障礙。病人沒有失語症，失用症，失讀症等大腦皮質病灶的症狀；呈現的是腦皮質下病灶的症狀，此與失智症有別。

尿失禁

病程晚期，病人出現尿失禁症狀。病人對排尿不自知、不想去控制。尿失禁通常出現在病程晚期，有失禁症狀時，走路通常已很困難，行為智能也已出現明顯障礙。

通常與病人的頭部受傷病史、腦膜炎或蜘蛛膜下腔出血有關。

檢查

顱骨X光

CT掃描

治療

藥物治療效果不好，以手術治療為主。

引起水腦症的原因影響預後結果：

急性惡化

腦室引流

腦室-腹腔引流

第三腦室造口術

第三腦室阻塞性水腦症

腰椎穿刺

交通性水腦症，如蜘蛛膜下腔出血之後。

逐漸惡化

腦室-腹腔引流

第三腦室造口術

適用於第三腦室阻塞性水腦症

腰椎穿刺
交通性水腦症
有腫塊時應移除，避免分流手術
靜止性水腦症（Arrested hydrocephalus）
腦室雖然擴大，但沒有症狀，不須治療。
應定期做發育或精神評估，確保沒有進一步的影響。

分流後併發症

研究報告指出，手術後約有百分之二十左右會出現併發症。可能的併發症包括分流故障、分流失敗和分流感染。
感染
硬膜下血腫
分流管阻塞
低腦壓

水腦症的預後

嚴重而未適當治療的水腦症將造成腦室壓力上升擠壓腦血管，引起神經的血流不足，導致神經損傷及心智功能遲滯。
在腦部發生不可逆的損傷前治療效果通常很好，若是病童，智商仍可維持正常。
常出現合併症時，大多數的嬰兒和較小的小孩，則會有較多的後遺症。

案例11

常壓性水腦症臨床案例

85歲的女性病例，家屬發現病人行走緩慢，步態不穩，常跌倒，約二年。

近日病人近期記憶力變差，廚房、臥室常走錯，出門訪友常不知如何回家，忘記家中電話，最近發生的事、人名也常忘記；尿失禁，神情呆滯，反應遲鈍，無法與人應對，靜默，情緒憂鬱約半年，時躁擾、發怒，沒有意識障礙，麻痺或輕癱等症狀。

詢問病史發現，病患在未發病前，智能良好，端莊優雅，夫妻感情深厚，其夫於數年前罹患腦中風過世。病患有高血壓病史十多年，規律服藥控制。2007年6月心臟置放支架。

病患症狀日益惡化嚴重，前往台北新×醫院、台北三×總醫院檢查，電腦斷層發現：腦室擴大、積水，診斷為水腦症。經神經科醫師審慎評估後，認為手術引流治療療效不大，且家屬擔心病患年事已高，轉而尋求中醫治療。

影像學摘要

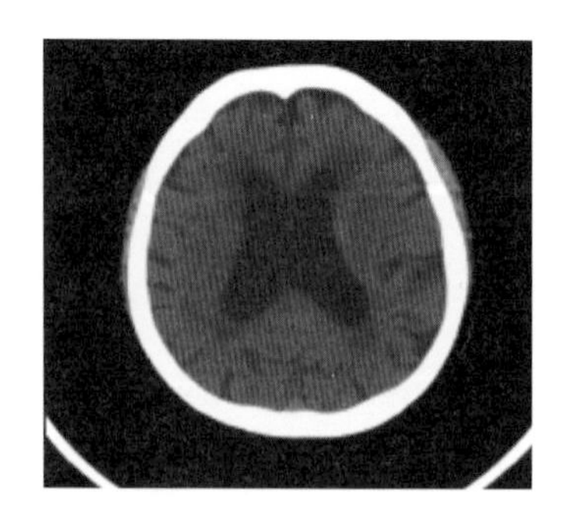

中醫治療摘要	
2016/2/16	**望** 舌苔薄白潤，面色蒼白；行走時步態不穩、無力，須人攙扶。淡漠，神情呆滯。 **聞** 語音單調低微。 **問** 滯下或便秘，睡眠不穩定。 意識清楚，感覺及應對遲緩。 患有高血壓病史十多年，規律服藥控制。 2007年6月心臟置放支架。 **切** 脈大。血壓140±/80± **診斷** 四診合參，證屬心腎陽虛，氣虛血瘀，合併痰濕阻竅。 **治則** 補氣、補血、補陽、活血、祛瘀，佐以淡滲、利濕、化痰飲。 **處方** 修正補陽還五湯、半下天麻白朮散合方加味
2016/3/1	**主訴** 服藥後症狀稍見改善。 二便如常，睡眠穩定，約7小時。脈洪大。 **治則** 補氣、補血、補陽，豁痰、開竅，健脾、化濁，活血化瘀，淡滲利濕。 **處方** 育生補陽還五湯、半夏天麻白朮散合方 加人參、田七、 乾薑、製附子、玉桂子、黃芩、大黃……
2016/3/15	**家屬告知** 每日可在外傭陪伴下行走約半小時， 言語流暢，應對如流，行為智能均顯著進步。 二便如常，睡眠不穩定，約7小時。脈大。 **處方** 育生補陽還五湯、半夏天麻白朮散合方加味 規律口服水煎中藥，每日一劑，出國旅遊則服藥粉。 每二週複診一次，以觀察臨床症狀改變。

結果

治療前

行走緩慢，步態不穩，常跌倒，近期記憶力變差，廚房、臥室常走錯，出門訪友常不知如何回家，忘記家中電話，最近發生的事、人名也常忘記；尿失禁，反應遲鈍，無法與人應對，靜默，情緒憂鬱，時躁擾、發怒。

治療後

1.病例服藥二週，臨床症狀改善。
2.服藥四週，病患近期記憶、認知功能顯著改善：能正常表達感情，判斷力、記憶力、空間定向感改善。
3.病例自規律服用育生補陽還五湯、半夏天麻白朮散合方加味後，其臨床症狀穩定改善。
4.目前病例行為智能穩定，天冷步伐緩慢無力，須輪椅輔助。

中醫治療思惟

半夏天麻白朮散、育生補陽還五湯合方加方

案例為85歲的女性。病人行走緩慢，步態不穩，常跌倒，約二年。近日出現近期記憶力變差，定向感缺失，尿失禁，神情呆滯，反應遲鈍，無法與人應對，靜默，情緒憂鬱、激惹躁擾，但沒有意識障礙，麻痺或輕癱等症狀。病患有高血壓病史十多年，心血管狹窄，置放二支架。電腦斷層發現：腦室積水，診斷為水腦症。

老年人因腦萎縮，顱內的空隙容量比較大，腦水腫時比較不易產生腦壓上升的臨床症狀。臨床常見：步態不穩、認知或行為功能異常、尿失禁等症狀。

腦脊髓液積聚、腦室擴大，壓迫腦室周圍組織，造成腦神經組織的牽扯與損傷，一旦出現智能減退的現象時，手術引流治療的效果常不理想。

排除阻塞，促進腦脊髓液自然吸收，才能避免腦部進一步損傷，致使腦功能惡化。

腦室壁彈性改變，以及腦脊液粘性增強，間歇性腦脊液壓力增高現象，都可能是常壓性腦積水的發病機理。

除了血液供應外，中樞神經系統也需要腦脊髓液的灌流。體內液體能正常代謝輸佈，有賴五臟系統功能正常，陰陽併須，尤以陽氣為要。腎司開闔，為主水之臟；脾居中焦，行水運化，得肝氣疏泄，散精於上焦；心肺居上焦，心脈通利，肺氣宣發，行血而利水運，氣行而水行。腎陽的氣化作用貫穿始終，使體內液體清者得以正常佈散周身，濁者向下輸送排出體外。

腦脊髓液不正常的積聚，屬中醫學「濕證」。痰、飲、水、濕同源，若傳化失調，屬氣化不利，致水濕停聚，形成病理產物，又成致病因素。

老年人氣血虛衰，運化無力，日久化生痰濁，痰濁壅盛，蒙蔽清竅。痰濁、痰濕具黏滯難去的特性，造成氣機阻礙不暢而痰濁、血瘀不去，瘀阻腦絡，腦神失養，神明漸衰，致精神智力低下，運動失調，而發癡呆。

無論是腦脊髓液吸收過程障礙，或腦脊髓液產生過多而自體來不及吸收，造成腦室腦脊髓液過多，均屬氣化不利。

本病例，無論造成其水腦症病因為何，其中醫學病因病機可歸納為：心腎虧虛，脾失健運，陽虛水泛，痰阻清竅。其病理過程氣虛、氣滯、血瘀、痰濁、寒凝等夾雜交互作用下，導致氣機紊亂，邪盛正衰、臟腑、氣血津液失常，正氣衰竭。疾病進展的過程中，呈現：虛中夾實、因虛致實、真虛假實……等證候。

病患具有高血壓病史，心血管狹窄，置放支架，因此改善血液動力學，維持良好的血液循環對病情的穩定極為重要。治療方劑為半夏天麻白朮散與育生補陽還五湯合方，加重蒼、白朮、茯苓、澤瀉、乾薑、制附子、肉桂、人參、田七、制大黃……，隨症化裁。病例常滯下或便秘，內結燥實，故加制大黃，通腑瀉下，活血祛瘀，蕩滌腸胃實熱積滯，壅滯得以疏導，使氣機暢利。病例年長，故用制大黃，取其緩瀉通腑；人參、田七，補氣化瘀；重用蒼朮、白朮、茯苓、澤瀉，淡滲利濕；痰、飲、水、濕，皆為陰邪，治陰以陽，治寒以熱，故用乾薑、制附子、肉桂，通陽滲濕利水，溫中散寒、溫經、通絡、扶心腎之陽，補命門火。命門者，後天臟腑精氣均由此而生，命門火旺，溫陽化氣，利濕行水，痰、飲、水、濕自化，臨床症狀得以改善。

結語

水腦症，屬中醫學「濕證」。治療方劑為半夏天麻白朮散與育生補陽還五湯合方加方，具補氣、補血、補腎陽、活血化瘀、健脾化濁、通陽滲濕利水作用，有效控制病情穩定。

～參考文獻～

（1） 圖解神經醫學及神經外科學 Neurology and Neurosurgery Illustrated, 5/e.Kenneth W Lindsay・Ian Bone・Geraint Fuller著 / 顏君霖 林口長庚紀念醫院神經外科醫師譯 台灣，台北 合記書局. 2012. P.374-377.

（2） 陳獻宗編著 當代神經學,2/e. 橘井文化. 2004. P.356-362.

（3） 潘震澤總編譯. 人體生理學.Human Physiology:The Mechanisms of Body Function 9/e Vander,Sherman, ε Luciano's. 合記出版社. 2005/2 P.199-202.

（4） 李政育. 中醫腦神經治療學. 台灣，台北 啟業書局. 2001. P.84-88,93-94.

（5） 孫孝洪編著. 中醫治療學原理. 台灣，台北. 知音出版社. 1992.

（6） 清.王清任撰 李天德、張學文整理. 醫林改錯. 人民衛生出版社. 2005/8.

（7） 康鎖彬總主編溫瑞書主編. 王清任醫方精要. 河北科學技術出版社. 2003/1.

（8） 李德新編著. 李德新中醫基礎理論講稿. 人民衛生出社. 2007/12. P.198-199.

（9） 韓景獻主編. 中西醫結合癡呆診療備要. 中國，天津. 天津科技翻譯出版有限公司. 2013/5. P.123-129.

The Chinese Medical treatment for Hydrocephalus
A Case Report
Abstract

Purpose：

This case report aimed for describe and evaluate the effects of traditional Chinese medicine therapy to a 85 years old female suffered from hydrocephalus.

Case report：

This 85 year-old female presented with slow and unsteady gait, fall down often for 2 years. The last 6 months, the patient demonstrated cognitive behavioral disability, fading of recent memories, and disorientation of position, urinary incontinence, dulled and sluggish response, social withdrawal, silence, depression, restlessness, and agitation. Computed tomography (CT) examination indicated ventricular hydrocephalus was happened to the patient. In result, the patient diagnosed with normal pressure hydrocephalus (NPH). The patient didn’ t show any disorder of consciousness, paralysis or paresis. The prescription, included the combination dose of Modified Bu-Yang Huan-Wu Decoction（修正補陽還五湯）,Banxia-Tianma-Baizhu powder(Decoction)（半夏天麻白朮散） per day by oral administration, in order to Rreplenishing kidney yang（補腎陽）,combined replenishing of energy and blood（補氣補血）, improving blood circulation and breaking down stagnation（活血化瘀）,expelling phlegm to induce resuscitation（豁痰開竅），strengthening the spleen and stomach,separating the useful from the waste,eliminating phlegm and All medicine were provided by He-He-An Chinese medical clinic (Dr. He Shiu Chin). Clinical re-evaluation was carried out every two weeks.

Results：

After the medication for 2 weeks, clinical symptoms were improved. Recent memories, cognitive behavioral ability and orientation were also improved obviously after the application of the remedies for 4 weeks. In recent, the patient still continued the administration of the remedies, we noticed that the patient' s self-care ability of excretion and cognitive behavioral ability was stable, although the patient needs to use wheelchair to overcome the weakness of gait in cold weather.

Conclusion：

We evidenced that these Chinese medicine therapy were significantly enhanced the clinical symptoms of Hydrocephalus. Further advanced researches and discussions on these Chinese medicine remedies could be worthy performed

Key terms：

Hydrocephalus Unsteady gait Cognitive behavioral disability Urinary incontinence Traditional Chinese medicine therapy

CASE

12

疼痛症候群

案例12

疼痛症候群中醫治療

劉小姐，65歲，具乳癌、肺結核、支氣管擴張、類風濕關節炎病史。

主訴右手臂、下背痛，無法久坐、久站，臥床時疼痛也沒有減輕。天寒，疼痛加劇，俛仰不利，稍動即疼痛不堪。台大醫院診為肌筋膜疼痛症候群（Myofascial Pain Syndrome），復健治療亦無法緩解疼痛。

病例罹患多種疾病，歷經手術、化療、放療，長期免疫抑制劑藥物治療。體弱多病，面色少華，稍動即汗出淋漓，神倦、肢軟，語音低微，睡眠障礙，舌淡、脈沉濡弱、便溏。

摘要

疼痛是一種主觀的、自覺的感受，也常是組織器官受損的早期症狀。外傷、感染、癌症和組織變性等均會引起疼痛。影響疼痛認知的因素很多，如個人的主觀感受、過去的經驗、發生時的狀況、情緒等，因此疼痛強度，不一定與刺激的強弱成比例。疼痛的持續與反復發生會形成疼痛惡性循環，這些複雜多元的症狀，一旦被腦部記憶完成，將變成典型的慢性疼痛。

本文以臨床常見的頸、腰部疼痛症候群，探討現代醫學有關疼痛的解剖、生理、病理、診斷、治療和傳統醫學有關痛症的病因、病機，辨證分型及治療。

前言

疼痛是生物與生俱來的警報系統，是生物界最有效的防衛機制，與生命的存在息息相關。

疼痛常是病人就醫的主要動機。根據研究，住院病人中，主訴疼痛者約有63.8%，而內科門診病人中，則約75%有疼痛的困擾。

疼痛是一種主觀的、自覺的感受，其重要性在於它往往是組織器官受損的早期徵兆。一般人常在出現疼痛的感覺，意識到自己的身體有病。疼痛的診斷和治療，除了必須清楚了解疼痛的解剖、生理、病理外，疼痛反應的心理層面也必須被重視，尤其是持續性、難以控制的疼痛，應該要做仔細的分析和綜合評估，才能做出有效的治療計畫。

疼痛是人體的一種保護功能，卻是降低病患生活品質主要原因之一。中醫學對於痛證的治療，著重病患整體的情況，也重視局部的症狀處理。治療計畫必須包含綜合病因、病機、臟、腑、經、絡、寒、熱、虛、實、脈象、舌象等評估分析，決定治療原則和方劑。臨床上也確實取得療效，但如何將上述理論、用藥機轉，明確的與現代醫學接軌，是我們努力的目標。

疼痛的定義

1979年國際疼痛醫學會（International Association for the Study of Pain，IASP）對疼痛的定義：「伴隨實質或潛在的組織傷害，而產生的不愉快感覺和情緒。」

2019年12月台灣衛生福利部（Taiwan Ministry of Health and Welfare）在「整體疼痛症狀照護及指導方案指引」將疼痛定義為五大特性：主觀的、多維的、負向的、損傷的、難言的；疼痛是高度主觀的，並兼具感覺、認知與情感成分。

2020國際疼痛醫學會首次針對疼痛的定義進行修訂：「疼痛是實際或潛在的可能性組織損傷或與其相似之不愉快感受與情感體驗。」

並對疼痛定義提出六項註解：

疼痛是一種個人主觀體驗，它在不同程度上受生物、心理及社會因素影響；

疼痛與傷害是不同現象，疼痛不能僅從感覺神經元的活動來推斷；

人們可經由生活經驗學會何謂疼痛；

應該尊重個人關於疼痛經歷的陳述；

雖然疼痛通常是一種適應（保護）機制，但它可能對功能、社會和心理健康產生不良影響；

語言描述僅是表達疼痛感受的諸多方法之一，人或動物不會表達並不代表疼痛不存在。

疼痛的原因

腫瘤壓迫神經。

發炎或炎症反應。

血管通道受阻而引起血液循環不佳。

身體內某器官或管道受阻。

癌細胞轉移至骨頭而引起骨折。

開刀的後續作用，因缺乏活動而導致僵硬，或者藥物的副作用，如便秘、口腔潰瘍。

對疾病的非身體性反應，如緊張、沮喪或焦慮。（**摘自和信醫院**）

疼痛的分類

一、依神經生理機轉

軀體性疼痛：常見於骨轉移，為持續的刺痛、銳痛、壓痛。

內臟性疼痛：常來自中空器管阻塞，表現為間歇性的鈍痛、絞痛或轉移痛。

神經病變性疼痛：常有中樞或週邊神經受損，表現為觸感痛、痛覺敏感等，對鴉片藥物反應不佳。

痛覺感受器受到化學、熱力或撞擊等可損傷身體組織的刺激就可能會產生疼痛。若神經系統由疾病或損傷而受損，可引致神經痛症或神經性病變痛症。由感受器受刺激和神經系統受損引起的疼痛是兩大主要疼痛，第三類是精神性疼痛，較為罕見。

痛覺感受器引起的疼痛可細分為三類：

1.表面軀體疼痛（或皮膚疼痛）由皮膚或身體表面組織受損而引起。由於皮膚痛覺感受器分布細密，所以其產生的痛覺明顯、位置明確但短暫。小傷口和輕度燒傷引起的疼痛屬此類。

2.深層軀體疼痛源自韌帶、腱、骨、血管或肌肉，由軀體痛覺感受器感應，其分布較疏，引起隱隱作痛的感覺，位置亦不明顯。扭傷、骨折和肌膜疼痛症候群屬此類。

3.內臟疼痛源自身體的器官。內臟痛覺感受器的分布更疏，產生的痛感更強和更長時間，更能檢查出引起痛覺的地方。

二、依疼痛發作的方式

急性痛：多為自限性，且止痛藥反應佳。

慢性痛：疼痛的存在，超過一般組織的復原期。初始，也可能屬於急性疼痛。臨床上，有時候並不能確切找出明顯的組織傷害，這種疼痛機制複雜。疼痛時間常在三個月以上，且合併人格及心理的併發症。

突發痛：疼痛突然由基本強度進展至中等強度，多為疾病惡化的表徵。

三、依疼痛原因分類

急性損傷性疼痛

慢性惡性疼痛

慢性非急性疼痛

四、按疼痛特殊性質分類

放射狀疼痛

牽涉痛

幻肢痛

疼痛的解剖生理（ANATOMY AND PHSIOLOGY）

疼痛的刺激

組織受傷或免疫細胞的化學物質，如神經胜肽（Peptide）類傳遞物質、緩激脢（bradykinin）、組織胺（histamine）、細胞介素（cytokines）、前列腺素（Prostaglamdins）等，會刺激特定的接受器引起痛覺，對這種刺激反應的接受器稱為傷害接受器（nociceptor），屬於游離的神經末梢。達到傷害組織的強度的感覺性刺激，激活皮膚、皮下組織和內臟的游離神經末梢，這種傷害性感覺痛覺受器遍佈全身，在表皮及深部構造，包括腹膜。

組織傷害引起疼痛刺激，如皮膚會因刺傷、割傷、壓傷、燒燙傷或凍傷出現疼痛感；中空臟器如腸胃道，則為黏膜發炎、平滑肌伸張（distension）、痙攣（spasm）引起疼痛；肌肉如骨骼肌、心肌，則為缺血；在關節，則是因滑液膜受到刺激。在所有的病灶，接受器被血流中的緩激脢（bradykinins），及局部受創組織中的組織胺、前列腺素、血清素（Serotonins）以及鉀離子等所激活。

疼痛接受器（Pain receptor）

皮膚接受器可如下分類：

1.**機械接受器**（mechanoreceptor）：傳導觸覺、壓覺。

2.**溫度接受器**（thermoreceptor）：傳導溫覺、冷覺。

3.**傷害接受器**（nociceptor）：察覺組織的受損或壓迫性的傷害。

4.**化學接受器**（chemoreceptor）：對各種不同致痛化學物質的刺激敏感。

疼痛的傳導

最近的研究發現，且已辨認出兩種傳入神經可以感受具有傷害性的刺激。一種是很細的、直徑0.4-1.1um、無髓鞘（unmyelinated） C纖維，另一種是具薄層髓鞘的A-δ纖維，直徑約1.0-5.0um。這些初級痛覺傳入神經的末梢，在全身廣泛的分枝成游離狀（free endings），是主要的痛覺接受器。

A-δ纖維與C纖維釋放的主要興奮性神經傳導物質為麩氨酸（Glutamate）。C纖維也釋放一種神經胜肽，稱為物質P（Substance P）。物質P經由緩慢釋放且廣泛擴散於脊髓後角而影響很多神經元。

麩氨酸是一種快速作用的局部神經傳導物質，對皮膚施加傷害性刺激後，由傳導速度最快的Aδ纖維首先傳導疼痛，稱為一次痛（first pain），也稱快痛（fast pain），為具有明確範圍，持續時間短暫旳銳痛（sharp pain）。由C纖維傳導疼痛，稱為二次痛（second pain），或稱慢痛（slow pain），是一種範圍不確定，持續時間長的鈍痛（dull pain），也可能伴隨自律神經反射及情感（緒）變化，舉例：當不小心時，手臂撞到桌角的瞬間會產生由Aδ纖維傳導的一次痛，數秒後繼發的很難受的鈍痛則是由C纖維傳導的二次痛。

有關疼痛的感受，有兩大理論：

1.**特異性學說**（Specificity theory）

不同的感覺，各有其特別的接受器接受刺激，再經由個別的神經傳導而引起不同的感覺。

痛覺是由於特異性感受體興奮而產生，這種傷害感受器（nociceptor）廣泛的分佈在身體各處，其中皮膚、骨膜、關節等組織含有較高的密度。

2.**強度或加感學說**（Pattern theory）

人體所有的接受器，當給予過度刺激後都會引起痛覺，稱為非特異學說或強度學說（intensity theory）。

亦有學者提出與此相關的疼痛型學說（pattern theory），認為體內不存在特異性痛覺接受器，而是多種感覺從接受器發出神經衝動（impluse）的時間、空間、形式差異，才產生包括疼痛在內的各式各樣的感覺。

目前特異性學說已被肯定，但也不能否定型式學說證據的存在。

近年倍受肯定，雖仍未能解釋所有疼痛問題——門控學說（Gate Control Theory），但基本上可用來說明主要的疼痛與止痛機轉。

1965年Melzack及Wall提出門控理論（Gate control theory）。主張在中樞神經系統，具有能自動調整傳入的疼痛系統，有如閘門管控。位於脊髓後角的轉送系統會處理疼痛的訊息，這些包括膠狀質（Substantia gelatinosa，它是後角一層組織，脊髓兩邊都有這種構造）內的神經元連結有關。

當傳入衝動（即傳遞疼痛）傳到後角的厚層髓鞘纖維（thick myelinated fibers），會對膠狀質區產生抑制作用。

傳入衝動到薄層髓鞘（thin myelinated）或不具髓鞘的纖維（unmyelinated fibers），會對膠狀質區會產生興奮作用。

脊髓視丘路徑（spinothalamic pathway）內的二級神經元是否會活化，由上述抑制及興奮作用的總反應來決定。

許多感覺纖維活性減低，會「打開」這扇門。而刺激感覺纖維活化時，這扇門就「關閉」了。除了這種脊柱內的反應外，中樞神經也會控制這扇門的開關，且是迴饋控制的一部分。

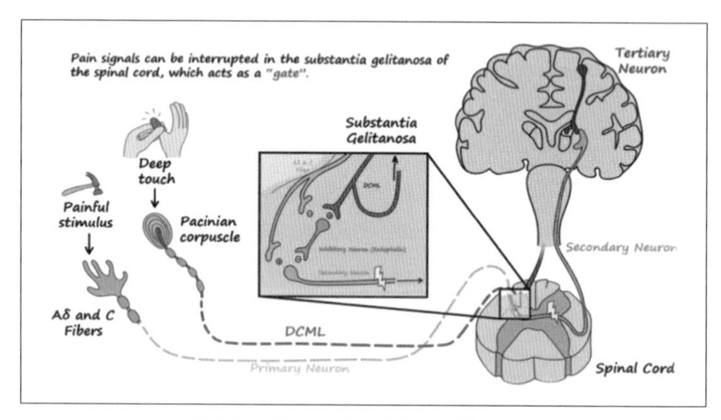

（圖片來源：疼痛治療的基礎知識）

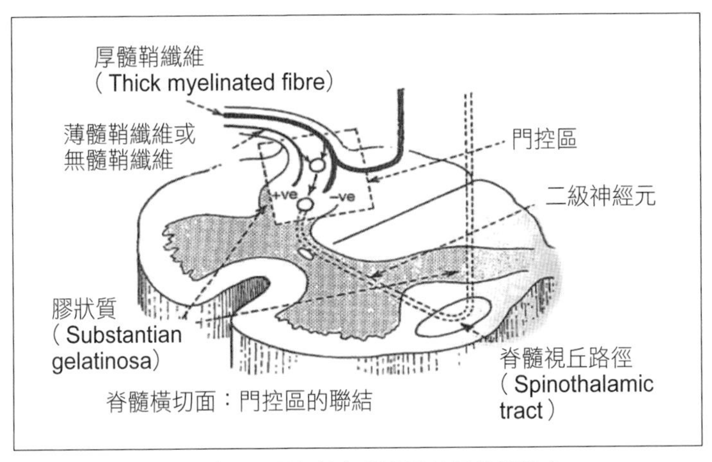

脊髓橫切面：門控區的聯結

（圖片來源：圖解神經醫學及神經外科學 ）

疼痛的傳導具雙向性，即上行的神經徑傳導疼痛，下行的神經徑抑制疼痛。

脊髓視丘徑

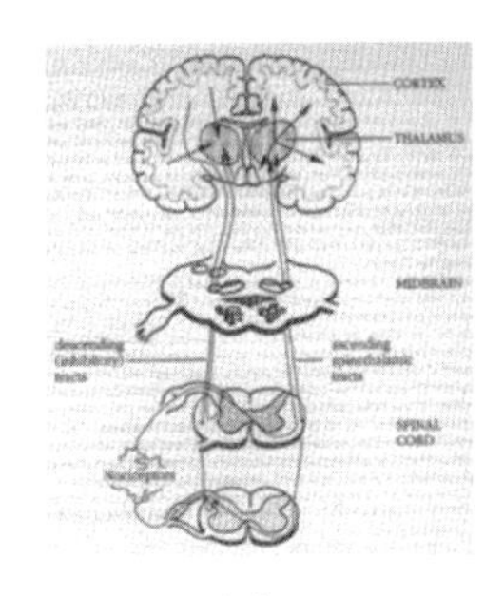
圖片來源：
疼痛治療的基礎知識

感受傷害的傳入神經經背根進入脊髓並終止於背角神經元。這些背角神經元的軸突交叉到對側，形成一交叉的上行通路，即脊髓視丘徑。

根據連接的不同，在概念上將脊髓視丘徑分成兩個系統：

一、外側脊髓丘腦徑（Lateral Spinothalamic tract）

為直接投射到視丘的快速傳導路徑。

疼痛的傳入神經，經由背側神經根（dorsal root）進入脊髓的背側部形成tract of Lissauer，終止於背側角（dorsal horn）。大部分的傳入神經在進入脊髓後，在背側角接換第二個神經元，然後經由前脊髓聯合（anterior spinal commissure）交叉到對側形成脊髓丘腦徑spinothalamic tract。此系統的傳入神經纖維有次序的終止於視丘的腹後外側核（Ventral posttrolateral nucleus，VPL），再經由此神經核，通過內囊（internal capsule）後肢及冠狀放射（corona radiata），抵達頂葉的大腦皮質中央後回的體感覺區。

傳到大腦的頂葉皮質，VPL中組織有序的終止模式和輕觸覺信息的匯聚，對痛覺的精細識別，包括有害刺激的部位，性質和強度非常的重要。

二、脊髓網狀視丘系統

傳入神經進入脊髓後，繼續向上或向下延伸一、二節才接換第二神經元，在脊髓前內側形成anterior spinothalamic，在進入視丘前，先在腦幹的網狀結構（reticular formation）接換神經元；再至下視丘及視丘的內核和板內核，廣泛地投射到額葉及邊緣系統。

有些學者認為深部組織所產生的比較廣泛而難以定位的疼痛就是由此路徑傳導。脊髓網狀視丘系統可能參與疼痛的自主神經和情感反應。此系統的神經細胞含有較大的雙側感覺區，幾乎可涵蓋整個體表，對傷害性感覺輸入的反應很敏感，但不參予感覺的識別和定位，主要是在保持對疼痛刺激的警覺起重要的作用。

下行止痛路徑

當痛覺（pain perception）訊息自視丘傳到大腦皮質後，「疼痛」即被察覺。個人意識、認知、記憶、情緒以及神經敏感症（Neuroticism）都會影響疼痛的感受強度。因此疼痛的閥值（threshold）每個人雖然差不多，但反應卻可能不一樣。

由腦幹來的下行路徑（descending pathways）對疼痛有抑制作用。從人類及動物研究中，腦幹某些區域的刺激，可以減少或阻斷疼痛的感覺。這些內在系統包括間腦的腦室周圍區域、中腦的導水管周圍灰質及腦幹的中線神經核。

中腦導水管周圍灰質（Periaqueductal gray，簡稱PAG），位於中腦的腹側被蓋區，是聚集在中腦導水管周圍的神經細胞構成的灰質。

PAG的已知功能包括對疼痛的下行調控、防衛行為、生殖行為和發聲（Vocalization）功能，此區的細胞會分泌腦啡肽抑制疼痛。

中腦導水管周圍灰質（Periaqueductal gray，簡稱PAG）與疼痛

傳遞溫度和疼痛感覺的上行通路—脊髓視丘徑（spinothalamic tract），也部分通過脊髓中腦束（spinomesencephalic tract）投射到PAG。對PAG的電刺激立即導致深度止痛。當前對這一現象的被廣泛接受的解釋成為「疼痛的門控理論」（Gate control theory of pain）。根據門控理論，對PAG的刺激，激活其中釋放腦啡肽的神經元。這些被激活的神經元使中縫核釋放血清素（Serotonin，又稱5- 色胺和血清胺，5-HT）。5-HT下行到脊髓後角，對位於脊髓II板層（Laminae II）的抑制性中間神經元產生興奮性作用。這些抑制性中間神經元被激活後，進而釋放腦啡肽（enkephalin）或強啡肽（dynorphin）（兩種內源性鴉片樣神經遞質）。這些內源性鴉片樣神經遞質與上行的C纖維和A δ 纖維上的mu型鴉片受體結合，而阻斷這些纖維向視丘的腹後外側核（VPL）傳遞的疼痛信號。因此，大腦皮質與疼痛相關的部分（例如前扣帶皮層）也無法收到輸入信號。此網狀脊髓徑的神經纖維向下通往脊髓後，和後側灰柱中與痛覺有關的細胞形成突觸。這種止痛系統可以抑制尖銳的刺激與燒灼的疼痛感覺。

由中樞神經系統中分離出來，具有嗎啡作用的化合物腦啡（encephalin）、腦內啡（endorphin），與血清張力素（serotonin）是腦中止痛系統的神經傳導物質，能夠抑制物質P的釋放；物質P主要在游離神經末梢接受器及脊髓後角之內，被認為可能是主要的疼痛傳導物質。

頸-肩-臂痛

頸-肩-臂疼痛症候群的主要病變部位有三處：脊椎（spine）、上臂神經叢（branchial plexus）、肩（shoulder），此三處病變所引起的疼痛會重疊，但可由其特徵作鑑別診斷。

頸椎間盤突出症（Cervical disc herniation，HIVD）

是最常見的頸、肩、手臂疼痛原因之一。常因外傷引起，如緊急煞車的頸部後仰、跳水、不當的頭頸部按摩、瑜珈運動等。主要傷害在頸脊椎神經根，以第7頸椎神經根的壓迫最常見，約佔70%，其次為第6頸椎神經根，約佔20%，次為第5和第6神經根約10%。

頸神經根之臨床症狀和發現

椎間盤或贅骨突出部位	最常侵犯的神經根	疼痛（pain）	感覺障礙低或消失	運動障礙	肌腱反射減
C 4-5	C 5	頸部 肩部 上臂前側	三角肌區 肱二頭肌	三角肌 （deltoid muscle）	肱二頭肌
C 5-6	C 6	頸部 肩部 肩胛骨內緣 上臂外側 前臂背側	大拇指 食指 （brachioradialis）	肱二頭肌 （biceps）、 臂橈肌	肱二頭肌
C 6-7	C 7	頸部 肩部 肩胛骨內緣 上臂外側 前臂背側	食指 中指	肱三頭肌 （triceps）	肱三頭肌
C 7-T 1	C 8	頸部 肩胛骨內緣 上臂及 前臂之內側	無名指 小指	手掌肌 （intrinsic hand muscles）	無

（資料來源：吳進安 腰痛與頸痛（low back pain and neck pain） 基礎神經學第二版）

神經根壓迫的疼痛症候群，其臨床表現往往只有一個或幾個典型的症狀會顯現；病人通常會出現頸部轉動或咳嗽疼痛加劇的現象；若突出的椎間盤夠大或往中央突出時，可能壓迫脊髓（spinal cord），導致脊髓病變（myelopathy）。

胸廓出口症候群（thoratic outlet syndrome）

頸部側方某些解剖上的異常，可引起上臂神經叢、鎖骨下動脈及鎖骨下靜脈的壓迫，疼痛常位於鎖骨上區、肩部或肩周圍，或兩肩之間，因某些活動或體位改變而誘發，伴有鎖骨上壓痛。造成頸、肩、手臂的疼痛、無力和血管症狀。

最常見的原因有：異常的頸肋骨（cervical rib）、異常的纖維韌帶（fibrous band）和異常的斜角肌（scalene muscles）。

胸廓出口症候群有許多臨床症狀，可歸納如下：

鎖骨下靜脈的壓迫可引起手臂的靜脈曲張、水腫及皮膚變色，甚至引起血栓形成。

鎖骨下動脈的壓迫可引起手臂缺血。雷諾氏現象（Raynaud phenomenon）、易碎的指甲、手指缺血性潰瘍，可作為重要的診斷依據。

或鎖骨上雜音、手臂上舉時引起之撓骨動脈搏動消失，也提供診斷參考。

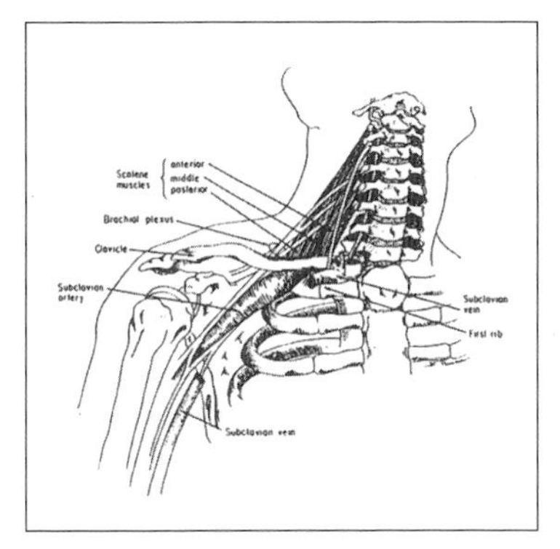

胸廓出口症候群

（圖片來源：陳獻宗，疼痛症候群，當代神經學，P.45）

神經的壓迫，主要表現為手部肌肉的無力及萎縮。尤其是尺骨神經分佈的肌肉嚴重時，前臂彎曲也變得無力，但肌腱反射通常還存在。

大部分病人會有間歇性的手臂疼痛或麻木感，主要在尺骨神經分佈區。

國外報告顯示真正吻合胸廓出口症候群的病例並不多；必須和腕隧道症候群（carpal tunnel syndome）、尺神經麻痺、頸椎神經根病變作鑑別診析。

下背疼痛症候群

先天性畸形

薦椎腰椎化（lumbarization）、腰椎薦椎化（sacrarization）以及椎弓裂(spina bifida）是腰椎常見的先天性畸形。

但大部分的病人不會出現腰痛的症狀，若有腰痛症狀也無法證明畸形是造成腰痛的原因。

脊椎裂若伴有椎關節異常較易引起疼痛。

椎關節退化症（spondylosis）

常發生在下背段的椎弓與椎板聯合之關節間隙。外傷後常導致骨質缺損，若發生脊椎前移，其下腰背疼痛會向兩側大腿部放射，可能造成活動受限；中度脫位時，骨盆常有轉位，膕繩肌痙攣時將使屈髖受限，也可能出現神經根病變。

外傷

急性及慢性的腰部肌肉拉傷、扭傷或緊張，是造成腰痛最常見的原因。

腰痛的發生往往是由於姿勢的不當、舉重、跌倒或長久的固定姿勢或彎腰工作。此種腰痛往往是侷限性，雖有局部的壓痛但不會傳到下肢。

常在給予非類固醇類抗發炎劑、肌肉鬆弛劑和適當的休息後得到緩解。若此種疼痛症候群變成慢性狀態，則應考慮有椎間盤損傷或關節因素。

椎骨骨折

骨折的原因常為由高處跌落或車禍時的突然減速，或極大的暴力或老年性、停經期後骨質疏鬆性，或其他疾病如甲亢、多發性骨髓瘤、轉移癌以及類固醇藥物的過度使用等。

骨質疏鬆症

嚴重時造成壓迫性骨折。

病人常主訴背痛，若出現下肢疼痛應懷疑有神經根壓迫。

退化性關節炎

好發於長久從事劇烈活動，負重的勞工和運動員。

原因在於骨骼的過度使用、疲勞、摩擦導致骨質增生。

腰薦椎間盤突出症

是常見的脊椎疾病，好發於30～50歲的成年人。

以第4、5腰椎和第5腰椎、第1薦椎的椎間盤突出為最多，約佔90%。

常因過度負重或腰部用力造成下背部的劇烈疼痛。因為椎間盤的環狀纖維破裂，椎間盤內容物由此裂孔突出，壓迫神經根所致。通常為單側，若嚴重的椎間盤脫位或大的游離碎片脫入椎管則出現雙側症狀。第4、5腰椎的椎間板突出，壓迫第5腰椎神經根。

第5腰椎、第1薦椎的椎間盤突出，則壓迫第1薦椎神經根。此一脊椎神經為坐骨神經的一部分，受壓迫時會引起坐骨神經痛，疼痛分佈在大腿後側、小腿後側或外側以及足部。疼痛常因站立、走路、咳嗽、打噴嚏而加劇；臥床休息可減輕。

理學檢查時，可發現laseque's sign。

第5腰椎神經根受到壓迫時，疼痛及感覺缺失比較偏小腿外側，足部的dorsiflexion比較無力。

若第1薦椎神經根受壓迫，則疼痛及感覺缺失，主要在小腿後側，足部的plantar flexion比較無力，足踝肌腱反射會下降或消失。

腰椎間盤破裂的症狀：

腰背痛、姿勢異常、脊柱活動（尤其是前屈）受限和放射痛、感覺異常（皮膚區麻木、感覺減退或感覺過敏）、自發性肌肉收縮，肌肉痙攣、牽張，反射受損或運動異常，如肌無力、肌萎縮等神經根受損的臨床表現，但仍以疼痛和感覺障礙為最明顯。

中醫病因、病機

痛證是指以疼痛為主要表現的各種病證，臨床常見有頭痛、頸-肩-臂痛、胸痛、脇痛、胃腸痛、腹痛、腰背痛等，本文主要探討頸-肩-臂痛及下腰背痛。

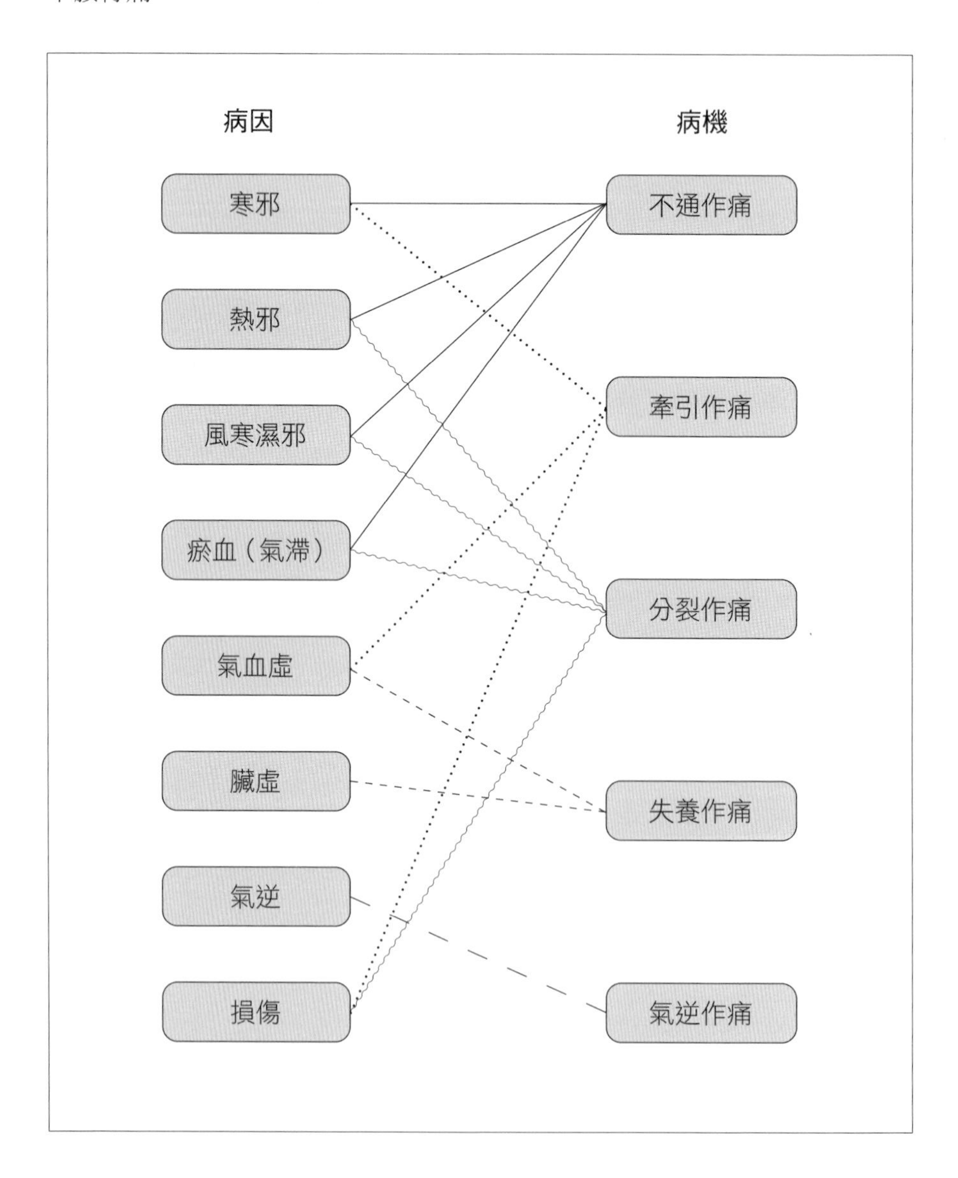

常見痛證辨證分型

	臨床症候	舌象	脈象
寒濕內傷	腰部冷痛、重著，得熱痛緩，轉側不利，臥時痛不減。逢陰雨天或遇寒冷則疼痛加劇，小便不利或大便溏。	舌苔白膩	脈象沉緊
濕熱內蘊	腰部疼痛或呈燒灼樣劇烈脹痛，伴發熱感、頭暈頭重、小便短赤，大便黏、滯，兩足酸軟。	舌苔黃膩	脈象濡數
血瘀	腰痛如錐刺，痛處固定不移。疼痛持續、活動加劇。拒按。輕則俯仰不便，重則不能轉側或大便色黑、秘結不通。多有腰部閃、挫、跌、撲損傷病史。	舌紫黯或見瘀點瘀斑	脈象沉澀
腎陽虛	腰冷痛酸重，綿綿不休。喜溫喜按，或小便頻數、清長，或小便不利、肢體浮腫、手足不溫。遇勞則劇，臥則輕。	舌淡苔白	脈沉細
腎陰虛	腰痛、膝酸軟無力，綿綿不休，伴有心煩失眠、面潮紅、五心煩熱，咽乾、盜汗，或遺精，或小便短少，肢體浮腫。	舌紅少苔	脈細數
氣血虧虛	病程久，腰腿持續性疼痛不癒，麻木。夜間或勞累後加劇，常伴有患側肌肉萎縮、疲勞無力、面色無華。	舌質淡、舌苔薄	脈細弱
外感風寒	腰脊痛，項背急，伴有頭痛、周身骨節疼痛、發熱、惡寒無汗，發病急。	舌苔薄白	脈浮緊
風寒濕痺	腰脊痛，以脊椎骨疼痛明顯，多伴有髂骨或髖骨疼痛。疼痛時輕時重，得熱則緩。陰冷天氣加重，疼痛或固定不移，或游走性。嚴重則腰部活動受限。	舌苔薄白或白膩	脈沉緊或濡緩
石淋腰痛	一側或雙側腰部疼痛，成針刺樣。或陣發性劇痛，常痛引少腹或陰部，可伴有尿頻、尿急，尿澀、痛、短、赤，或排尿中斷。	舌苔或薄黃	脈緊或數

治療

<table>
<tr><th colspan="2">西醫</th><th colspan="2">中醫</th></tr>
<tr>
<td rowspan="3">內外科療法</td>
<td rowspan="3">一、藥物治療
1.非嗎啡類止痛劑（NSAID）
2.嗎啡類止痛劑

二、復健治療
1.熱療（熱敷、紅外線、短波）
2.水療（上下肢水療）
3.冷療（冰敷包）
4.超音波
5.電療（向量干擾波、低週波電刺激、功能性肌肉電刺激、銀錐點電刺激）
6.低能量雷射治療
7.肢體循環治
8.牽引（頸椎牽引、腰椎牽引）
9.運動治療
10.關節鬆動術
11.軟組織鬆動術
12.被動性關節運動（徒手治療、持續性被動關節運動器）
13.肌力訓練（等長肌力訓練、等張肌力訓練）
14.牽拉運動（病理性縮短的軟組織加以延長）
15.耐力訓練
16.本體感覺訓練
17.姿勢及步態訓練

三、外科治療</td>
<td>辨證論治</td>
<td>寒濕痺阻
治則 散瘀化溫、溫經通脈
方劑 烏頭湯、烏附麻辛桂薑湯加減

濕熱下注
治則 清熱、利濕、疏經、通絡
方劑 四妙散加減

氣滯血瘀
治則 活血化瘀、理氣止痛
方劑 身痛逐瘀湯、乳沒四物湯加減

腎氣不足
治則 益腎、填精、補髓
方劑 陽虛型：右歸丸、三痺湯加減
陰虛型：左歸丸加減

氣血虧虛
治則 益氣、養血、溫經、通脈
方劑 十全大補湯、黃耆桂枝五物湯加減</td>
</tr>
<tr>
<td>針灸療法</td>
<td>針刺 體針
治則 散寒疏經、通絡止痛
主穴 大腸俞、腎俞、秩邊、環跳、殷門、陽陵泉、承山
寒濕阻痺 加命門、關元、足三里
濕熱 加大椎、曲池
瘀血阻絡 加血海、三陰交
肝腎不足 加命門、氣海、太谿
肌肉萎縮 加脾俞、足三里
虛寒證 加溫針
灸法 局部隔薑灸、艾灸</td>
</tr>
<tr>
<td>其他療法</td>
<td>熱敷
藥浴
牽引 如骨盆牽引
按摩
導引 如練習華陀五禽戲等，
自我腰背鍛鍊、強化肌肉</td>
</tr>
</table>

臨床案例

臨床案例1

劉小姐，65歲，2020/12/16就診。具乳癌、肺結核、支氣管擴張、類風濕關節炎病史。主訴右手臂、下背痛，無法久坐、久站，臥床時疼痛也沒有減輕。天寒，疼痛加劇，俛仰不利，稍動即疼痛不堪。台大醫院診為肌筋膜疼痛症候群（Myofascial Pain Syndrome），復健治療亦無法緩解疼痛。治療方劑：歸耆建中湯、黃芩。

結果

1.口服歸耆建中湯加方水煎劑，一週。

疼痛改善，但腰部活動不利，倦怠乏力、無法久站。

2.歸芪建中湯加懷牛七、續斷、炒杜仲、黃芩。

再服水煎劑一週。症狀完全改善，停藥，恢復上班。

結語

病例罹患多種疾病，歷經手術、化療、放療，長期免疫抑制劑藥物治療。體弱多病，面色少華，稍動即汗出淋漓，神倦、肢軟，語音低微，睡眠障礙，舌淡、脈沉濡弱、便溏。

急者治其標，緩者治其本。治療以甘溫扶脾胃為主軸，桂枝湯倍芍藥為小建中湯，加當歸補血；黃耆大補元氣；諸藥配合，補氣養血，溫補脾陽，調和營衛補虛損，溫經、通絡，增強血液循環，改善脾胃機能。思及乳癌、類風濕關節炎病史，症狀完全改善，中病即止，隨即停藥。

臨床案例2

陳小姐，30歲，2004/12/16初診。

治療前

主訴下背痛約三週，無法久坐、久站，臥床時疼痛也沒有減輕。近日天寒，疼痛加劇，俛仰不利，甚至伸手、洗手均疼痛不堪。舌淡、苔薄白，脈沉弱。

四診合參，診為膀胱經寒痺。
治療方劑：獨活寄生湯。

治療後

1.服藥一週，疼痛改善，但腰部活動受限，倦怠、乏力、無法久站。
  治療方劑：右歸丸加味。
2.服藥四週，症狀完全改善，恢復上班。

臨床案例3

張小姐，38歲。具輕度地中海型貧血，高血壓病史。第二胎懷孕後期子癇前症。

治療前

1.血壓200-/100±
  藥物治療半年（Losartan potassium 50mg/1#Qd，Indapamte 25mg/1#Qd），仍不穩定。
2.睡眠品質不好約六年。
  治療方劑：半夏天麻白朮散、健瓴湯合方加減。
  結果：服藥六週，血壓趨於穩定，睡眠改善。
  再服藥八週，睡眠好、血壓穩定。
3.肩、頸僵硬酸痛，沿著手臂內側右手無名指指掌側緊繃感，感覺不靈敏近七年。神經學檢查正常（肌電圖）（林口長×醫院）。肩頸項強痛活動受限，手指症狀未見顯著改善，耳朵悶塞感，咽喉異物感。轉介三軍總醫院神經外科，MRI顯示C4-5、C5-6 椎間盤突出（HIVD），已造成脊髓神經壓迫。
  治療前，肩、頸僵硬酸痛，沿著手臂內側右手無名指指掌側緊繃感，感覺不靈敏，肩頸項強痛活動受限，耳朵悶塞感，咽喉異物感。

結果

手術後，更方半夏天麻白朮散、育生補陽還五湯合方加減。服藥八週，返回職場。

討論

一、疼痛是個體的保護機制之一，不同的器官組織因不同的刺激，使游離神經末梢被活化。

肌肉如骨骼肌和心肌為缺血、缺氧，中空器官則為伸張、膨脹，受傷組織所釋放的物質如前列腺素（prostaglandin）、組織胺（histamine）、緩激酶（bradykinin）、細胞介素（cytokines）等均會刺激痛覺受器引起疼痛。

中醫根據不同的因素而有不同的治療原則和方劑。

因缺血缺氧而疼痛

急性期：活血、化瘀、止痛。乳沒四物湯加減……。

慢性期：養血活血、益氣逐瘀。育生補陽還五湯、歸耆建中湯加減……。

中空器官之伸張膨脹，導致疼痛，屬中醫之氣機鬱滯。

治療原則：疏肝理氣。

治療方藥：柴胡疏肝湯、四逆散、平胃散……。

組織受傷

急性期：清熱解毒，佐以活血、化瘀。

慢性期：補氣、活血、化瘀，溫經、通絡。

二、急性和慢性疼痛常是疾病呈現的連續性狀態。疼痛遇寒則劇得熱則緩，寒邪為其病因之一。

臨床案例2下背痛約三週，無法久坐、久站，臥床時疼痛也沒有減輕。天寒，疼痛加劇，俛仰不利，甚至伸手、洗手均疼痛不堪。治療方劑為獨活寄生湯加味。服藥一週，疼痛改善，但腰部活動受限，倦怠乏力、無法久站。

更方右歸丸加味，口服右歸丸加味水煎劑四週，症狀完全改善，恢復上班。

傳統醫學認為寒邪為病，傷於肌表，鬱遏衛陽，為傷寒；邪寒直中於裡，進而傷及臟腑陽氣，則為中寒。寒為陰氣勝的狀態，若陰寒偏勝，陽氣不足以化陰，無法糾正陰寒之邪，則反為所傷，故曰：陰勝則陽病。在疾病發展過程中，出現陰偏勝時，功能活動代謝低下，能量不足。病理性代謝代謝產物積聚，呈現陰寒內勝的病理狀態。故中醫治以溫經散寒、養血、通脈治療方劑，臨床發現具良好的療效。獨活寄生湯、右歸丸，加乾薑、製附子、細辛、桂枝、吳茱萸、人參、川七等藥物，溫經散寒、養血、通脈，疼痛緩解。 藥理研究指出：溫經散寒、養血通脈方藥，可舒張平滑肌，改善血液循環，阻斷慢性發炎反應，減少組織損傷而取得鎮痛消炎的作用。

三、生理性疼痛（physiogenic pain）來自沿著神經路徑的皮膚或深部組織的病變，或來自脊髓、腦幹的病變，具有客觀的理學症狀。若中樞結構未受波及，可經由局部或脊髓阻斷而疼痛解除，因此可作為中樞性和週邊性疼痛的鑑別。

臨床案例3主訴：頸僵硬酸痛，沿著手臂內側右手無名指指掌側緊繃感，感覺不靈敏約七年，肌電圖檢查正常。肩頸項強痛活動受限，手指症狀未見改善，耳朵悶塞感，咽喉異物感。MRI顯示：C4-5、C5-6 椎間盤突出，已造成脊髓神經壓迫，建議手術治療。手術後治療方劑為半夏天麻白朮散、育生補陽還五湯合方，服藥八週，恢復上班。

頸脊神經根病變之重要臨床表徵

病變位置	主要受侵犯肌肉	受侵犯反射	感覺缺失分佈
C5	三角肌		肩膀
C6	臂二頭肌	臂二頭肌	拇指
C7	臂三頭肌	臂三頭肌	食指與中指
C8	指骨間肌	Horner氏症候群	無名指與小指

資料來源：張楊全著 頸脊椎間板突出（Cervical disc herniation：C7 radiculomyelopathy）

根據脊椎的生物力學，頭部不停的進行旋轉、擺動、俯仰與屈伸等動作，使得頸椎成為增生退化性關節炎的好發部位。最常發生頸椎之退化性關節炎者為C4-5、C5-6椎，C6-7者次之，年長者C3-4也常見。3C產品的廣泛使用、或不良生活習慣、或工作需要的重複性小外傷，是頸椎退化的常見誘因。揮鞭效應的頸椎損傷（whiplash injury）往往是頸椎退化增生的重要相關病史。姿勢不良、斜頸及其他神經科疾病，會造成頸椎長期的壓力，也容易誘發頸椎退化。

以頸椎而言，脊椎體前方的退化性增生，通常不會引起任何病徵或症狀，可能日常會出現吞嚥不順暢而已。脊椎體後側方的增生，可能會造成已有動脈硬化的椎動脈的狹窄，而產生後顱窩循環的缺血性發作。脊椎體後側方的退化增生也有可能造成壓迫神經根，脊椎體後側方的退化增生更可能導致頸脊髓壓迫。

步態不穩、手指動作笨拙及手掌感覺麻痺缺失等，是頸脊髓病變的常見病徵。下肢的病徵則包括雙腳僵直、無力、感覺缺失等，病情嚴重時，大小便括約肌功能也會失常。

神經纖維受到直接或間接的壓迫，會引發不同程度的疼痛和神經症狀。去除病灶解除壓迫，雖可以緩解疼痛和神經壓迫症狀，但需時甚久，例如：因嚴重椎間盤突出症病人，雖然做了良好的手術後仍無法完全復原的病人，中醫治療著重益氣、補血、養血、活血、溫經、通絡等中藥方劑，可增加神經細胞對抗缺血缺氧的傷害，促進神經修復而縮短復原時間，改善生活品質。

四、肌筋膜疼痛的形成，通常是因為肌肉本身或其周圍的組織受傷而引起，或者因為長期的姿勢不良、肌肉緊繃，亦或不斷的小傷害累積而成。

臨床案例1劉小姐，65歲，具乳癌、肺結核、支氣管擴張、類風濕關節炎病史。右手臂、下背痛，無法久坐、久站，臥床時疼痛也沒有減輕。天寒，疼痛加劇，俛仰不利，甚至伸手、洗手均疼痛不堪。被台大醫院診為肌筋膜痛症候群（Myofascial Pain Syndrome），復健治療亦無法緩解疼痛。病例罹患多種疾病，歷經手術、化療、放療，長期免疫抑制劑藥物治療。體弱多病，面色少華，稍動即汗出淋漓，神倦、肢軟，語音低微，睡眠障礙，舌淡、脈沉濡弱、便溏。

急者治其標，緩者治其本。治療以甘溫扶脾胃為主軸，桂枝湯倍芍藥為小建中湯，加當歸補血；黃耆大補元氣；諸藥配合，補氣養血，溫補脾陽，調和營衛補虛損，溫經、通絡，增強血液循環，改善脾胃機能。思及乳癌、類風濕關節炎病史，加黃芩。症狀完全改善，中病即止，隨即停藥。

當肌纖維受到傷害或慢性疲乏時，鈣離子釋出，肌肉持續收縮，造成脆弱的肌肉更進一步的受傷，鈣離子持續釋放，致使血管收縮，局部缺血，造成肌纖維的能量危機。病理解剖研究指出，此類病患的肌梭附近累積相當多的交感神經傳導物質，臨床上可見自律神經功能失調的症狀，例如睡眠障礙、容易疲倦、頭疼、心悸、焦慮、注意力不集中等情形。肌細胞的缺血缺氧與交感神經過度活化，造成激痛點的產生。當疼痛更廣泛且持續時，透過脊髓中樞神經的連結與神經傳導物質的改變，導致身體許多組織疼痛閾值的嚴重降低，繼而造成纖維性肌痛（fibromyalgia）。

依據神經可塑性學說（Neural plasticity），長時間的傷害性刺激，會使神經元變得極為敏感，對於輕微而短暫的刺激產生強烈而持續的反應，導致長期疼痛。因此，疼痛的處理，除了要探討生物學上的因素外，同時要考慮個人意識、性格、認知、記憶及情緒、社會因素的影響，這對慢性疼痛及癌症疼痛的病人更是重要。少數外傷、感染、癌症和組織變性，所引起的急性疼痛會演變為難以緩解的病變性慢性疼痛，這意味著組織的傷害持續在進行，神經系統功能損害或失常，或可能是精神性因素。精神性疼痛（psychogenic pain）發生於本來就有情感困擾的病人，疼痛以肌肉和肌腱為主，且於情感受挫時自然而然發生。

五、疼痛理論與中醫陰陽學說

身體對疼痛有正、反兩面的反應，在臨床上提供了值得思考的幾個面向，這些觀念，與中醫的陰陽相生相剋學說有若干吻合之處。

首先，當傷害刺激出現後，身體出現陰、陽兩面的反應：一方面讓神經系統敏感化來強化疼痛，另一方面則同時提高下行性的疼痛抑制調控，以減少疼痛帶來的傷害，兩者必須維持一定程度的平衡，直到疼痛原因解除為止。此外，在這個大陰陽的天地中，又有許多的小陰陽來協助維持平衡，例如許多影響細胞膜受體的興奮劑及抑制劑。因此，美國哈佛大學的伍爾夫（C. J.Woolf），就以代腦啡（dynorphin）為例，在2002年的《細胞》中提到了陰陽平衡的觀念。

代腦啡是一種內源性嗎啡，作用在嗎啡κ受體，高頻電流針灸止痛的效果，部分就是刺激代腦啡的釋放而產生的。但最近的研究發現，當代腦啡濃度過高時，反而會作用在對疼痛敏感的N-甲基-D-天冬 胺酸鹽（NMDA）受體上，結果反而造成對疼痛過敏的現象。而且，代腦啡的釋放又受其刺激表現「基因上游的負向調控因子」（DREAM）控制，對代腦啡的釋放有門閥關閉的作用。也就是，不只代腦啡對疼痛具備了相生相剋的角色，它的生成基因也受到其他的因子正負調節的影響。

同樣地，嗎啡的角色也是亦正亦邪，它可以作用在嗎啡μ受體，減少疼痛神經元的興奮性胺基酸（例如麩胺酸）釋放，但也同時會刺激膠質細胞產生β介白素（interleukin-1β），反過來逆轉自己的止痛效果。為什麼細胞需如此麻煩的作用，不得而知。但是這類陰陽互根、相生相剋的例子，對應在疼痛與止痛的領域相當常見。顯然當「疼痛」出現，執行既保護又傷害的職責時，這種矛盾的動態平衡就已經存在了。

中醫治療疼痛的方式，是否就可以如此合理化？針、灸、中藥、 拔罐、推拿等，除了「針刺止痛」有較多的基礎研究及臨床證據，現代醫學接受度比較高之外，其他的幾種似乎還需更多的科學驗證。中醫自有對疼痛治療的解釋，像是「行氣活血」、「疏經活絡」，在中、西醫雙方目前很少直接對話的情況下，中醫的疼痛治療還被認為處於經驗醫學的範疇。

目前，世界潮流對「替代醫學」（Complementary Alternative Medicine,CAM）的興趣逐漸提高，與「疼痛醫學」結合，將成為中醫或其他替代醫學現代化、科學化，以及實證化的最佳管道。

（資料來源：《認識疼痛》台大醫學院　麻醉科教授 孫維仁）

結論與展望

中醫學對於痛證的治療，著重病患整體的情況，也重視局部的症狀處理。治療計畫必須包含綜合病因、病機、臟腑經絡、寒熱虛實、脈象、舌象等評估分析，決定治療原則和方劑。臨床上也確實取得療效，但如何將上述理論、用藥機轉，明確的與現代醫學接軌，是我們努力的目標。

現代醫學與傳統醫學對疼痛的治療，各有其特色及待突破之處；不同的病因各有其適用的治療方法，有些難治嚴重的疼痛，需要數種不同的方法始能達到治療目的。治療目標不只在症狀的控制，因此兩種不同醫療體系的結合，提供吾人更寬廣的思考空間。

～參考文獻～

（1） 張富智編譯 圖解神經醫學及神經外科學 2004：196-209

（2） 陳獻宗編著 當代神經學 橘井文化 2003：42-47

（3） 陳柏熹編譯 神經學原理手冊 合記圖書出版社 2002：62-74

（4） 黃華民編譯 體感覺系統：麻醉與止痛 臨床神經解剖學基礎 合記圖書出版社 1998：13-22，127-152

（5） 劉亮廷譯 脊髓與上行和下行神經徑 臨床神經解剖學5/e 藝軒圖書 2003：137-187

（6） 陽智孚編著 內經與臨證 廣東科技出版社 1997：45-51

（7） 孫怡 楊任民主編 實用中西醫結合神經病學 人民衛生出版社 2000：654-690

（8） 鮑遠程主編 現代中醫神經病學 人民衛生出版社 2003：635-654

（9） 劉渡舟 經方臨證指南 天津科技出版社 1997：14-15

（10）吳進安編著 腰痛與頸痛（low back pain and neck pain） 基礎神經學第二版 合記圖書出版社 2004：79-93

（11）張楊全著 頸脊椎間板突出（Cervical disc herniation：C7 radiculomyelopathy） 合記圖書出版社 2005：45-50

（12）曾炭元總編譯 病理學：疾病的基礎 Robbins Pathologic Basis of Disease 6/e 合記出版社 2005：50-87

（13）葉英堃 疼痛的心身醫學觀：從疾病為中心到病人為中心 台灣精神醫學，第13卷 第3期，1999‧179‧

（14）孫維仁 認識疼痛 台大醫學院 麻醉科 聲洋防癌之聲 2011/12/31

A Case Report：Treatment of Chinese Medicine on the Patient with pain syndrome of neck and waist

Abstract：

Pain is a self-conscious, subjective feeling. Pain is often the early symptom of the damage of tissues and organs, too. Trauma, infection, cancer and pathological change of tissues cause pain. Multiple factors, such as subjective feelings, self-experiences and personal emotion, could influence the recognition of pain. So, the severity of pain sensation is not always correlative to the intensity of stimulation. The persistence and repetition of harmful stimulations would result in vicious circle of pain, once these scenarios were shaped in the brain, the chronic pain could happen.

This article discussed commonly pain syndrome of neck and waist and correlative anatomy, physiology, pathology, diagnosis and treatment in modern and Chinese medicine.

Key words：

Treatment of Chinese Medicine , treatment in modern and Chinese medicine.

CASE

13

化學藥物治療導致
嗜中性白血球低下發燒

化學藥物治療
導致中性顆粒白血球低下發燒（Febrile Neutropenia）
中醫治療探討

摘要

目的：

藉由臨床乳癌手術、放射治療後復發，接受化學藥物治療實例，探討中醫對於乳癌治療後復發，接受化學藥物治療，發生骨髓造血抑制副作用的相關臨床觀察及治療研究。

材料與方法：

以中醫辨證論治為治療理論基礎，從整體觀念著手，以辨證論治為依規，施與口服傳統中藥水煎劑，治療方藥包括小柴胡湯、聖愈湯、柴苓湯、柴胡桂枝湯、桂枝龍骨牡蠣湯，十全大補湯、右歸丸，合併清熱化痰、淡滲利濕藥，方藥及劑量隨症化裁加減。

結果：

結果發現，經中藥方劑施治後，確能明顯改善化學藥物治療骨髓造血抑制副作用，作用顯著而持續，使病情穩定，有效減少病患的症狀，減輕治療過程中沉重的身心負擔。

結論：

中醫治療癌證化學藥物治療引起的中性球低下和中性球低下發燒，從整體觀念著手，以辨證論治為依規，施予中醫補氣、補血、補陽方藥，可以有效改善化療後發生骨髓造血抑制副作用，血象偏低的問題（WBC、HB、PLT），避免G-CSF的副作用，療效肯定。

癌症的治療需要多團隊的運作（Multidisciplinary Approach）。由本臨床研究及回顧先前相關的研究文獻發現，藉由非侵入性口服中藥，確實改善癌症病患化學藥物治療骨髓造血抑制副作用。此初步結果提供正面且具療效的治療方向，為癌症治療開啟一個新思維，值得中西醫學界共同合作，進一步大規模的基礎及臨床實症病例研究，及早中西醫共同治療癌症，可有效提高治癒率、減少後遺症，改善生活品質，使治療趨於完善。

關鍵字：化學藥物治療　骨髓造血抑制　小柴胡湯、聖愈湯、十全大補湯、右歸丸　補氣補血補陽

案例13

化學藥物治療導致嗜中性白血球低下發燒（Febrile Neutropenia）

前言

化學藥物治療是目前癌症治療主要的方式之一，但治療所產生的副作用，往往是導致病患中斷治療的主因。嗜中性球低下（neutropenia）是癌症病人接受化學治療後常見的副作用，引起中性球低下的機率、嚴重程度及期間，取決於所使用的化學治療藥物的種類、劑量及給法，及病人本身的造血功能。若發生嗜中性球低下發燒（Febrile Neutropenia），病患之免疫抵抗力低下，潛在增加感染的機會，甚至會導致致命的感染併發症，是必須要積極處理的危急的狀況。

中醫治療化學藥物治療引起的嗜中性球低下和嗜中性球低下發燒，從整體觀念著手，以辨證論治為依規，施予中藥方劑，隨症化裁，療效肯定。如何使癌症病人在治療過程中能維持穩定，使病人能如期完成療程得到較好的療效，是中西醫必須努力的課題。

概述

嗜中性白血球是人體第一道防線，同時也是發生感染的重要指標。白血球生成於骨髓組織。骨髓對放射線治療和化學治療藥物敏感，化學治療藥物，對於生長快速的細胞影響較大，除了腫瘤細胞，白血球的生成也容易受到抑制，導致白血球下降；因此，接受這類治療的病人，血液中白血球數目很容易減少，白血球下降的程度與時間，因藥物的種類、劑量及病人自身骨髓功能、造血細胞，對藥物的敏感度不同而有很大的差異。

白血球（正常範圍是4000-10000/mm^3）可分為嗜中性白血球（又稱顆

粒性白血球）、淋巴球、單核球、嗜鹼性球及嗜伊紅性球，主要功能為吞噬及消滅細菌，若白血球下降，人體抵抗力會降低，感染可能因此發生。

嗜中性白血球數值小於1500/mm³，稱為嗜中性白血球低下症，當嗜中性白血球數值小於500/mm³時，就必須積極採取保護性隔離措施，以降低感染的機會。

嗜中性球低下發燒之定義

嗜中性球低下

嗜中性球＜500/mm³，或嗜中性球＜1000/mm³且預期會少於500/mm³。

發燒的定義

耳溫大於或等於38.3℃（101℉），或耳溫大於或等於38.0℃（100.4℉）且持續至少1小時，或在24小時內有三次38.0℃。

臨床症狀

一般常見於化學治療後第7～14天。

發燒

發燒常是一個早期的徵候，但嗜中性球低下的病人罹患感染時，症狀常不明顯。

感染常發生於皮膚、腸胃道、呼吸道、泌尿道……等。因感染源不同而有不同的表現，如：腹瀉、咳嗽。

致病源

早期以細菌及病毒感染為主，晚期則以抗藥性細菌或黴菌感染為常見。

檢查

血液培養、全血球計數、生化檢查、細菌培養（尿液、痰液、糞便）。

目前西醫治療

廣泛性抗生素。

輸液至少2000CC，並密集監測生命徵象。

給予顆粒性白血球生長激素（granulocyte colony stimulating factor,GCSF）。

G-CSF顆粒性白血球集落刺激因子（granulocyte colony stimulating factor），簡稱白血球生長激素，是一種細胞激素，如Filgrastim。

曾發生嗜中性球低下的病人，於化療後可以預防性投予顆粒性白血球生成激素，以縮短白血球低下的時間，但GCSF的給予並不能減少病人發燒感染的機會或減少死亡率。

抗黴菌藥。

視實際感染情況，或持續嗜中性球低下超過七日即可考慮給予。

抗病毒藥。

視實際感染情況而給予。

案例13

化學藥物治療導致嗜中性白血球低下發燒臨床案例

劉×蘭，女，62歲

診斷

1.1999/2/2 Biopsy: Left breast invasive lobular carcinoma

2.2013/8/8 local recurrence，s/p wide excision on 2013/9/6

3.2018/5/4 Infraclavical lymph node recurrence s/p lymph node dissection on 2018/5/4

現病史

化學藥物治療（chemotherapy）

Taxotere ＋Cyclophasphamide（Ⅰ，CⅠDⅠ；2018/6/13）

入院診斷

1.Neutropenic fever

2.Left breast invasive lobular carcinoma，status post excisonal biopsy on 1999，ER（＋），PR（＋），status post BCT＋ALND on1999，s/p XRT，s/ptamoxifen 1999/3/4-2004/3/5，with local recurrence，s/p wide excision on 2013/9/6 ER（100％），PR-，HER-2：0＋/3＋），s/p RT，
s/p Femara since 2013/11/18-2014/10/13，s/p tamoxifen since2014/10/13，with Infraclavical lymph node recurrences/p lymph node dissection on 2018/5/4，status post port-A implantation on 2018/6/12，status post taxotere ＋Cyclophasphamide（Ⅰ，CⅠDⅠ；2018/6/13）

3.Bilateral lung mutiple cavity nodule，suspect fungal infection

4.Brochiectasis

5.Rheumatoid arthritis

6.Mediastinal methothlial cyst status post VATs excisional biopsy on 2013/10

7.Previous TB infection，treated

出院診斷

1.Neutropenic fever，resolved

2.Left breast invasive lobular carcinoma，status post excisonal biopsy on 1999，ER（＋），PR（＋），
status post BCT＋ALND on1999，s/p XRT，s/p tamoxifen1999/3/4-2004/3/5，with local recurrence，
s/p wide excision on 2013/9/6 ER（100％），PR-，Her-2：0＋/3＋），s/p RT，
s/pFemara since 2013/11/18-2014/10/13，s/p tamoxifen since 2014/10/13，with Infraclavical lymph node recurrence
s/p lymph node dissection on 2018/5/4，status post port-A implantation on

2018/6/12，status post taxotere＋Cyclophasphamide（I，CIDI；2018/6/13）

3.Bilateral lung mutiple cavity nodule，suspect fungal infection

4.Brochiectasis

5.Rheumatoid arthritis

6.Mediastinal methothlial cyst status post VATs excisional biopsy on 2013/10

7.Previous TB infection，treated

中西醫治療摘要（表一）

病例 劉××	西醫 抗生素治療	中醫 中藥治療	WBC (/uL)	RBC (M/uL)	Hb (g/dL)	PLT (K/uL)	Cr (mg/dL)	K (mmol/L)	細菌培養
2018/6/21	V (Cefepime)	V	1,260	0.9	7.6	199	0.8	3.2	(尿) Enterococcus faecalis & Yeast-like organism
2018/6/23	V (+Fllgrastim)	V	4,090	2.4	7.5	183	0.9	2.9	
2018/6/25	V	V	11,860	2.5	7.5	291		3.0	
2018/6/28	V	V	11,860	2.5	7.5	291		3.0	
2018/6/29	口服Cravit 出院	V							

病例 劉××	西醫 抗生素治療	中醫 中藥治療	WBC (/uL)	RBC (M/uL)	Hb (g/dL)	PLT (K/uL)	Cr (mg/dL)	Na (mmol/L)	細菌培養
2018/8/12	V(Cefepime)	V							
2018/8/20	V(換Cravit)	V							
2018/8/23	V(換Tienam)	V	12,960	3.3	9.9		0.8	140	(痰) Mycoplasma pneumoniae
2018/8/25	V	V	7,490	3.5	10.4			136	
2018/8/28	V	V	6,300	3.6	10.9		0.7		(痰) Aspergillus Aq(+)
2018/8/31	V	V	9,140	3.1	9.3		0.6	140	
2018/9/4	停用Tienam 口服Meptin	V	12,940	3.1	9.4		0.6		
2018/9/6	口服Meptin 出院	V							

中醫治療摘要	
2018/5/4	行鎖骨下淋巴結切除術
2018/6/12	**第一次化療（表一）** Taxotere＋Cyclophasphamide（Ｉ，CＩDＩ；2018/6/13） 常見副作用：骨髓抑制，嗜中性白血球低下及貧血、掉髮、末梢神經毒性、腹瀉，肌肉、關節痛、水分滯留、疲勞倦怠、味覺改變……
2018/6/17	發燒耳溫38.3℃ Hb7.6 WBC1260 顆粒性白血球集落刺激因子（簡稱白血球生長激素，G-CSF）
2018/6/23	耳溫39℃ 寒熱往來 Hb7.2 WBC1000 **中醫治療** 小柴胡湯、聖愈湯合方加人參、竹七、丹參、北芪 被告知肺部黴漿菌感染
2018/6/29	住院9日 病情穩定出院
2018/7/6	**第二次化療（表一）**
2018/7/9	顆粒性白血球生長激素（G-CSF）治療
2018/7/12	發燒 住院 Hb↓ WBC↓↓↓ 寒熱往來 **中醫治療** 小柴胡湯、十全大補湯加方 住院6日 病情穩定出院
2018/8/3	**第三次化療（表一）**
2018/8/9	發燒 住院 Hb9.0 WBC1260 耳溫39.7℃ 顆粒性白血球生長激素（G-CSF）. 寒熱往來 **中醫治療** 柴胡桂枝湯
2018/8/20	肋膜積水 寒熱往來
2018/8/24	**中醫治療** 柴苓湯加方
2018/8/28	耳溫39℃$^{+}$ 每6小時給藥退熱 汗出淋漓 汗冷清稀 **中醫治療** 桂枝龍骨牡蠣湯
2018/8/29	血氧偏低（70-80±%） Hb（5.5）輸血漿二次 Hb7 又下降 **中醫治療** 十全大補湯、右歸飲 白曬參、竹七
2018/9/6	Hb10+ WBC7000 住院29日 配戴氧氣（流量3L/每分鐘） 病情穩定出院 共配戴氧氣30日

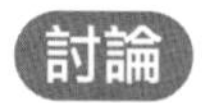

顆粒性白血球集落刺激因子（granulocyte colony-stimulating factor，G-CSF）

Filgrastimr即顆粒性白血球集落刺激因子（granulocyte colony-stimulating factor，G-CSF），臨床上，常被用於防治中性球低下。目前在癌症醫療界所稱的白血球生長激素有兩大類，一為可同時刺激顆粒性白血球及單核白血球（吞噬細胞）的顆粒性白血球，即吞噬性白血球生長激素（GM-CSF），另一為只刺激顆粒性白血球及分化的顆粒性白血球生長激素（G-CSF）。目前使用以顆粒性白血球生長激素（G-CSF）為主。

Filgrastim主要的三項藥理作用：

促進嗜中性白血球前驅細胞的增殖分化

促進成熟的嗜中性白血球由骨髓釋出

促進成熟的嗜中性白血球機能亢進

顆粒性白血球集落刺激因子不只是刺激顆粒性白血球的生長分裂，使其數目顯著增加，同時也促進其分化，增加其殺菌能力。臨床上除作為預防性的使用外，當顆粒性白血球下降到危險的程度，則用來治療血球過低的病況，減少患者因感染致命的發生。

雖然顆粒性白血球集落刺激因子的使用，可以減少白血球降低的程度，同時也促進白血球的生長分化，使白血球足夠，讓病患能如期接受適當的化學治療。顆粒性白血球集落刺激因子最重要的用途是在預防性使用，目的在不使患者的顆粒性白血球因抗癌藥物的使用而降至危險的程度，不使患者因白血球低下而發生嚴重感染甚至致命的病況。因此，預防性的投藥，比在患者的顆粒性白血球下降至有危險時，再使用顆粒性白血球集落刺激因子促進其復原的方式更能保護患者。

顆粒性白血球生長激素（G-CSF）預防性治療適應症：

1.容易引起白血球低下而感染發燒的化學治療（約四成的病患發生白血球低下及發燒）。

2.接受化療後，在血球尚未顯著降低前，即給予這種顆粒性白血球生長激素，便可減少白血球降低的程度，而且能增進白血球復原的速度。

3.若患者在接受某化學治療後有因白血球低下引致之發燒或其他嚴重之感染之情形，病人如再接受以後的療程時，便可在白血球未降低時，預防性的使用顆粒性白血球集落刺激因子，當能減少以上情形再度發生。

4.病人在接受骨髓移植或週邊血幹細胞移植後，即預防性地使用顆粒性白血球集落刺激因子，可促進白血球再生。

5.顆粒性白血球集落刺激因子治療白血球過低的臨床病況

顆粒性白血球原本即已降低而又有感染的病況，如嚴重型再生不良性貧血、骨髓增生不良症候群、先天性顆粒性白血球降低及循環性顆粒白血球降低等。

抗癌治療後白血球降低又產生嚴重感染者，則使用顆粒性白血球集落刺激因子的效果不佳。

6.顆粒性白血球集落刺激因子在臨床上其他重要的適應症

連續注射數天顆粒性白血球集落刺激因子，可以將骨髓內的造血幹細胞驅動至人體週邊血液中，經由血液分離技術，可以取得足夠的幹細胞來進行移植使用。

顆粒性白血球集落刺激因子最重要的用途是在預防性的使用。預防性的投藥，比在患者的顆粒性白血球下降至有危險時，再使用顆粒性白血球集落刺激因子促進其復原的方式更能保護患者。

中性球低下會影響到後續的化學治療療程，較早的研究顯示化學藥物劑量不足或是一直延遲給予的時程，會影響化學治療的效果，使用G-CSF使中性球上升，讓病人能夠按時接受化學治療，理論上腫瘤會得到較好的治療。但另一項大規模乳癌化學治療的研究中顯示，如果在治療過程中使用G-CSF來維持白血球的數目，使化學藥物能夠更密集給予，病人的預後也會較佳。但G-CSF會干擾T細胞的免疫功能，會不會使原來的癌症惡化，目前還沒有定論。

G-CSF或GM-CSF可以縮短neutropenia的時間，但是無法減少發燒時間、抗生素使用、花費和死亡率。在某些預期病情會惡化的情形下，可以使用血液生長激素，例如肺炎、低血壓、嚴重蜂窩性組織炎或鼻竇炎、全身性黴菌感染、多重器官功能失調、或是已被證實的感染但是對抗生素反應不佳時。因此對於沒有併發症的febrile neutropenia，2001年的ASCOguildlines並不建議常規使用血液生長激素。

中醫治療思惟

(一) 小柴胡湯

小柴胡湯組成

柴胡、半夏、人參、黃芩、炙甘草、生薑、大棗

藥理學研究發現

小柴胡湯具有免疫調節作用，可抑制細胞增殖及誘導異常增殖細胞凋亡。能促進骨髓機能，啟動巨噬細胞，增加白細胞介素1的產生，增強TH細胞與B細胞活化，誘導干擾素，增加抗體的產生，而達到增強機體免疫功能的目的。

小柴胡湯適應證

少陽為病，口苦、咽乾、目眩、往來寒熱、胸脅苦滿、默默不欲飲食、心煩喜嘔、脈弦，小柴胡湯主之。

傷寒中風，有柴胡證，但見一證便是，不必悉俱。（傷寒論註 辨少陽病脈證并治）

《黃帝內經・素問・陰陽離合論》、《靈樞・根結篇》：太陽為開，陽明為闔，少陽為樞。

根據中醫學理論，氣化活動為開闔樞的生理功能表現。

開闔樞學說：

太陽主表，為開。主氣的外出、上升、布散，敷布陽氣以衛外。

陽明主裡，為闔。受納陽氣以支援內臟，主氣的內入、下降、收蓄。

少陽居半表半裡之間，轉輸內外，為樞。主氣的內外運轉、上下流行的樞紐調節作用。

少陽樞機的暢達，能使人體的五臟六腑，表裡內外的氣機調暢。

少陽，開則為寒，閉則為熱，故少陽病常兼有太陽不和、兼有陽明不和、兼有太陰不和等。如果只是輕微兼證，小柴胡湯即可，如果兼證明顯，則隨症化裁。

小柴胡湯，和樞機、解鬱結、行氣機、暢三焦、化痰濁，攻補兼施，寒熱同調，溫而不燥，寒而不凝。少陽氣機調暢，則陽明胃（土）可以降濁，太陰脾可以升清，三焦氣機通達，氣通津佈，太陽表氣就可以調和。所以凡是表裡寒熱虛實，氣血津液各種病證，都可以用小柴胡湯加減使用：熱病用之可以解熱，鬱證用之可以解鬱；配合補藥，可以扶正祛邪；配合血分藥，可以行氣活血；配合生津藥，可以解熱而生津；配合利水藥，可以行氣以利水；配合助陽的藥，可以調氣以通陽；配合祛寒的藥，可以行氣以祛寒；配合養陰藥，可以行氣以育陰。

小柴胡湯、聖愈湯合方

病例6/13第一次化療，接受預防性顆粒性白血球集落刺激因子（G-CSF）治療，6/16發現嗜中性白血球低下（Neutropenia），更出現Febrile Neutropenia。

6/17發燒，Hb7.6、WBC1260，院方投予顆粒性白血球集落刺激因子（G-CSF）治療，耳溫39℃，寒熱往來，中醫治療方藥為小柴胡湯、聖愈湯合方加人參、竹七、丹參、北耆，服藥五天，體溫正常，病情穩定。

「血弱氣盡，腠理開，邪氣因入，與正氣相搏，結於脅下，正邪相爭，往來寒熱，休作有時……小柴胡湯主之」。正氣不足，氣血虛弱，抗邪能力差，此「邪之所湊，其氣必虛」；小柴胡湯，寒熱並用、攻補兼施，和解少陽、和胃降逆、扶正祛邪。聖愈湯，出自《蘭室密藏》，為四物湯加人參、黃耆，臨床常用於血虛證的治療，研究顯示，聖愈湯全方及其各拆方組均有提高血虛小鼠全血WBC、RBC、HGB和PLT數量的作用。

小柴胡湯、聖愈湯合方加白曬參、竹七、丹參、北芪、赤芍，能益氣養胃，清熱涼血、補血，活血化瘀，調和陰陽，病例服藥後病情穩定出院。

小柴胡湯、十全大補湯合方加味

病例2018/7/6第二次化療，7/9院方預防性投予顆粒性白血球集落刺激因子（G-CSF）。7/12發燒、住院。檢查發現Hb↓ WBC↓↓↓，寒熱往來。治療方藥為小柴胡湯、十全大補湯加方。

病例治療過程中，反覆使用類固醇、抗發炎、抗腫瘤製劑等，出現疲勞、反胃、嘔吐、腹瀉，脫髮、皮膚癢、帶狀泡疹反覆發作，末梢痲痹感……。顯示化療後，造血功能受抑制，出現貧血，胃腸道障礙，皮膚反應……，機體呈現氣血津液虧虛，脾腎兩虛，陰陽失調，本虛氣虛。

中醫治療原則，補氣、健脾、和胃，補血、補陽，佐以清熱、解毒，活血、祛瘀。十全大補為四君子湯與四物湯合方，加玉桂、黃耆、生薑、大棗。四君子湯，補氣、健脾，養胃、和中；四物湯補血、行血，活血、化瘀，再加竹七、牛膝、鹿茸、乾薑、天雄、黃柏，人參，氣血同補，調和營衛而補虛損，住院6日，病情穩定出院。

柴苓湯

病例2018/8/3第三次化療，8/6預防性給予顆粒性白血球集落刺激因子（G-CSF）；8/9發燒、住院。檢查發現Hb9.0，WBC1260，耳溫39.7℃，院方再予G-CSF治療，體溫仍不穩定。8/20，肋膜積水、寒熱往來，8/24治療方劑為柴苓湯加方，服藥後，肋膜積水漸緩解。

少陽不和常兼有三焦水道失調而生痰生飲生水。少陽主樞，開則為寒，閉則為熱，少陽受邪，樞機不利，少陽不和，常常兼有太陽、陽明和太陰之氣的不和，也常兼有三焦水道的失調，水飲邪氣內生，水邪犯肺出現咳嗽，水氣淩心而心下悸，倚息不得臥。柴苓湯係小柴胡湯、五苓散合方，適用於兩方證候並存者。小柴胡湯證（往來寒熱或身熱、口苦、苔白、胸脅苦滿、納呆）；五苓散證（口渴、小便不利、浮腫、瀉痢等）。方中柴胡能疏肝氣，治胸脅苦滿，得黃芩苦寒清熱，疏通胸脅之鬱滯；半夏、生薑，止嘔吐、反胃、噁心；人參、甘草、大棗，補氣和中，增進食慾及緩和胸脅之不暢；澤瀉、茯苓、豬苓、白朮，滲淡、燥濕、健脾、利水；桂枝去在表之餘邪，並治氣上衝。

以小柴胡湯和解少陽，疏解表裡之邪；五苓散，淡滲利濕邪；二者合方，對邪在半表半裡且兼有裡濕症候者尤為適當。

（二）柴胡桂枝湯、桂枝龍骨牡蠣湯

桂枝湯《傷寒雜病論・卷六・辨太陽病脈證並治上・第十三》：「太陽中風。陽浮而陰弱。陽浮者熱自發。陰弱者汗自出。嗇嗇惡寒。淅淅惡風。翕翕發熱。鼻鳴。乾嘔者。桂枝湯主之。」故桂枝湯，外證得之，解肌祛邪；內證得之，能補虛，調陰陽。臨床適用於虛弱體質的人，外感時，呈現脈浮弱、惡寒、惡風、發熱、頭痛自汗、身體疼痛等，時有內氣上衝、乾嘔、心下苦悶……。

少陽病禁汗、吐、下。汗、吐、下，不僅無法祛邪，且消耗正氣，容易使少陽病發生變證或惡化，後世醫家更認為利水也不宜。《傷寒論・陽明病篇》第205條：「發汗多，亡陽譫語者，不可下，與柴胡桂枝湯和其營衛，以通津液後自愈。」

病例2018/8/3第三次化療，8/6預防性給予G-CSF，8/9 發燒、住院。檢查發現Hb9.0，WBC1260，耳溫39.7℃，院方再予G-CSF治療。院方給藥後，病例鎮日汗出淋漓 、汗冷清稀，寒熱往來，惡寒，蜷臥、神疲，乏力、少氣，無法下床如廁，神昏、譫語、循衣摸床，日夜需賴氧氣供給，已現亡陽之象。中醫治療先予柴胡桂枝湯和營衛，小柴胡湯暢達三焦，在小柴胡湯的基礎上配合桂枝湯，和解少陽兼解表，服藥後，上焦得通、津液得下、胃氣因和、身濈然汗出而解；復予桂枝龍骨牡蠣湯加白曬參，調補陰陽，收斂浮越，藥後，汗漸斂，解亡陽之危。

（三）十全大補湯、右歸丸　甘溫除大熱

病例具肺結核、支氣管擴張、類風濕關節炎、乾躁症等病史，脾胃

功能差、元氣不足，更因化療後發生低中性球發熱，寒熱往來，即使接受G-CSF、輸血治療，仍無法恢復正常的血象。

病例治療過程中出現肋膜積水，穩定後，血氧偏低（70-80±%），合併血色素低下，輸血漿二次，Hb（5.5）仍低，血氧更低，治療方藥為十全大補湯、右歸飲加方，藥後Hb10+，WBC7000，耳溫正常。9/6，共住院29日，病情穩定出院。

病例造血功能受抑制，出現貧血，胃腸道障礙等併發症，呈現氣、血、津液虧虛，脾腎兩虛，陰陽失調，本虛、氣虛。中醫治療著重補氣、健脾、和胃，補血、補陽，佐以清熱解毒，活血袪瘀。四君子湯，補氣、健脾，養胃、和中；四物湯補血、行血，活血化瘀。十全大補為四君子湯與四物湯合方加玉桂、黃耆、生薑、大棗，加竹七、牛膝、鹿茸、乾薑、制附子、黃柏，人參，氣、血同補，調和營衛而補虛損。造血功能受抑制，屬腎陽虛衰，腎藏先天之精，主骨、主髓，精血同源，精充則血足，治療方劑為十全大補湯、右歸丸。

根據內經「勞者溫之」、「損者益之」的原則，在不同階段治以小柴胡湯、聖愈湯或十全大補湯、右歸丸加方，病例病情得以穩定，這是甘溫治大熱的臨床體現。

結語

中醫治療化學藥物治療引起的嗜中性球低下和嗜中性球低下發燒，從整體觀念著手，以辨證論治為依歸，施予補氣、補血、補陽中藥方劑，隨症化裁，療效肯定。

癌症的治療需要多團隊的運作（Multidisciplinary Approach）。由本臨床研究及回顧先前相關的研究文獻發現，藉由口服中藥，確實改善癌症化學骨髓造血抑制的表現，此初步結果提供正面且具療效的治療方向，為癌症治療開啟一個新思惟，及早中西醫共同治療癌症，可有效提高治癒率、減少後遺症，改善生活品質，使治療趨於完善。

～參考文獻～

（1） 哈里遜內科學，15/e. 台灣,台北 合記書局. 2006. P.465-467.

（2） 台大內科學第六版 第三冊 台大內科主治醫師合著 橘井文化 2013/4 P.1185-1189.

（3） 曾岽元總編輯. Robbins病理學疾病的基礎,6/e. 台灣,台北 合記書局. P.645-647

（4） 癌症新探51期 中國醫藥大學附設醫院血液腫瘤科 白禮源醫師

（5） 潘震澤總編譯. 人體生理學 Human Physiology The Mechanisms of Body Function 9/e. 台灣,台北. 合記書局 2005 P.453-455.

（6） 徐偉成,王孝榮,林欣榮. 腦中風的幹細胞治療策略. 台灣,台北 中國醫訊. 2008. Adams,H.P.,Jr.,Brott,T.G.,Furlan,A.J

（7） 遲萬明 裴雪濤主編. 外周血幹細胞移植, 中國,北京 人民衛生出版. 2000. P.3-12,16-40,45-74.

（8） 漢.張仲景著，傷寒雜病論 桂林古本. 台灣,台北 中醫整合研究小組發行 1986/6. P.110-111

（9） 郝萬山蔣傷寒論47講—少陽病概說

（10）郝萬山蔣傷寒論48講—少陽病綱要、小柴胡湯的適應證（1）

（11）郝萬山蔣傷寒論49講—小柴胡湯的適應證（2）

（12）郝萬山蔣傷寒論50講—少陽病綱要、小柴胡湯的適應證（3）

（13）郝萬山蔣傷寒論51講—少陽病兼證

（14）李德新著. 中醫基礎理論講稿, 中國,北京 人民衛生出版社 2008 P.229-230

（15）中藥藥理及運用. 台灣,台北啟業書局. P12-22.29-35.49-56.

（16）Herng-Sheng Lee MD PhD Tissue renewal and repair:regeneration, healing, and fibrosis.TAIWAN,TAIPEI Department of

（17）Pathology Tri-Service General Hospital National Defense Medical Center

（18）方志男 Yang-Dan-Tang,Identified from 15 chinese Herbal Formulae,inhibits Human Lung Cancer Cell proliferation via Cell Cycle Arrest. 台灣,台北

（19）李政育 中西醫結合腫瘤共治法, 台灣, 台北 啟業書局. 2005 P.203-210.

（20）李政育 我在肺癌幹細胞與週邊血幹細胞間的侵襲、活化、抑制、新生、修復的體會.

Chinese Medicine therapy on the patient with Febrile Neutropenia During Chemical drug treatment A Case Report

Abstract

Case report：

The case report presents the traditional Chinese medical(TCM) therapy in a 62-years-old female patient suffered from Febrile Neutropenia, a side-effect of chemotherapy for recurrent breast cancer. The patient was given the following prescriptions： Hsiao Chaihu decoction, ShengYu decoction, Chaihu-Guizhi decoction, Guizhi Lunggu Muli decoction, Shi-Quan Da Bu decoction, and You-Gui decoction. Doses and prescriptions were adjusted according to the symptoms and signs.

Results：

After the treatment of the Chinese medicine, the patient clinical symptoms and signs were relieved. The condition was stabilized fast. The heavy physical and mental burden of care were also alleviated.

Conclusions：

Chinese medical therapy of recurrent breast cancer chemotherapy related Febrile Neutropenia could decrease the inhibition of hematopoiesis, improve WBC, RBC and Hb production. Multidisciplinary approach of TCM and modern therapy may increase the success rate of cancer treatment, decrease the comorbidity and improve the patients' quality of life.

Key words：

traditional Chinese medical(TCM) therapy, chemotherapy

Febrile Neutropenia, Hsiao Chaihu decoction, ShengYu decoction, Shi-Quan Da Bu decoction, You-Gui decoction.

CASE

14

巴金森氏病

案例14

巴金森氏病(Parkinson's disease)

前言

巴金森氏病源自於公元1817年巴金森醫師所描述的一種特殊病患，臨床症狀表現包括：顫抖、肌肉僵直以及步態遲緩三大綜合病徵，姿態異常（potural disturbance or impaired balance）也常見，後人將這類病患稱為巴金森氏病（Parkinson，s disease），又稱震顫麻痺（paralysisagitans），是僅次於阿滋海默氏症的慢性神經退化性疾病。巴金森氏病相關病症是相當常見的老人疾病，目前研究發現其主要病變為基底核退化。不論任何原因造成上述的臨床特徵稱為巴金森氏症（Parkinsonism）。此病初期臨床特徵不明顯，不易被早期發現。

歷代中醫典籍，對巴金森氏病臨床常見的症狀特徵相關記載，最早見於公元前的黃帝內經《素問・至真要大論》：「諸風掉眩，皆屬於肝。」根據巴金森氏病臨床常見的症狀特徵，此病屬中醫學「顫證」、「震顫」、「振掉」、「顫振」、「痙病」和「肝風」等範疇。中醫學指出，巴金森氏病主要的病理實質為肝腎陰虛，也涉及心脾兩臟。疾病的表現，是在本虛的基礎上，形成內風、痰、火、瘀等病理變化；通過經絡交互作用，導致筋脈失養的病理結果，出現振顫、僵直、行動徐緩等臨床症狀。

巴金森氏病（Parkinson's disease）定義

巴金森氏病係指原發性（idiopathic）巴金森氏病，又稱震顫麻痺（paralysis agitans）；巴金森氏病常在中、老年發病，並出現進行性的功能障礙，是僅次於阿滋海默氏症的慢性神經退化性疾病。臨床症狀表現包括：顫抖、肌肉僵直、動作遲鈍（bradykinesia）及步態異常等綜合病徵，目前研究發現其主要病變為基底核退化。不論任何原因造成上述的臨床特徵，均稱為巴金森氏症（Parkinsonism）。此病初期臨床特徵不明顯，不易被早期發現。

流行病學

流行病學統計報告指出：此病為老年人的主要疾病之一。

—年齡65至74歲的人有5%的罹患率

—75至84歲則約35%

—85歲以上則約50%左右

巴金森氏症的台灣本土資料（陸清松醫師，台灣神經學學會動作障礙學組，2003）

流行病學調查

陳榮基。Prevalence,incidence and mortality of PD:a door-to-door survey in Ilan county,Taiwan. Neurology 2001;57:1679-1686.

年 紀：> 40 歲

盛行率：每十萬人口357.9人

發生率：每十萬人口28.7人

追蹤七年死亡率40%為non-Parkinson的3.4倍（heart,lung disease），發生率與盛行率高於大陸，接近西方與金門，表示環境因子比人種因子重要。

陳榮基教授1991年提出評估臨床症狀的簡易方法。

賈力耕醫師統計215位原發性的巴金森病人於（1992年刊載）。

男/女：2.4/1

平均發病年齡：56.8歲

發病期：8.6年

家族病例佔：2.8%

單側發病佔：70%

有顫抖症狀佔：76%

平均死亡年齡：68歲

單變項分析的結果顯示，台灣巴金森症與下列環境因子有關：

曾經居住於鄉村者；

曾經從事農業者；

職業暴露於殺蟲劑/除草劑者，其中尤以曾暴於巴拉刈者，具有非常顯著的相關性。在台灣長期接觸殺蟲劑/除草劑，尤其是巴拉刈與產生巴金森症之間具有重大的相關性。

—其他續發性巴金森症，有報告錳中毒引起的巴金森症。

此續發性的巴金森症臨床症狀與巴金森病有差別，一樣會慢慢進行，對左多巴治療沒有效果。

另外腦瘤，腦室積水，血管性巴金森症，多發系統退化症，皮質基底核退化症，第二型脊髓小腦退化症等引發的巴金森症也在台灣報告過。

—賈力耕醫師報告一例典型巴金森病人有嚴重亂動現象，死後進行解剖檢查在黑質（substantia nigra）以及籃斑（locus ceruleus）發現典型的路易小體（Lewy body）。

診斷

比較方便簡單又有效的是我國核能研究所自行開發的核研鎝照影劑[99mTc]TRODAT-1的SPECT影像，是檢測多巴銨轉運體在紋狀體的活性，因而反應出黑質腦細胞的存活狀況，具有臨床上診斷，鑑別診斷，以及監測神經保護藥物療效的潛力。

治療

1983年首先開始利用立體定位方法針進行視丘燒灼術，蒼白球燒灼術，深部腦刺激術也逐漸成熟，刺激點也從視丘，蒼白球，進展至視丘下核；而深部腦刺激術治療的其他適應症也更多。

病因、分類

原發性巴金森氏病（primary or idiopathic Parkinson's disease,IPD）

病因不明，但可以如下假說解釋：

1.缺少特殊神經內分泌細胞（specialized neuroendocrine cell）

2.細胞的氧化反應（oxidation reaction or stress）及自由基（free redical）增加。
3.病毒（virus）
4.發炎因子（inflammatory substance）
5.遺傳或家族（inheritance or family）性
6.環境（environment）毒素
7.營養（nutrition）

續發性巴金森氏症

此類病患佔少數，都有特殊原因造成。

1.腦炎後引起的巴金森氏症候群（Encephalitis lethargic）
臨床表現及脊髓液檢查，是推斷病人罹患腦炎的依據。
幾乎所有的病人於腦炎後5年內都會發生神經系統的後遺症。

2.腦動脈硬化
在基底核可發現腔隙性梗塞（lacunar infarcts）。

3.中毒
一氧化碳、錳中毒及MPTP等，常發現蒼白球壞死。

4.藥物
降血壓劑Reserpine可抑制Dopamine的合成及貯存。
抗精神劑chloropromazine、haloperidal、fluphenazine，可阻斷Dopamine接受器。

5.傳染病
梅毒、病毒性腦炎等

6.其他退化性疾病造成的巴金森氏症候群
—進行性核上性麻痺
—多系統退化症：可分為兩大類
以小腦共濟失調為主要症狀。
以巴金森氏症為主要症狀。
—阿滋海默氏症
—Creutzfeldt-Jakob症
—皮質基底核退化症

病理、生化及生理變化

巴金森氏病患，其腦內dopamine的製造及貯存減少。主要病變為dopamine相關之黑質（Substantia nigra,SN）紋狀體（Striatum）路徑退化，特別是黑質的緻密區（zona compacta）可發現黑素（melanin）神經細胞減少或消失，及一些圓形的嗜酸性包涵體（lewy body）顆粒，為此疾病之特徵。最近認為藍斑（locus ceruleus）也是一個重要的病變部位，其他的病變部位有蒼白球（globus pallidus）、殼部(Putamen）、大腦皮質、視丘、迷走神經背核等。

正常人紋狀體內的dopaminergic系統與cholinergic系統，應維持平衡的狀態。但巴金森氏病的dopaminergic系統，由於黑質紋狀體徑路退化或受抑制，而造成 cholinergic系統的增強。

症狀及徵候

當控制運動多巴胺神經退化超過60%時，便開始出現輕微症狀，包括肢體顫抖、僵直及動作緩慢。

1.顫抖（tremor）

發病初期，都會出現四肢遠端的顫抖現象（約70％以上）。

先由單側的手腳出現抖動現象，再延伸至另一側。

常在靜止時出現，活動時消失，稱為靜止性顫抖（resting tremor）。

具規律性。

有些患者活動時，也出現顫抖，稱為活動性顫抖（postural action tremor）。

2.僵硬（rigidity）

四肢及軀體僵硬。

由於主動肌（agonists）及拮抗肌（antagonists）的張力相等地增強，使伸直及彎曲的阻力增加，產生可塑性或鉛管性僵硬（plasticity or lead-pipe rigidity）。

當顫抖顯著時，僵硬的情形被中斷。

在肘部被活動時，有齒輪狀（cogwheel）的感覺（又稱negro's sign），此有助於巴金森氏病早期的斷。

面部肌肉僵硬，缺乏表情及笑容，眼瞼眨動減少，造成面具臉（masked face）。

3. 動作遲鈍（bradykinesia）

行為緩慢笨拙，尤其動作的起始困難，並且缺少自然（sponta）及關聯（associated）的動作，如走路時的手臂擺動消失，手指僵硬、扣鈕釦及繫鞋帶困難。

字愈寫愈小（micrographia），且不清晰（由於顫抖）。

肢體感覺疲勞及說話聲音低弱單調，稱為巴金森性神經無力（parkinsonian neurasthenia）。

4. 姿態異常（potural disturbance or impaired balance）

由於頸部、軀體肌肉僵硬，使軀體向前彎曲如駝背（stoop），走路轉彎時緩慢且不穩定。

站立時，有向後倒退或傾倒情形。

當患者突然被向前、向後或向側邊推（拉）時會有向前、向後或向側傾倒（propulsion，retropulsion or lateropulsion）的現象，此為翻正反射（righting reflex）減少所引起。

5. 步態不穩（unsteady gait）

由於動作遲緩，走路起步困難，有如黏在地板上（akinetic freezing）。

起步後，其步伐小（small steps or gait a petitpes），緩慢拖著腳走（shuffling），漸漸地愈走愈快，好似趕路般向前衝，稱為慌張步態（festinating or hurrying gait），此步態很難在意志控制下，立即停止。

6. 心智障礙（mental disturbance）

巴金森氏病的智力通常是正常的。

但長期而嚴重的患者，智力會有衰退現象，如個性改變、記憶及計算能力減退，甚至變成失智症。

除了疾病本身因素，也受到高齡及藥物的影響。

患者也會因長期患病，出現焦慮症（anxiety）及憂鬱（depression）。

7.感覺異常（paresthesias）

身上有麻木、癢、蟲爬的異樣感及酸痛感，但感覺神經檢查則屬正常。

8.自主神經功能失調（autonomic dysfunction）

流涎（sialorrhea）、吞嚥困難、便秘（可能與減少活動，服用抗膽鹼藥及飲食減少有關）、小便功能失調（男性須與高齡的前列腺肥大症區別）。

9.眼睛異常（eye disturbance）

閉眼時，眼瞼會痙攣（blepharospasm），眼睛轉動困難，尤其是聚合（convergence），及向上注視（vertical gaze）

動眼危象（oculogyric crisis）：兩眼同時強直性地向上轉動，是腦炎後型巴金森氏症的特徵。

10.其他（others）

手足畸型。

骨質疏鬆（osteoprosis）。

未發現肌萎縮及錐體徑路異常現象。

顫抖、僵硬及動作遲緩等現象：

可以分別在不同的時間出現。

單側或雙側發生。

由單側漫延到雙側約需3～6年。

臨床分級

表一 Hoehn＆Yahr staging分級（1967）

第0級	無症狀。
第1級	輕度，單側症狀。
第2級	輕度，雙側症狀，不影響平衡。
第3級	中度，步態不穩，平衡稍差，日常活動稍感困難，但仍能獨立生活。
第4級	重度，需人協助行走，日常活動明顯感到困難，無法獨立生活。
第5級	重度，臥床，無法行動。

臨床診斷（diagnosis）

1. 先排除有關引起巴金森氏症候群（Parkinsonism）的原因

典型的四項主要臨床症狀：顫抖、僵硬、動作遲鈍、姿態異常中，至少有兩項。

須對藥物有良好反應。

早期發生時，臨床特徵不明顯，不易被診斷出來，可由下列徵候探知：

肢體笨拙感（clumsiness）

寫字有點困難

無故跌倒

失去往常的活力及表情

全身酸痛或感覺有衰老等現象

可用下列的方法檢查

寫自己的名字及畫圓圈或方塊：字體及圓圈不清晰，愈寫愈小，耗費時間。

穿（脫）衣服（鞋子）：動作困難，耗費時間。

由椅子站起來：動作困難，耗費時間。

在床上翻身及起床，動作困難，耗費時間。

拿茶杯喝水：水灑出。

走路：足底似被黏在地板上。

Jendrassik手法：手緊握拳，使注意力分散，則下肢或對側上肢的僵硬（cogwheel rigidity）會明顯。

2. 腦脊髓液（CSF）檢查

homovanillic acid（HVA）減少。

5-S-cysteinyldopamine/HVA之比值會增加。

3. PET scan（6-fluorodopamine）及SPECT（Tc 99m TRODAT-1）檢查

4. 實驗室檢查

測定serum ceruloplasmin及24小時小便copper量，以排除wilson's disease。

5. Brain CT、MRI檢查。

排除器質性腦病變（水腦、腦腫瘤及腦中風等）。

表二 原發性巴金森氏症與類巴金森氏症的鑑別診斷

原發性巴金森氏症		類巴金森氏症
主要四大症狀： 顫抖、僵硬、動作遲鈍、姿態異常。自主神經功能失調如便秘；精神症狀如憂鬱；感覺異常如疼痛、麻感。 1.症狀先由一側先開始，然後再慢慢進行到兩側肢體。 2.沒有小腦或錐體症狀。 3.早期無明顯的自主神經功能異常或癡呆現象。 4.病人若無服用抗巴金森藥物則很少會產生肌張力不全（dystonia）或其他不自主運動。 5.3到5年內其症狀對藥物反應良好。 6.沒有眼球障礙的問題。 7.早期沒有吞嚥困難或說話不清。 8.疾病早期應沒有平衡障礙，不會經常跌倒。 9.排除引起類巴金森氏症的原因	臨床症狀	顫抖： 手腳抖動可以是靜止性震顫或動作性震顫；症狀常是兩側對稱性，常呈現急性或亞急性發作。 1.症狀突然發生。 2.症狀大多同時發生於身體兩側。 3.經常沒有靜止性的顫抖。 4.症狀主要發生在腳部。 5.對抗巴金森症藥物沒有反應。 6.眼球轉動困難。 7.患病初期（兩年內）就有身體失衡而跌倒的現象。 8.患病初期有性格改變的情形。 9.患病初期有健忘的現象。 10.患病初期有吞嚥的問題或小便困難的症狀。 11.血壓有問題，有昏眩或頭昏眼花的狀況。 12.神經細胞受損的部分比巴金森症廣泛，病情惡化得比較快。

病因不明		有特殊原因造成
目前主要的假說（hypothesis）： 1.加速老化（accelerated aging）。 2.遺傳傾向（genetic predisposition）。 3.環境有害毒物（environmental toxin）。 4.中樞神經系統感染 。 5.氧化壓力（oxidative stress）產生的自我破壞。	病因	腦炎、藥物、化學物質中毒、阿茲海默氏症、多發性腦血管梗塞、腦瘤、水腦、甲狀腺或副甲狀線腺功能低下、或不明原因的腦部鈣化、代謝性疾病如威爾遜氏症，神經系統退化。
持續、進行性惡化。	預後	適當的治療，部分的病人可以恢復

（資料來源：陳獻宗 當代神經學 P.429）

治療（Treatment）

目前巴金森氏症前期主要是以口服左多巴藥物治療為主，病患在服用藥物5～8年後，常會出現藥效逐漸減弱的現象。

一、加強多巴胺能的傳導（enchancing dopaminergic trasmission）

1. **增加突觸（synaptic）末端多巴胺的濃度**（increasing synaptic dopamine concentration）

   左多巴胺（Levodopa）

   目前被認為是最有效的治療藥物，可以有效改善巴金森氏病病人的症狀。

   只有不到10%的左多巴胺能到達腦部發揮療效。

   Carbidopa、benserazide

   為多巴脫羧基酵素dopa-decarboxylse抑制劑。

   與左多巴胺混製成口服劑型madopar及sinemet，可以更有效增加進入中樞的左多巴的濃度。

   副作用

   噁心、嘔吐、幻想、譫妄、體位性低血壓。

   長期服用後，最嚴重的副作用為精神問題，如幻想、被害妄想症。

   引起不自主運動（dyskinesia）、wearing-off 及on-off 的現象。其發生的機率和服用左多巴的時間及總劑量成正比。

<wearing-off>

臨床症狀改善的時間只能維持2～4小時或更短，無法維持到下次服藥前。

改善的程度，在每次服藥後隨時間而漸減，繼而出現嚴重的巴金森氏症狀。

<on-off phenomenon>

指病人改善的程度及維持的時間，呈現波動現象。

2.**加強多巴胺的釋放**（enchancing dopamine release）

金剛烷胺（amantadine）

可加強多巴胺的釋放，多巴胺的合成，抑制多巴胺的再回收，及具有抗膽鹼能的效果。

具有N-Methyl-D-asparate（NMDA）拮抗劑的作用，對治療不自主運動有不錯的效果。

副作用包括類似抗膽鹼能的副作用，足踝水腫及末梢血管收縮。

3.**阻斷多巴胺的再吸收**（blocking dopamine reuptake）

通常能增加突觸多巴胺的濃度，如tricyclics benztropine。

其抗巴金森氏症狀的效果中等，具有抗憂鬱症的效果。

4.**抑制多巴胺的分解**（inhibiting dopamine degradation）

藥物如細胞外catechol-O-Methl-Transferase（COMT）抑制劑，及細胞內單胺氧化抑制劑（monoamine Oxidase inhibitor）。

主要是抑制多巴胺的代謝，除了具有改善巴金森氏病症狀的效果外，若合併左多巴使用，亦可降低左多巴產生的副作用。

5.**多巴胺能興奮劑**（dopamine agonists）

單獨使用時，大多用於早期的巴金森氏病人。

晚期的病人則需要合併左多巴使用。

較少引起不自主運動及不穩定的臨床症狀。

合併左多巴使用，通常可減輕左多巴的副作用。

二、改變其他神經傳導物質的作用（manipulating nondopaminergic neurotrasmitters）

藥物，如Anticholinergic劑（或Atropine-like drugs）。

對治療靜止性顫抖（resting tremor）效果特別好。

通常單獨使用於較年輕的巴金森氏病病人，或合併左多巴使用。

改善頻尿。

副作用：口乾舌燥、便秘、昏睡、記憶力減退。嚴重時會出現意識模糊，或譫妄、尿滯留及青光眼等。

三、某些特別的巴金森氏症的症狀治療（treat specific parkinsonian symptoms）

表三 巴金森氏病其他症狀的處理

症狀	處理
憂鬱症	抗憂鬱症藥物
口水過多（sialorrhea）	抗膽鹼能藥物
動作性震顫（action tremor）	β-接受器抑制劑（β-blocker）或佐多巴
肌張力不全（dystonia）	baclofen或抗膽鹼能藥物或鋰鹽
靜坐不能（akathisia）	clonazepamc or propranolol
噁心	carbidopa，domperdione
體位性低血壓	fludrocortisone
流汗過多（drenching sweats）	β-blocker
頻尿	抗膽鹼能藥物
便秘	軟便劑、緩瀉劑

四、手術治療（surgery）

1.**燒灼破壞術**（lesion procedure）

蒼白球（Globus pallidus）燒灼術

視丘下核（Subthalamic Nucleus,STN）燒灼術

2.**腦深層刺激術**（Deep Brain Stimulation，**簡稱**DBS）

DBS不會破壞腦部組織，是一種可逆的反應，藉著產生電流來控制調節

腦內不正常的活動訊息，而達到運動症狀的控制。

目前DBS已成為治療巴金森氏病最有效的手術方式。

腦中有三處可植入標的（targets）

丘腦下核（subthalamus nucleus，STN）

蒼白球內核（globus pallidus internal segment，GPi）

丘腦的腹中央區（ventro-intermediate nucleus，VIM）

3.**腦內細胞移植**（restorative therapy）

胚胎移植、幹細胞移植。

目前為止還沒有一種治療方法可以延緩疾病的進行。

五、物理治療、心理治療及護理照顧

巴金森氏症的治療進展

長效型經皮吸收的巴金森氏病藥物

近來藥物載體的概念逐漸被導入，奈米化載體可使特定藥物停留在特定皮層中持續緩慢輸出，甚至可達數十天之久。

目前，經皮吸收多巴胺致效劑貼片（Transdermal dopaminergic patches），包括transdermal patch Neupro®及Duodopa等。

臨床試驗顯示：Duodopa由皮膚緩慢釋出，可有效降低運動不能（dyskinesia）或突然斷電（off phenomenon）所導致的身體僵直，並可改善續電時間（on phenomenon）及降低波動現象（on-off fluctuation）。

幹細胞療法

預後（Prognosis）

病人的平均壽命，在台灣約68歲（西方人約70~73歲）

病人在過世前，平均患病時間，在台灣約8.9年（西方人約12.5年，日本人約7.4年）

死亡率是同年齡正常人的三倍；死亡多由於肺炎，泌尿道感染及行動不便長期臥床的併發症造成。

初發症狀為顫抖或單側的患者，其預後比僵硬，動作遲鈍或雙側的患者佳。

活動力（根據Hoehn and Yahr分級表）平均每二年惡化一級（比西方人3年稍短）。

至今，還沒有延緩疾病進行的治療或方法。

中醫對巴金森病的認識與治療

根據巴金森氏病臨床上常見的症狀特徵，該病屬中醫學「顫證」、「震顫」、「振掉」、「顫振」、「痙病」和「肝風」等範疇。

病因、病機

中醫認為巴金森氏病的病理實質在於肝腎陰虛，也涉及心脾兩臟。表現為顫振、僵直、行動徐緩等症狀的原因是由於本虛基礎上，形成了內風、痰、火、瘀等病理改變的結果。內風、痰、火、瘀是相互影響的病理因素，其相互影響的共同通路是經脈，最終的病理結局是筋脈失養。

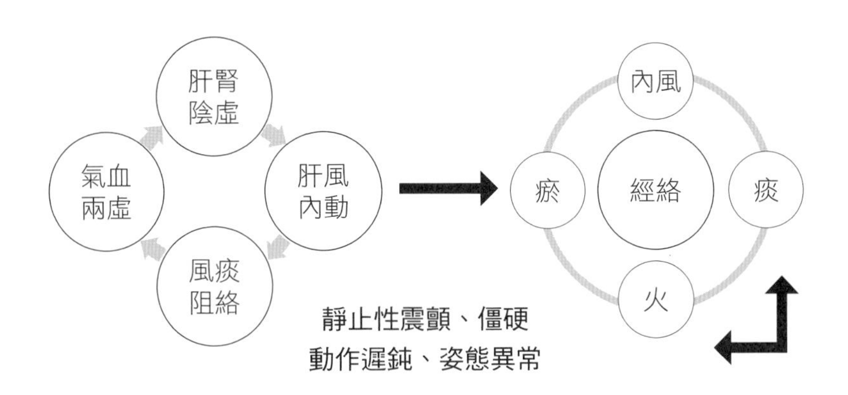

表四 歷代中醫典籍與巴金森氏病臨床常見的症狀特徵相關記載

時間	事件	結果、結論
公元前 黃帝內經 《素問・至真要大論》 《華氏中藏經・論筋痺第三十七》	「諸風掉眩，皆屬於肝」。 「行步奔急，邪淫傷肝，肝失其氣，……則使人筋急而不能行步舒緩也。」	中醫文獻對巴金森氏病最早期的認識。 類似巴金森氏病的慌張步態。病為肝失其氣。
隋・巢元方 《諸病源候論》 唐・孫思邈 《備急千金要方》	「風四肢拘攣不得屈伸候」、「五指筋攣不得屈伸候。」 金牙酒，治療「積年八風五痙，舉身曳，不得轉側，行步跛躄，不能收攝」等病。	解釋強直和姿勢障礙的病機為風。 適應症的特徵似巴金森病所出現的動作遲緩和步態不穩。
公元1217～1222 金・張子和 《儒門事親》	病案：「新寨馬叟，年五十九。……病大發，則手足顫掉，不能持物，食則令人代哺……。」	病因不明之老年男性，其臨床症狀表現，似為慢性進行性震顫伴隨意運動障礙和憂鬱，應懷疑巴金森氏病的可能性。
公元1522～1619 明・孫一奎 公元？～1638 明・王肯堂 公元1561~1639 明・張介賓 明・ 樓英	首次把震顫為主要臨床表現的疾病統一命名為顫振症。強調顫振無法隨意控制，此病壯年少見，中年以後發病，老年居多，並指出此病極為難治。 提出定振丸（天麻、秦艽、全蠍、細辛、熟地黃、生地黃、當歸、川芎、芍藥、防風、荊芥、白朮、黃耆、威靈仙），治療老人虛顫。 病屬肝 邪實為患，風、火、痰致病	較有系統的論述顫證的病名、病因病機、辨證論治，仍無法鑑別其他疾病造成的顫抖。 為祛風解表止痙補氣補血活血散寒。
公元1617～？ 清・張璐 公元1623~1670 高鼓峰	認為係風、火、痰、虛為患並詳述疾病的相應脈象。 氣血虧虛是顫振的重要原因	創大補氣血法治療顫振治療方劑為人參養榮湯加方。

治療

辨證論治

肝腎陰虛證

證候 顫振，作強技巧障礙，肢體拘痙，姿勢改變。
腰膝酸軟，頭暈，耳鳴，耳聾，口咽乾燥，形體消瘦，五心煩熱，盜汗顴紅，大便艱澀，少寐，健忘，舌紅、少苔，脈細數。

治法 補腎養肝

方藥 地黃飲子加減

肝風內動證

證候 肝腎陰虛症患者，長期服用左旋多巴制劑控制巴金森氏病，服用過程中常會出現舞蹈樣、手足徐動或簡單重複的不自主動作；根據此特點，中醫認為在素有肝腎陰虛的基礎上，西藥又進一步損傷肝腎，導致肝陽化風，肝風內動。

治法 平肝息風
清熱解痙

方藥 羚角鈎藤湯加減

風痰阻絡證

證候 頭搖不止，肢麻震顫，重則手不能持物，頭暈目眩，胸脘痞悶，口苦口黏，甚則口吐痰涎，舌體胖大有齒痕、舌質紅、舌苔厚膩，脈弦滑。

治法 祛痰行氣
平肝息風

方藥 導痰湯合羚角鈎藤湯加減

氣血兩虛證

證候 顫震日久，作強技巧障礙，肢體拘痙乏力，姿勢改變，少氣懶言，頭暈倦怠，面色呆板無華，舌質黯或淡胖，苔薄白，脈沉細弱。

治法 益氣養血
息風止顫

方藥 八珍湯合天麻鈎藤引加減

針刺療法

體針

主穴 風池、曲池、外關、陽陵泉、太冲……等。

配穴 肝腎陰虛，加三陰交、復溜……等。
氣血不足者，加足三里、合谷……等
風痰阻絡者，加豐隆……。
有瘀象者，加血海、地機……等。

案例14

巴金森氏病（Parkinson's disease）中醫治療探討

病例為46歲的男性。2011/2/16就診，主訴約6個月前，開始發現右手較為笨拙。2011/3/29發現其右手書寫、攪拌、手指按壓力、張力轉差，靜止性震顫，走路時手臂擺動消失，面部缺乏表情及笑容，眼瞼眨動減少，感覺疲勞及說話聲音單調。

2012/2/14國立×大醫院確診為巴金森氏病，2012/5/2台中×國附醫，林×榮教授診為巴金森氏病第三期。全身病史包括椎間盤突出（herniated intervertebral disc, HIVD）。病例神識清楚，感覺及智力並無影響。2012/4/11主訴右手伸展顫抖、失力、左上眼瞼振跳、多淚、疲累感。

影像學摘要

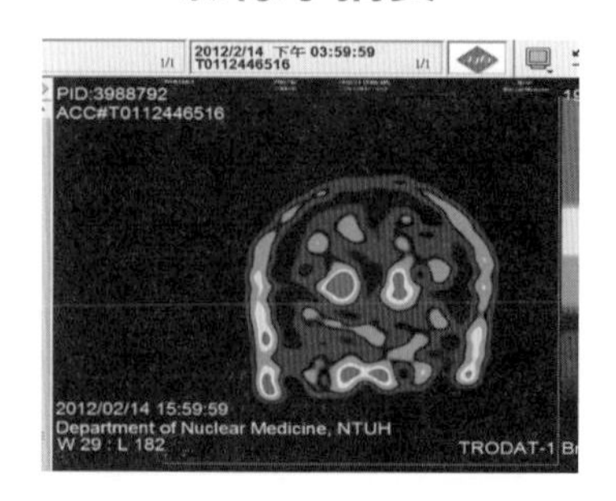

<table>
<tr><th colspan="2">中醫治療摘要</th></tr>
<tr><td>2011/2/16</td><td>**主訴** 約6個月前開始出現右手動作不靈活，且右手第1、2、3、4手指尤其明顯，右側肢體笨拙感。
舌苔薄、微黃、口穢、滯下。 脈沉微弱
治則 補氣補血補陽、活血化瘀、清熱通腑。
處方 修正補陽還五湯加方
丹參、當歸、川芎、赤芍、銀杏葉、北黃芪、 乾薑、製附子、玉桂子、黃芩、仙楂、大黃
・建議神經功能檢查</td></tr>
<tr><td>2011/3/29</td><td>右手細微動作如書寫、攪拌轉差，手指按壓力、張力轉差，靜止性震顫。疑似巴金森氏病。
治則 補氣補血補陽、活血袪瘀、清熱瀉下、溫經通絡。
處方 修正補陽還五湯加方
丹參、葛根、當歸、川芎、赤芍、銀杏葉、北黃芪、生甘草、乾薑、製附子、玉桂子、黃芩、仙楂、大黃
加麻黃、地龍、殭蠶
・建議積極至醫學中心檢查</td></tr>
<tr><td>2012/4/11</td><td>右手使力、伸展時顫抖、失力，走路時手臂擺動消失，面部缺乏表情。閉眼時左上眼瞼痙攣、抿嘴時下顎肌肉顫抖，感覺疲勞及說話聲音單調，多淚。
脈沉微濡弱，二便如常，睡眠穩定，約7小時。
處方 修正補陽還五湯加方（2011/03/29方）
丹參、葛根、酒當歸、酒川芎、赤芍、銀杏葉、北黃芪、乾薑、製附子、玉桂子、黃芩、仙楂、大黃、麻黃、地龍
加人參、田七 去殭蠶</td></tr>
<tr><td>2012/5/4</td><td>2012/2/14 國立×大醫院確診為巴金森氏病。
2012/5/2 台中×國附醫，林×榮教授診為巴金森氏病第三期。
給藥：Rdquip、Propranolol、Biperiden。病人未服用。
處方 丹參、葛根、當歸、酒川芎、赤芍、銀杏葉、北黃芪、生甘草、乾薑、製附子、玉桂子、黃芩、仙楂、麻黃、地龍、大黃、人參、田七
加天麻 加重北芪劑量</td></tr>
<tr><td>2012/5/11</td><td>右腳上提時自覺大腿肌肉緊繃，右第4、5足趾麻。
脈沉微濡弱，二便如常，睡眠穩定，約7小時。
處方 修正補陽還五湯加方（2012/5/4）
丹參、葛根、酒當歸、酒川芎、赤芍、銀杏葉、北黃芪、生甘草、 乾薑、製附子、玉桂子、黃芩、仙楂、大黃、人參、田七
加麻黃、地龍 **加重乾薑、製附子、玉桂子劑量**</td></tr>
</table>

2012/6/22	顫抖、僵硬感、四肢末梢麻感，上階右腳上提無力均改善。自覺應對反應轉快，說話較流暢。 處方　十全大補湯加味
2012/7/6	症狀改善停滯。 處方　修正補陽還五湯加方 丹參、葛根、酒當歸、酒川芎、赤芍、銀杏葉、北黃芪、生甘草、乾薑、製附子、玉桂子、黃芩、仙楂、大黃、麻黃、地龍、人參、田七 加重乾薑、製附子、玉桂子、天麻、人參劑量
2012/7/25	主訴　僵硬感、動作遲緩時好時壞。 處方　修正補陽還五湯加方（2012/7/6） 丹參、葛根、酒當歸、酒川芎、赤芍、銀杏葉、北黃芪、生甘草、乾薑、製附子、玉桂子、黃芩、仙楂、大黃、麻黃、地龍、人參、田七 加重玉桂子劑量
2012/8/8	自覺僵硬感、動作遲緩、震顫症狀穩定改善。說話單調、重複改善，思考較為敏捷。右手挾物衰退、右腳上樓乏力、下樓正常。 處方　修正補陽還五湯加方（2012/7/25）
2012/8/22	閉眼時左眼瞼震跳，偶眩暈，但無失衡感。 處方　修正補陽還五湯加方（2012/8/8） 加重地龍 ・8/29電話告知藥後僵硬感顯著改善。
2012/9/6	右手於伸展時顫抖明顯、下唇顫抖。行走時，步態穩定，右手輕鬆自然擺動。 處方　修正補陽還五湯加方（2012/8/22）
2012/9/24	主訴　挾物仍些許不靈活，可正常開車，操作靈巧度約正常時的80%。 處方　修正補陽還五湯加方（2012/8/22）
2012/10/13	幾乎不覺身體僵硬笨拙。 處方　修正補陽還五湯加方（2012/8/22） 給藥14日份

結果

治療前

1.顫抖：右手伸展使力時顫抖，抿嘴時下顎肌肉顫抖。

2.僵硬：右手肘部被活動時有齒輪狀的感覺（Negro's sign）面部缺乏表情及笑容，眼瞼眨動減少。

3.動作遲緩：感覺疲勞及說話聲音單調，走路時手臂擺動消失；右手書寫、攪拌、手指按壓力、張力轉差，挾菜困難，失力。

4.眼睛異常：閉眼時左上眼瞼痙攣，多淚。

治療後

1.病例自2012/4/11起規律服藥，服藥63劑。其肢體僵硬、動作遲緩改善，與人應對反應較快，說話較為流暢清晰，震顫減輕。

2.自2012/4/11起，規律服藥105劑，自覺所有症狀顯著的穩定進步。

3.服藥123劑，行走時，右手輕鬆自然擺動。

4.服藥151劑，自覺開車時，操作靈活度約恢復平日的80%，但挾夾菜仍些許不靈活。

5.

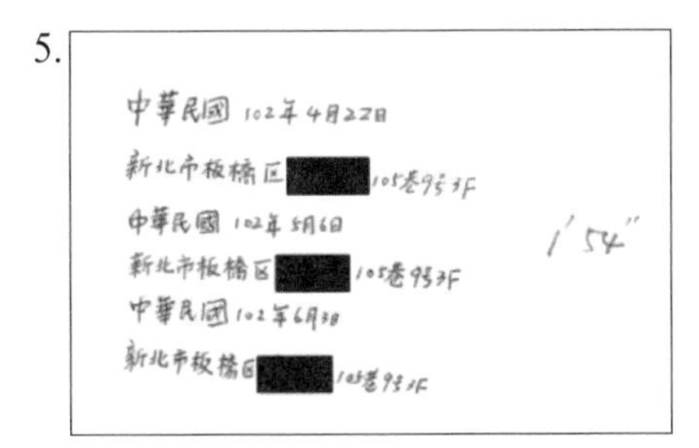

案例

63歲男性。 2012/12/29初診。主訴：2008/11/11因右手顫抖、右側肢體笨拙感，運動起、始動作緩慢約2年，前往台中××總醫院接受腦部Tc–99M TRODAT-1 BRAIN SPECT檢查，確診為巴金森氏病。接受巴金森氏病藥物治療5年，出現On-off 現象等副作用。

家屬告知：病例呈現情緒憂鬱狀態：虛弱、少言、情緒低落，睡眠障礙，對生活沒有期待感，憂鬱、胃口不好、負面思惟、無力感等情緒憂鬱症候。病例神識清楚，感覺及智力並無影響。全身病史：包括椎基底動脈畸形，高血壓，糖尿病，睡眠障礙。

治療方劑 半夏天麻白朮散、修正育生補陽還五湯合方加減，隨症化裁。

結果

1.病例自2012/12/29規律服中藥，至2013/1/12共服藥14劑，其肢體僵硬、動作遲緩改善，與人應對反應較快，說話轉為流暢清晰，震顫減輕、情緒漸趨穩定。

2.自2012/12/29 至2013/3/2服藥42劑，自覺所有症狀顯著的穩定進步。

3.自2012/12/29 至2013/5/25服藥112劑，家屬主訴，病例憂鬱情緒明顯改善，書寫流暢（規律服中藥前，張掌困難）。

4.

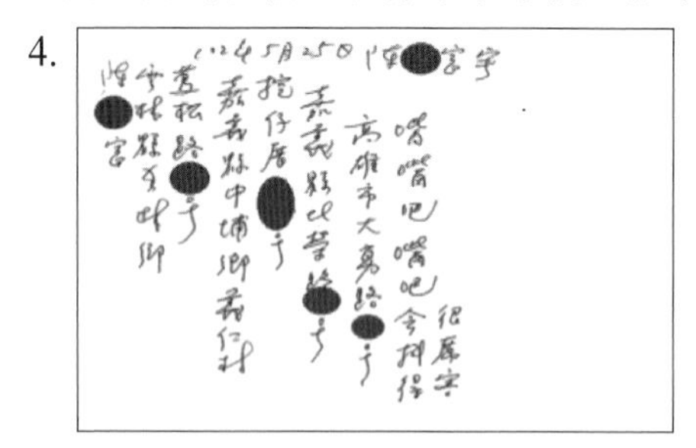

案例

病例為77歲的女性。2016/3/5就診，主訴：肢體僵硬、笨拙，動作遲緩，步態不穩，轉身困難，右腳靜止性震顫，睡眠障礙，約2年。近日，夜間盜汗，便秘。

病例行走時右足步伐拖曳、手臂擺動消失，面部缺乏表情及笑容，情緒憂鬱焦慮；常感覺疲累、說話聲音單調。病例意識清楚，感覺及智力並無影響。基隆長×醫院檢查，疑似巴金森氏病，並給予藥物，但未服。2016/11/7，台北×民總醫院Tc-99m TRODAT Brain SPECT檢查：疑罹患巴金森氏病二期，右側紋狀體退化顯著，仍須排除CBD,MSA等。

1.Severe reduced uptake of tracer in the right caudate nucleus and relatively reserved in the left side.

2.Moderate decreased uptake of tracer in the bilateral putamens,more on the left side.

3.Gloss appearance:

The right striatium was atrophied compared with the left side.

The left caudate nucleus presented compensated uptake of the tracer.

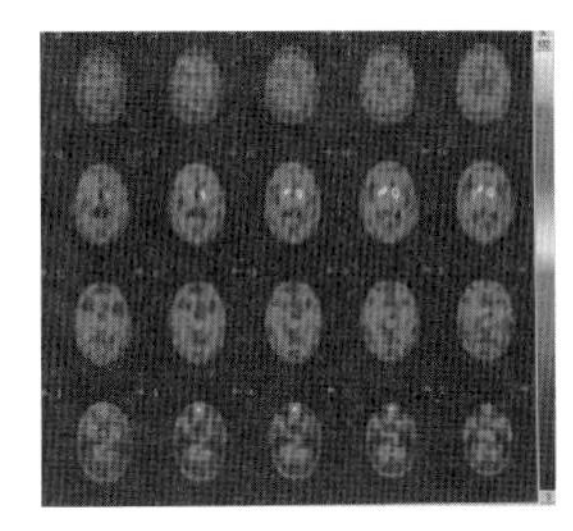
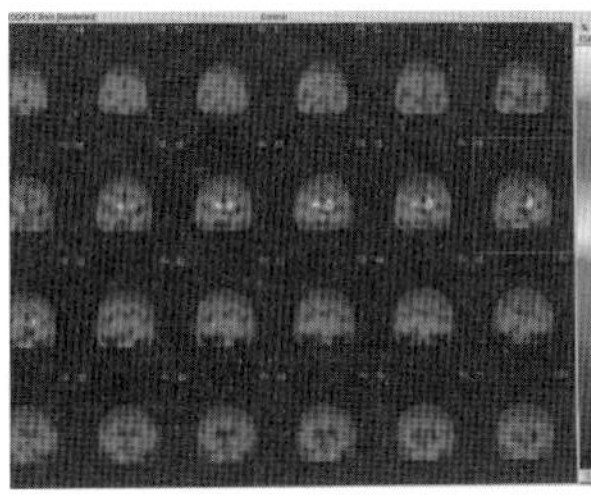
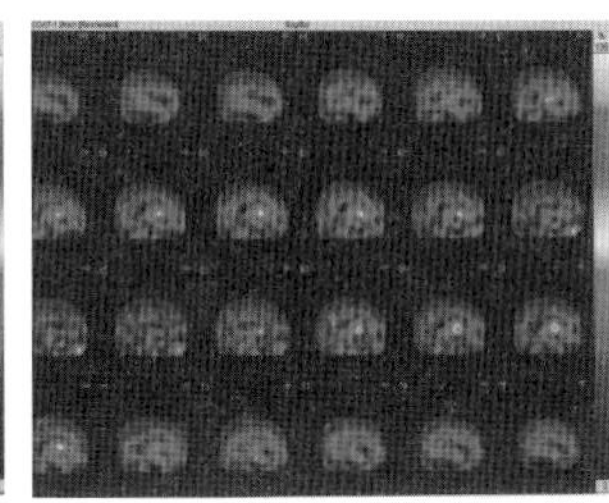

中醫治療摘要		
2016/3/5	主訴	約2年前，開始出現肢體僵硬，動作遲緩，右手動作不靈活，右側肢體笨拙感，步態不穩，右足步伐拖曳，轉身困難，身體左傾。近日夜間盜汗，便秘。 基隆長×醫院檢查，疑似巴金森氏病，並給予抗巴金森藥物，但未服。
	望	舌小、苔薄、微黃。神情焦慮，面色蒼白； 靜止性震顫，行走時手臂擺動消失。
	聞	口穢，音微。
	問	滯下，便秘，睡眠不穩定。無其他病史。
	切	脈沉微弱。手指按壓力、張力轉差。
	診斷	1.四診合參，證屬氣血兩虛夾熱。 2.疑似巴金森氏病。
	治則	益氣、活血、化瘀、補陽、溫經、通絡、清熱、瀉下。
	處方	育生補陽還五湯加方
	建議	積極至醫學中心確定診斷。

2016/3/12	**主訴** 服藥後自覺精神轉好。臨床症狀稍見改善。 二便如常，睡眠穩定，約7小時。脈沉微濡弱。 **治則** 補氣補血、活血祛瘀、通經通絡補陽、清熱瀉下。 **處方** 育生補陽還五湯加方（2016/03/05方） 人參、田七、乾薑、製附子、玉桂子、黃芩、大黃…… ‧開始規律服藥。
2016/11/26	2016/11/26 疑罹患巴金森氏病（台北××總醫院.核醫部）。右側紋狀體較嚴重，仍須排除CBD,MSA等。
2017/6/30	深夜跌倒。股骨頸骨折、手術。
2017/7/22	情緒不穩定，臨床症狀波動。 二便如常，睡眠時不穩定，約7小時。脈沉微濡弱。 **處方** 育生補陽還五湯、右歸丸合方加方
2020/8/1	開始合併西醫治療 1.Madopa 200mg/50mg/TID （下午6：00服藥，7：30頭暈、噁心、反胃、嘔吐） 2.Benzhexol 2mg/1/2＃/QD 3.Rdquip/1＃/睡前 4.Xanax 0.5 mg/1/2＃/QD 5.Medicon-A/1＃/QD（每晚）（服後，皮膚搔癢）
2020/8/15	僵硬感改善，可輔以助步器行走。焦慮不安，躁擾，震顫，多眠，記憶力減退，智力衰弱，肢冷畏寒。 **處方** 半夏天麻白朮散、右歸丸合方加方
2020/8/29	Arcdone 5mg
2021/4/23	因上呼吸道感染、病毒性腸胃炎，暫停水煎藥一週，只服西藥。但顫抖、僵硬、動作遲鈍、姿態異常，異動症加劇。 **處方** 陽旦湯加麻黃3錢、地龍8錢、黃芩3錢 給藥七日

結果

治療前

1.肢體僵硬、笨拙，動作遲緩，步態不穩，轉身困難，右腳靜止性震顫，行走時右足步伐拖曳、手臂擺動消失，面部缺乏表情。

2.情緒憂鬱焦慮，情緒起伏時，震顫更顯著；常感覺疲累、說話聲音單調；睡眠障礙，夜間盜汗，便秘。

治療後

1.病例自規律口服補陽還五湯、右歸飲合方加味水煎藥後，其肢體僵硬、動作遲緩改善，與人應對反應較快，說話較為流暢清晰，震顫等臨床症狀穩定改善。

2.2020/08/01開始合併西醫治療。

3.目前病例仍持續規律服藥。

分析討論

育生修正補陽還五湯加方

臨床案例為46歲的男性病人。顫震，肢體僵硬、乏力少氣，頭暈、倦怠，表情呆滯，面色無華，舌苔薄白，脈沉細微弱。

本病例臨床症狀表現約一年六個月，確診為巴金森氏病第三期，未接受抗巴金森氏病藥物治療。

巴金森氏病病因，目前最主要的假說（hypothesis）有五：

1.加速老化（accelerated aging）

2.遺傳傾向（genetic predisposition）

3.環境有害毒物（environmental toxin）

4.中樞神經系統感染

5.氧化壓力（oxidative stress）產生的自我破壞

病理特徵：中腦的黑質組織內的多巴胺細胞退化死亡，其退化原因不明。近年來的一些研究結果推測多巴胺神經細胞退化、死亡可能與基因有關，影響了粒腺體電子傳遞鏈的complex I，以致於細胞內產生過多的自由基，使細胞產生過氧化而退化、死亡；黑質細胞死亡後出現路易氏體沉積。

巴金森氏病通常在生命的中、晚期發病，隨時間而出現進行性的功能障礙。巴金森氏病臨床病徵出現時，雖是早期的症狀，但事實上其黑質內細胞幾已喪失80%。多巴胺在腦部含量將不斷下降，病情將更趨嚴重。目前巴金森氏病的治療，雖可緩解症狀，改善病患的生活品質，但長期使用後，藥物治療的有效性漸減，副作用漸增。

巴金森氏病治療的未來展望，是阻止黑質細胞的死亡，延緩疾病的惡化，甚至於黑質細胞再生，治癒巴金森氏病。結合巴金森氏病的流行病學研究、病因假說及中西醫學病理生理變化的理論，治療方劑為育生修正補陽還五湯加方，由黃芪、當歸、川芎、赤芍、丹參、銀杏葉、茯苓、山楂、葛根、天麻、黃芩，麻黃、地龍、人參、田七……等藥組成。病例開始規律服藥後，臨床症狀顯著的穩定進步。

病例主訴右手顫抖、失力，肌力減失較為明顯的動作，如手肘關節之伸展與腕部的屈伸，且右手第1、2、3、4手指麻感。巴金森氏病與退化性神經根病變均可能造成肌力減失，常造成鑑別的困難。2011/3/16內湖×總、2012/2/7台北×總影像學及肌電圖檢查發現頸椎有中度的退化性神經根病變（C3/4 to C6/7）。研究及臨床觀察發現：育生修正補陽還五湯加方能對抗缺血性傷害，改善神經壓迫，提高神經細胞的活力，故守方，加味藥則隨證化裁。病例規律服藥後，挾物仍不靈活，可正常開車，操作靈巧度約正常時的80%。

本病例臨床症狀表現約一年六個月，未接受抗巴金森氏病藥物治療。開始規律服用修正育生補陽還五湯加方約六個月，治療過程中發現治療方劑加重人參、乾薑、制附子、肉桂子等補陽藥後，其巴金森氏病臨床症狀及失力，肌力減失較為明顯的動作，右手第1、2、3、4手指麻感症狀均明顯穩定進步。

育生補陽還五湯加方，具補氣補血補陽、活血化瘀、清熱、通絡、通腑瀉下功效。研究發現補氣補血補陽方藥，其可以降低因腦缺血所造成的週邊神經膠質細胞增生，並促進神經細胞的增生，減少週邊缺血細胞進行細胞凋亡，產生神經保護作用。同時研究也顯示補氣補血補陽方藥，具有明顯提高正常的自願者體內週邊血液中幹細胞（CD34+）表現量的能力。

中醫學指出：人參、乾薑、制附子、肉桂子等具有鼓舞氣血生長之效。其共同的藥理作用為：具有抗缺氧能力、促進神經傳導介質、蛋白質的合成和神經發育，提高神經 胞功能作用；能擴張冠狀動脈、增加冠狀動脈血流量，改善微循環，抗發炎、抗自由基，減輕氧化傷害等作用。臨床觀察發現：育生補陽還五湯加重人參、乾薑、制附子、肉桂子，具神經保護、修復與增生作用，可延緩未經抗巴金森氏病藥物治療患者對症治療的需要，提示藥物可延緩疾病的進展，而其作用機轉與L-DOPA相關性，或是避免L-DOPA受酵素分解，或是直接刺激腦中的多巴胺接受器……；或是且其長久服用的安全性及相關效應，都值得大規模的深入研究證實，期使巴金森氏病治療前景可期。

半夏白朮天麻散、修正補陽還五湯合方為治療主方思惟

臨床案例

為63歲男性。2012/12/29初診，主訴: 2008/11/11因右手顫抖、右側肢體笨拙感，運動起、始動作緩慢約2年，於台中××總醫院接受腦部Tc-99M TRODAT-1 BRAIN SPECT檢查，確診為巴金森氏病。接受巴金森氏病藥物治療5年，出現on & off等副作用。病例呈現情緒憂鬱的狀態：虛弱、少言、情緒低落，睡眠障礙對生活沒有期待感、憂愁沒有歡笑、胃口不好、負面思惟、無力感等情緒憂鬱症候群。病例神識清楚，感覺及智力並無影響。全身病史：包括椎基底動脈畸形，高血壓，糖尿病，睡眠障礙。治療方劑為半夏天麻白朮散、修正育生補陽還五湯合方，隨症化裁。

台北榮總一般神經內科主任劉秀枝調查發現，巴金森氏症病人當中，將近三到四成的病人合併有焦慮症與憂鬱症，推斷應該與病人罹病後因力

不從心而產生挫折感有關。

典型的憂鬱症狀

長期處於憂鬱的狀態，對平日有趣的活動失去興趣，認為自己的人生無價值、罪惡感、懊悔感、無助感、絕望感和自暴自棄。無法集中注意力和記憶力減退，還表現出迴避社交場合和社交活動、性衝動減退、甚至有自殺念頭或反覆想到死亡等徵狀。

睡眠不穩：失眠，有時也會有嗜睡的情況。

食慾改變：體重降低，也有食慾增加、體重增加的情況。

生理徵狀：疲勞、頭痛和腸胃問題。

情緒改變：躁動不安或無精打采。

發生在軀體疾病期間的憂鬱比較難做出評估。神經疾病的患者，特別是腦血管疾病、巴金森氏症、多發性硬化症和創傷性腦外傷的患者，其憂鬱症發病率高。有憂鬱症候群的患者，可能是對軀體疾病的心理壓力反應，或是藥物治療所引起。

巴金森氏病主要是由於腦部錐體外路徑系統異常，使黑質體路徑dopamine減少及相對性acetylcholine增加，因此藥物治療以平衡二者為目標。每一種藥物治療都有可能誘發憂鬱，抗巴金森藥物導致的憂鬱症在臨床常見。目前左多巴有約五年的蜜月期，加上病人的腦神經同時持續退化中，過了五年期限，藥物漸漸失去效用，巴金森氏症病人用藥七到十年後，部分病人因為藥物作用出現幻視等精神症狀，因此有些醫師並不建議病人太早開始用藥。

早期以藥物治療為主

1.補充外來的多巴胺。

2.透過多巴胺的類似物，刺激多巴胺的接受器。

3.抑制多巴胺在腦部的代謝。

4.其他：如anticholinergics 和amantadine 可改善顫抖的症狀。

巴金森氏病治療相關藥物副作用

左多巴（levodopa） 噁心、嘔吐、直立性低血壓、心律不整、臉潮紅、瞳孔放大、異動症（dyskinesia）、精神異常、開關現象（on-off phenomenon）、智力衰弱或失智、減弱效應（wearing-off effect）等。
多巴胺類似物（Dopamine agonists） 噁心、嘔吐、直立性低血壓、精神異常（如幻覺）、皮膚癢。
Amantadine（Symmetrel） 神智不清、憂鬱、失眠、頭昏，腹部不適、口乾、皮膚青斑（livedo reticularis）、足踝水腫等。長期使用，效果會逐漸減弱（wearing-off）。
Catechol-O-Methl-Transferase抑制劑 肝損傷。
抗膽鹼藥物Anticholinergic劑（或Atropine-like drugs）如 Artane、Cogentin、Akineton等 視力模糊、口乾、便秘、尿滯留、智力遲鈍、神智錯亂、記憶力減退、幻覺等。

半夏天麻白朮散、育生修正補陽還五湯合方，能益氣、活血、祛瘀、溫經、通絡、改善微循環。病例服藥過程中，加入乾薑、附子、肉桂等藥後，其巴金森氏病的臨床症狀、相關藥物副作用症狀及憂鬱症症狀日趨改善。複診時神情愉悅，並告知精神體力轉好，態度漸積極，原本張掌困難，無法書寫，藥後又能書寫流暢。

臨床案例

72歲的女性。2016/3/5就診，臨床症狀持續約2年。基隆長×醫院檢查，疑似巴金森氏病，並給予藥物，但未服。2016/11/7，台北×民總醫院Tc-99m TRODAT Brain SPECT檢查：疑罹患巴金森氏病，右側紋狀體退化顯著，仍須排除CBD,MSA等。

2016/3/5就診，治療方劑為修正補陽還五湯加方，巴金森氏症臨床症狀獲得改善；2016/6/30，骨折手術後，治療方劑為修正補陽還五湯、右歸丸合方，以維持巴金森氏病臨床症狀穩定，並促進骨骼修復；合併抗巴金森氏病西藥後，治療處方更方為育生修正補陽還五湯或半下天麻白朮散或右歸丸合方加方，隨證化裁，穩定臨床症狀，改善憂鬱情緒及藥物副作用。

中醫治療巴金森氏病可分為未接受相關藥物治療型與已接受相關藥物治療型。

一、未接受巴金森病相關藥物治療者

治則 益氣活血、化瘀通絡、補陽

方藥 育生修正補陽還五湯

北黃芪、當歸、川芎、赤芍、丹參、銀杏葉，乾薑、製附子、玉桂子，人參、田七，天麻、茯苓、黃芩、仙楂，葛根。

巴金森氏病的病理特徵、主要病變為doparmine相關之黑質紋狀體徑路退化，特別是在黑質的緻密區（zona compacta），發現黑素（melanin）神經細胞減少或消失。細胞死亡後有圓形的嗜伊紅性路易體（lewy body）沈積，為疾病之特徵。

根據上述研究病理生理改變，中醫學指出：凡鬱積、凝滯者，皆為瘀。巴金森氏病患者，腦內doparmine的製造及貯存減少，大約為正常人的80%以上。故巴金森氏病，中醫證型屬陽虛有瘀，應益氣活血、化瘀通絡、補陽。黃芪、當歸、川芎、赤芍、丹參、銀杏葉、田七，益氣活血、化瘀通絡，促進腦血循環，啟動神經保護機制。乾薑、製附子、玉桂子，補陽、促進神經細胞再生；天麻平肝熄風，具抗驚厥作用，有抑制癲癇樣發作的作用；葛根黃芩性苦寒可抑乾薑、製附子、玉桂子之辛熱燥烈，同時具有抗發炎、解熱、降壓、利尿、鎮靜、解痙等作用。

加減

1.乾薑、製附子、玉桂子

視症狀調整劑量。每次以一錢為調整基準量，調整過程應觀察病人肌陣攣。服藥後，出現胃燒灼感時，加萊菔子。

2.人參、田七

視病情需要，可逐漸增加。

3.天麻

眩暈時，天麻劑量可逐漸遞增，甚至可用到一兩，視病情調整。

4.育生丸

由一粒開始用。口乾、頻尿現象，為劑量調整之觀察指標。

5.因外感，症狀改善後又見衰退，則更方為陽旦湯。

期快速糾正病毒造成的影響。

6.鹿茸應慎用，避免肌陣攣、震顫更加劇。

7.症狀改善後停滯時，常規服藥外，可加針手、足三里、合谷……並溫針。

二、已接受相關藥物治療者

治則 益氣活血、化瘀通絡、補腎陽

方藥 育生修正補陽還五湯、右歸飲合方

加減

1.出現癲、狂、不寐。

黃芩加重劑量。

2.躁擾

紅棗由10顆→20顆→30顆……

3.出現on-off effect

- 應建議相關藥物減量。
- 人參6、田七3、鹿茸1.5。
- 症狀未改善時，加重玉桂子劑量。
- 效不著時，人參、田七、鹿茸。

4.西藥已完全戒停，服中藥後出現亢奮狀態。

- 乾薑、製附子、玉桂子、人參、鹿茸減量，以睡眠狀況為觀察指標。
- 促進睡眠：柏子仁、酸棗仁、桂圓……，睡前水藥可加入雞子黃同服。

三、巴金森氏病其他症狀的處方調整

憂鬱症

主方加半夏天麻白朮散加大棗、桂圓……

口水過多（sialorrhea）

主方加理中湯

動作性震顫（action tremor）

主方加天麻、珍珠母、羚羊角……

肌張力不全（dystonia）

主方加柴胡、芍藥、全蠍、蜈蚣、白殭蠶

靜坐不能（akathisia）

主方加入大棗、遠志

噁心

半夏天麻白朮散、吳茱萸

流汗過多（drenching sweats）

桂枝龍骨牡蠣

頻尿

主方加龍眼核、荔枝核、金英子

便秘

主方加大黃、郁李仁、麻子仁

氣滯，狀如奔豚

柴胡疏肝湯、四逆散、大柴胡湯

結語

目前巴金森氏症仍無法治癒，但中西合療可以有效改善病人的臨床症狀及藥物副作用，提升生活品質。

每個世代的醫療都有治療的極限。巴金森氏病的預防及治療，需中西醫學界共同努力，隨著神經科學的持續進步，多元的治療具有突破的潛力。

～參考文獻～

（1） 吳進安編著.基礎神經學,2/e. 台灣,台北 合記書局. 2004.
P.166-167,167-168,169-170,171-174.

（2） 孫怡、楊任民主編. 實用中西醫結合神經病學,2/e. 民衛生出版社. 2011/6
P.717-719.

（3） 哈里遜內科學，15/e. 台灣,台北 合記書局. 2006. P.2986,2987,2988, 2989, 2990 .

（4） Lindsay等著.曾峰毅譯. 圖解神經醫學及神經外科學,4/e. 台灣,台北
合記書局. 2007 P.360-364.

（5） 羅忠悃教授、陳榮基教授合著. 神經診斷學, 台灣,台北 合記書局. 2001.
P.455-457.

（6） 陳獻宗編著. 當代神經學, 台灣,台北 合記書局. 2003. P.424-427

（7） 詹佩璇編譯. 神經生物學,2/e. 台灣,台北 合記書局. 2004. P.149.

（8） 徐偉成,王孝榮,林欣榮. 腦中風的幹細胞治療策略. 台灣, 中國醫訊. 2008.

（9） 中藥藥理及運用. 台灣,台北 啟業書局. P12-22.29-35.49-56.66-70

（10）何秀琴,郭恩綿,蔣永孝,李政育. 中醫藥對出血性腦損傷穩定期腦溶解的臨床
治療研究. 台灣. 2007/3.

（11）何秀琴,張豔,林欣榮,李政育. 中藥對大鼠腦缺血治療及誘導週邊血幹細胞
增生的實驗研. 台灣. 2010/6.

（12）李政育著. 中醫腦神經治療學. 台灣,台北 啟業書局. P19-20

（13）李政育著. 巴金森氏病臨床中醫治療. 台灣. 2018/2/26

（14）陳凱翔著 巴金森氏症的最新進展與治療 台大醫院新竹分院神經科

巴金森氏病（Parkinson's disease）中醫治療病例報告

摘要

目的：

觀察中醫治療巴金森氏病的療效。

臨床病例：

72歲女性病例，肢體僵硬、笨拙，動作遲緩，步態不穩，轉身困難，右腳震顫，約二年。近日睡眠障礙，夜間盜汗，便秘。

行走時右足步伐拖曳、手臂擺動消失，面部缺乏表情及笑容，情緒憂鬱焦慮，情緒起伏時，震顫更顯著；常感覺疲累、說話聲音單調。病例神識清楚，感覺及智力並無影響。治療方藥為修正補陽還五湯、右歸飲合方加味，全部藥材皆由何合安中醫診所提供，依臨床病患服用方式調理，口服，每日一劑，每二周複診一次，以觀察臨床症狀改變。

結果：

1.病例自2016/3/5規律服中藥，其肢體僵硬、動作遲緩改善，與人應對反應較快，說話較為流暢清晰，震顫減輕。
2.目前病例仍持續規律服藥。

結論：

臨床觀察發現：修正育生補陽還五湯、右歸飲合方加味，具補氣補血補陽、活血化瘀、通經活絡作用。病例規律服用該方藥後，其顫抖、僵硬、動作遲鈍等主要臨床症狀顯著的穩定進步，但其治療作用機轉為何，值得更深入的研究和探討。

關鍵字：中醫治療　巴金森氏病　修正補陽還五湯　右歸飲　補腎陽　補氣補血　活血化瘀、通經活絡

A Case Report：Treatment of Chinese Medicine on the Patient with Parkinson's Disease

abstract

Purpose：

To evaluate the effects of Chinese Medicine therapy on the patient with Parkinson's Disease .

Method and Material：

A 72 year-old female presented with Parkinsonism for 2 years：unsteady gait, clumsiness in action and difficulty in body turning, stiffness in limbs, resting tremor of right limbs, and the intensity of left body's muscle decreased. The Tc-99m TRODAT brain SPECT shown severe reduced uptake of tracer in the right caudate nucleus and relatively reserved in the left side; moderate decreased uptake of tracer in the bilateral putamens,more on the left side. Gloss appearance： the right striatium was atrophied compared with the left side. The left caudate nucleus presented compensated uptake of the tracer. The patient was diagnosed with Parkinson's disease at Taipei Veterans General Hospital. Depending on her clinical presentations , different dosages of combination of Modified Bu-Yang Huan-Wu Decoction（修正補陽還五湯）,and You-Gui Yin (Brew)(Yu-Sheng)(右歸飲）were applied regularly.

Results：

After the application of the prescription, the patient could walk stably without escort, and able to clothe by own. Her postural coordination was improved and presentin energetic looks.

Conclusions：

We conclude that clinical-dependent varying-dosage combinations of Modified

Bu-Yang Huan-Wu Decoction（修正補陽還五湯）and You-Gui Yin （Brew）（Yu-Sheng）（右歸飲）,may play important roles in replenishing kidney yang,combined replenishing of energy and blood, improving blood circulation and breaking down stagnation, by which effectively enhancing and enlivening the activity of nerve cells as well. Further advanced clinical and basic researches on these chinese medicine remedies could be worthy performed.

Key words：

Chinese medicine ,Parkinson's Disease,Modified Bu-Yang Huan-Wu Decoction（修正補陽還五湯）,You-Gui Yin (Brew)(Yu-Sheng)（右歸飲）Rreplenishing kidney yang（補腎陽）,combined replenishing of energy and blood（補氣補血）,improving blood circulation and breaking down stagnation（活血化瘀）.

CASE

15

腦動靜脈畸形

案例15

腦動靜脈畸形

(Celebral Arteriovenous malformation,cAVM)

動靜脈畸形(簡稱AVM)是先天的血管發育異常,可發生於身體任何部位,會隨時間慢慢增大。發生於腦部的動靜脈畸形,多發生於青年人,是造成年輕型腦中風的常見原因。腦部的動靜脈畸形,未破裂前通常沒有明顯症狀,不容易早期發現,發病突然,常在體力活動或情緒激動時發病,劇烈頭痛,伴有嘔吐,神智可清醒,亦可能有不同程度的意識障礙,甚至昏迷。腦動靜脈畸形不僅是腦損傷及中風的「不定時炸彈」,更具有致命性風險。腦動靜脈畸形病變的腦區長期缺血缺氧,導致頭痛、頭暈或癲癇(seizer)發作,可見短暫進行性或永久性神經功能障礙,心力衰竭、腦積水和智力減退甚至失智。

13歲的國中男生。2018/6/1清晨(約4點)和2018/8/31清晨,於睡眠中出現癲癇樣現象(雙手僵硬、敲擊牆板;雙手握固,目張無神,昏不知人,口吐白沫,口唇發白),持續約2~3分鐘。病例不清楚癲癇樣發作的情形,起床後有頭痛、頭暈、反胃噁心症狀。

病例主訴自2017年9月起有間歇性頭痛、頭暈、反胃噁心,但並不特別頻繁,頭痛部位主要在右側額-頂部。2018年4月枕部曾被乒乓球拍擊傷。

2018/11/4腦部CT、MRI、腦血管攝影檢查發現右額葉動靜脈畸形約4公分(動靜脈畸形巢AVM nidus 為2.8×1.9×3.2公分),供血動脈來自右中大腦動脈和前大腦動脈,靜脈引流經由顱內硬腦膜動靜脈瘻管進入上矢狀竇,併發全身性癲癇。

腦動靜脈畸形概述

先天性血管性畸形

1.動靜脈畸形（AVM）：最常見，有不正常的動脈與靜脈。
2.靜脈畸形（Venous malformation）：只由畸形之靜脈所形成。
3.微血管擴張（capillary telangiectasis）：全由微血管畸形所組成。
4.海綿狀血管瘤（Carvernous angioma）：是一種真正的血管瘤，有外膜包覆。

腦動靜脈畸形定義

腦動靜脈畸形（cerebral arteriovenous malformation，cAVM）是一先天性血管發育異常。腦部出現動靜脈血管直接交通持續存在的先天性畸形，病灶常見於中大腦動脈區域。主要病徵為腦部血管不正常聚集，動脈內的血液不經微血管網而直接注入靜脈系統，形成一種高流速及高壓力的血流狀態，因而靜脈會呈現如「動脈瘤狀」的膨大，增加腦內出血及中風的機會。

流行病學

1.年齡：好發於10～40歲。
2.男性罹患率為女性2倍。
3.動靜脈畸形破裂好發於15～20歲的年輕人。
4.約佔總人口的0.1%，佔總中風人口1%～2%。
5.佔蛛網膜下腔出血的9%。

病理生理學

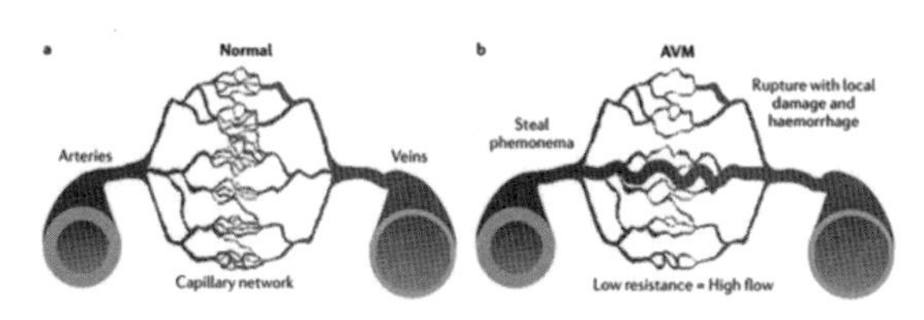

（圖片來源：read 01 com.）

動靜脈畸形（AVM）在血流動態上之病理-生理機制

動靜脈畸形的主要病理生理是腦竊血效應、大量腦動脈血經動靜脈廔流失，導致其間腦血流動力學上的改變。

1.動靜脈畸形的供應動脈的血流阻力降低，血壓下降，使血液灌注範圍縮小，鄰近腦組織處於相對缺血狀態，容易引起癲癇發作，動靜脈畸形的體積越大，發作機會越多。

2.小型動靜脈畸形所引起的盜血量少，動脈壓的下降相對較小，但構成小型動靜脈畸形的血管都屬較小血管，其管壁比大型動靜脈畸形者薄弱，長期承受高壓動脈血的沖擊，容易破裂出血。

3.為得到較多的側支供血，鄰近腦組織的供血動脈都處於擴張狀態，而增加動靜脈畸形的血流量，是造成動靜脈畸形可能逐漸增大的潛在原因。

4.長期動脈壓的降低，導致腦阻力血管自動調節機能衰退，當動靜脈畸形消除，灌注壓恢復正常時，動脈無法即時的反應性收縮，血流量隨灌注壓升高而大量增加，造成腦的過度灌注現象，引起腦組織的急性腫脹、水腫、瀰漫性出血及顱內壓增高。

5.動脈血直接導入靜脈，致靜脈壓增高，鄰近腦組織的靜脈回流受到阻力，造成腦的鬱血水腫，可能因此而引起顱內壓增高。

6.擴張鬱血的小靜脈極易破裂出血，引起蛛網膜下腔出血或腦內出血。動靜脈畸形出血並不限於動靜脈畸形之內，有時可發生在動靜脈畸形的周圍腦組織。

7.大量血液進入靜脈的狀態下，腦靜脈的排空能力一時無法調適，引起靜脈的擴張、扭曲與成長，甚至形成巨大的靜脈球；靜脈球壓迫或阻塞腦脊液的循行通路，可能引起阻塞性水腦症。

8.反復多次的小量蛛網膜下腔出血，可使蛛網膜下腔廣泛粘連，蛛網膜顆粒被血紅細胞堵塞，使腦脊液的生成和吸收失衡，而引起交通性水腦症。

表一 AVM在血流動態上之病理-生理機制

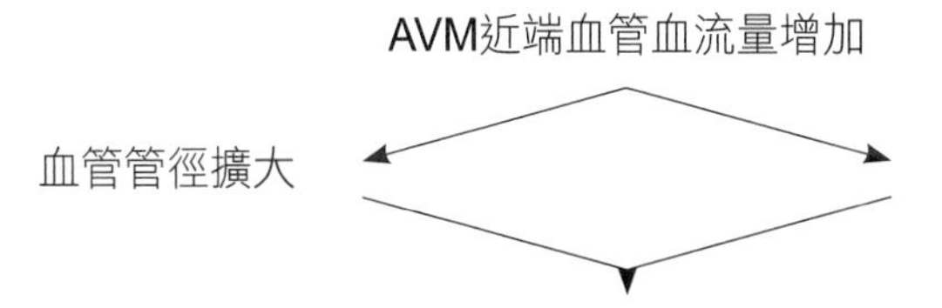

1.血流紊亂。
2.供給動脈：脈動度（pusatility）降低。
回流靜脈：呈動脈化。
3.基部動脈間之竊血效應(steal phenomenon)。
4.鄰近區域之血管灌流壓力降低。
5.腦部血流之自我調整及對CO_2反應性減弱。

（資料來源：腦血管疾病與神經血管超音波.葉炳強醫師編著）

臨床表現（Clinical manifestation）

未破裂前通常沒有明顯症狀，不容易早期發現。

一、出血（Hemorrhage）

靜脈承受過高的壓力而破裂，導致腦出血。

動靜脈畸形越小，越容易出血。

出血會自然停止，出血狀況可能從數秒鐘到數分鐘。

出血發生率約為20%～88%，多為首發症狀，通常較難預測，而且會反覆發生。

出血時，有10%會死亡、20%會有永久性的神經學症狀。

多發生於青年人，發病突然，常在體力活動或情緒激動時發病，劇烈頭痛，嘔吐，神志可清醒，亦可有不同程度的意識障礙，甚至昏迷。

二、癲癇（Epilepsy）

腦動靜脈畸形周圍之腦細胞得不到正常的血液供應而誘發癲癇發作。

約有一半以上的病人癲癇發作，表現為大發作或局灶性發作。

額葉、頂葉及顳葉的動靜脈畸形，抽搐發病最常見。

大型、大量盜血的腦動靜脈畸形患者，癲癇發作可為首發症狀，也可發生於出血或伴有腦積水時，發生率與動靜脈畸形的部位及大小有關。

額頂區動靜脈畸形的癲癇發生率最高，約86%。額葉為85%，頂葉為58%，顳葉為56%，枕葉為55%。

動靜脈畸形愈大、「腦盜血」嚴重的大型動靜脈畸形，癲癇的發生率越高。

三、神經功能缺損（Neurological deficit）

血流改變，導致動靜脈畸形周圍之神經組織缺血缺氧而發生功能異常，通常呈進行性的惡化與加重。

發生率約40%，大型的腦動靜脈畸形（尤其是影響到基底核），患者會逐漸表現失智症、半身偏癱或視野缺損。

大量腦盜血效應，引起腦缺血缺氧，出現輕偏癱或肢體麻木。

最初短暫性發作，隨著發作次數增多，癱瘓可加重並為永久性。

腦內多次出血引起神經功能損害加重，腦盜血所致長期缺血的腦組織隨著年齡增長，腦動脈廣泛硬化或血栓形成，腦萎縮的進展較常人快，神經功能障礙進行性發展亦較快較重。

四、頭痛(Headache)

因血流異常、血管畸形，導致出現血流漩渦而發生頭痛。

半數以上病人有長期頭痛史。

多半是發生在較大的腦動靜脈畸形。

可以明確指出位置的頭痛，局限於一側，且有規律的搏動，可自行緩解。

表現為陣發性非典型的偏頭痛，可能與腦血管擴張有關，出血時頭痛較平時劇烈，多伴有嘔吐。

五、大腦雜音(Cranial bruit)

涉及顱外或硬腦膜時，病人自覺顱內有雜音。

聽診時，偶爾可從眼球察覺到雜音。

六、局灶症狀

視血管畸形部位、大小、血腫壓迫、腦血液迴圈障礙及腦萎縮區域而定。

額葉

常易出現癲癇大發作、額部頭痛、智力和情感障礙。優勢半球病變可發生語言障礙等，或有偏側肢體及顏面肌力減弱。

顳葉

常見的有顳葉癲癇、幻視、幻嗅，優勢半球的病變可有命名性失語、聽覺性失語等。

頂枕葉

多見局灶性癲癇。一般常見的頂枕葉體癥如皮質性感覺障礙、失讀、失用、計算力障礙、象限盲、偏盲、幻視，或空間定向障礙。

基底核

可有震顫、不自主運動、肢體笨拙、運動增多綜合癥等，出血後也可發生偏癱等症狀。

橋腦及延髓的動靜脈畸形

常有頭痛、噁心、嘔吐，錐體束癥、共濟失調、顱神經麻痹(聽力減退、吞咽障礙等)。嚴重的出血則可造成四肢癱瘓、角弓反張、呼吸障礙等。

七、其他症狀

顱內血管吹風樣雜音。

壓迫同側頸動脈可使雜音減弱，壓迫對側頸動脈則增強。主要發生在外頸動脈系統供血的硬腦膜動靜脈畸形。

因額葉、顳葉損害所致，精神症狀出現率高。

動靜脈畸形位於額部或顳部，累及眶內或海綿竇，可出現眼球突出及血管雜音。橫竇及乙狀竇周圍的動靜脈畸形，可有顱內血管雜音，繼發性顱內高壓。

腦幹動靜脈畸形可有複視。

嬰兒及兒童，因顱內血循環短路，可表現心力衰竭，特別是累及大腦大靜脈者，心力衰衰甚至可能是唯一的臨床症狀。

檢查

CT電腦斷層、MRI磁振掃描

可以顯示腦部或脊髓內動靜脈畸形的位置，提供病變大小的資訊，動靜脈畸形的位置，對於評估疾病的風險與治療非常重要。

腦血管造影（Angiography）

可顯示病變的範圍、供應動脈、引流靜脈、盜血情況。

經微導管的選擇性腦血管造影，對病變的血管結構進行分析，分清畸形血管團的供血方式，是終末供血或穿支供血，是否存在有直接的動靜脈廔，伴有動脈瘤或靜脈瘤，以及動靜脈循環時間等，為選擇栓塞治療的適應證、栓塞材料及注射方法提供依據。

動靜脈畸形的部位和分類（Location and classification of AVM）

臨床分類和分級

腦動靜脈畸形的臨床分級，對於擬訂治療方案，確定手術方式，預測術中的困難程度，評估術後效果及比較各種治療方法和手術方法的優缺點是十分必要的。

一、按AVM大小分類

小型：最大徑<2.5cm；

中型：最大徑為2.5~5.0cm；

大型：最大徑>5cm；

巨大型：最大徑>6cm。

二、按血管造影顯示的形態分類

多單元型

有多條動脈供血和多條靜脈引流，血管團內有多處動靜脈瘻，最多見，約佔82%。

一單元型

由一條供血動脈和一條引流靜脈組成一個瘻口的小型AVM，約佔10%左右。

直線型

一條或數條供血動脈直接進入腦部大靜脈或靜脈竇，約佔3%左右。

複合型

顱內外動脈均參與供血，回流亦可經顱內外靜脈竇，少見。

按部位，顱內動靜脈畸形可分成六個區域：

硬腦膜、單純皮層、皮層至腦室、半球深部、小腦及腦幹。

淺部的手術較容易。淺部功能區的手術容易出現神經功能障礙；深部者較困難，且有一定危險；腦幹部位最危險。

Stein按部位分為：

表淺型(軟膜、皮層)：主要累及腦膜及皮層。

深或中央型：累及皮層下灰質及鄰近的白質。

髓質型：主要累及髓質動脈及靜脈。

旁中央(基底節及腦室)及中線型(胼胝體、腦幹、小腦)。

單一的、多發的或廣泛的動靜脈畸形。

目前以Spetzler-Martin法較常用。Spetzler等人依據動靜脈畸形的大小、供給動脈的多寡、血流量大小、部位及深淺、手術難易度、靜脈回流、局部大腦功能的影響及盜血效應等分級。

表二

Spetzler-Martin AVM grading scale		分數（總分：1～5）
AVM的大小	＜3 cm	1
	3～6 cm	2
	>6 cm	3
位置	非位於重要腦功能區	0
	位於重要腦功能區	1
深部靜脈灌流	無深部靜脈灌流	0
	有深部靜脈灌流	1

總分＝級數

例如：**一個2公分大**位於非重要腦功能區且只有表淺靜脈回流的AVM＝1

一個4公分大位於重要腦功能區（運動、語言、或視覺皮質、視丘、內囊、基底核、腦幹）且有深部靜脈回流的AVM＝4

（資料來源：圖解神經醫學與神經外科學.第五版.顏君霖醫師譯，P.298）

治療的適應症

依據美國中風協會的治療標準（ASA guideline），可以依Spetzler-Martin的研究將AVM的危險程度分成五級，而區分治療的方法：

低度危險（第1、2級）的AVM，一般使用手術摘除（surgical extirpation）治療。若位於腦重要功能區及腦深部病變或病變廣泛深入不適宜手術者，則考慮使用放射治療（radiosurgery）。

中度危險（第3級）的AVM，可以在手術摘除後，再行血管栓塞術（Embolization）。

高度危險（第4、5級）的AVM，手術摘除風險高，通常以保守治療為主。

・AVM引起的血腫越來越大 ・神經功能缺損惡化 ・出血的風險，尤其在 →年輕的病人，還有多年的生活要面對出血的風險。 →小於3公分的AVM。	・手術治療的風險 低：第1、2級 AVM位在大腦非功能區 AVM小於3公分 高：第4、5級 AVM大於3公分 AVM位在大腦功能區 流注到較深層的靜脈

（資料來源：圖解神經醫學與神經外科學.第五版.顏君霖醫師譯，P.298）

治療方式

手術

手術完全切除AVM，是最有效的治療方式，尤其是對於位在大腦非功能區的小型AVM。

較大病灶（AVM大於6公分），手術有比較高的風險，會造成術後高血流灌注症候群及腦腫脹，可能會有40%的機會出現永久性神經功能缺損。

立體定位放射治療（Stereotatic radiosurgery）

小的病灶，如小於1公分，可以用高劑量的放射源照射，治癒率高達100%。
直徑小於3公分的AVM，有75%可以被消除，但是3年內出血的風險仍存在。
病灶大於3公分者，需要較低的劑量，以減少對局部組織的傷害。
放射線治療前先做栓塞，目的在先減少AVM的大小。
整體而言，立體定位放射治療仍是一些深部病灶治療的理想方法。

栓塞法（Embolization）

單獨栓塞法可以成功地治癒約40%由單一血管供給供應的AVM。
手術前使用，可以有效幫助手術移除。
不適當的栓塞會妨礙後續的放射線治療。

腦動靜脈畸形治療

主要目的是防止出血，減輕或糾正「腦竊血」，改善腦組織血液供應，緩解神經功能障礙。控制癲癇，提高患者生活。

一、保守治療

對於年齡較大，僅有癲癇症狀者或位於腦重要功能區及腦深部病變或病變廣泛深入不適宜手術者，均應採用保守治療。

①保持正常生活規律：避免劇烈運動、情緒波動和勞累，保持大便通暢，高血壓者適當降低血壓。

②抗癲癇治療：根據癲癇的類型選擇抗癲癇藥物，長期堅持規律服藥，以控制癲癇發作。一般在完全控制癲癇發作2~3年後才考慮逐漸減少藥量。

③症狀治療：根據病人的症狀選擇不同的藥物進行對症處理，以減輕病人的症狀等。

④預防再出血。

二、顯微手術切除術

目前，手術切除仍是治療腦動靜脈畸形的最好方法之一。

手術切除病例的選擇：

有顱內出血史，腦血管造影顯示屬史氏分級1～3.5級者，包括位於大腦功能區、大腦內側面、外側裂區、胼胝體、側腦室、腦室旁、紋狀體內囊丘腦區、小腦半球及小腦蚓部等部位均應考慮手術切除。但位於下丘腦及其附近腦區、腦幹和小腦橋腦角等處的病灶，手術損傷可能會帶來極嚴重的後果。

無顱內出血史，位於大腦淺表非功能區，前中額、頂、枕葉內側面等部位，直徑<5cm的病灶，可選擇手術切除。

無顱內出血史，但藥物控制無效的頑固性癲癇或嚴重的進行性神經功能缺損等，病灶切除可能有助於症狀改善。

巨大型、高流量的腦動靜脈畸形，經過血管內介入栓塞部分主要供血動脈後1～2週內作病灶切除。

急性顱內出血的病人，當腦內血腫致使腦疝形成，危及生命時應緊急手術，一般情況下以清除血腫減低顱內壓挽救生命為主。

三、血管內介入栓塞術

主要用於手術難以處理的深部腦動靜脈畸形，使病灶縮小或完全閉塞，以利於手術或放射治療。若作為單獨治療腦動靜脈畸形的選擇，血管內栓塞治療還有很大局限性，只有少數供血動脈數量少、結構簡單的病例能夠經單純栓塞治療而痊癒。

血管內治療主要風險：

術中出血，發生率為7%～11%。

栓塞時有可能累及正常供血動脈，導致缺血併發症。
治療後再通。

四、立體定位放射手術治療

放射手術治療是近20年來發展的療法。
放射治療無需開顱、住院時間短而易於被患者接受。
利用立體定位，使用一次大劑量照射，引起放射生物學反應，而治療疾病。
治療後，閉塞率與腦動靜脈畸形的體積及所接受的放射劑量密切相關。
放射治療後畸形血管團完全閉塞期間，仍有出血和腦組織放射性反應的可能，成為限制其應用的主要因素。
放射治療對>3cm的病灶效果不佳，而且併發症發生率高。目前主要應用於直徑<3cm、位置深入，病變位於主要功能區，不易手術的病灶，或血管內治療難度較大，以及對開顱手術和血管內栓塞後殘留病灶的補充治療。
完全適合放射治療的腦動靜脈畸形少於25%，放射劑量和畸形血管團大小、部位的關係，尚待進一步研究，以達到既能使畸形血管團完全閉塞，又對正常腦組織損害小的目的。

五、綜合治療

對於大型、巨大型腦動靜脈畸形或位於重要結構、腦深部的病灶，單一的治療方法較難達到理想的療效。近年來，顯微外科手術、血管內介入栓塞和立體定位放射手術治療腦AVM，被廣泛地應用。兩種或三種治療方式綜合應用的研究顯示，可以明顯地提高腦動靜脈畸形的治癒率，降低致殘率和死亡率。

小（直徑<3cm）而淺表的腦動靜脈畸形作手術切除，小（直徑<3cm）而深的病灶行放射外科治療。

直徑>3cm的病灶，先行血管內栓塞，如果完全消失，不再進一步處理；直徑仍>3cm，手術風險大的病灶暫作保守治療，也不主張作放療；病灶縮小，直徑<3cm的淺表者可手術切除，深部者進行放射外科治療。

血管內介入栓塞加手術切除術

目前被廣泛的聯合應用。一般認為，栓塞後1~2週手術最合適，而用

NBCA栓塞發生血管再通，以3個月後為多見，因此手術可適當延遲。血管內介入栓塞已是腦動靜脈畸形手術切除前的重要輔助手段。

血管內介入栓塞加立體定位放射手術治療

應用立體定位放射手術治療，雖具無創傷、風險小、住院時間短等優點，但單一放射治療的療效不如兩者合併治療。

放療前血管內栓塞可使腦動靜脈畸形體積縮小，減少放射劑量，減輕周圍腦組織的放射反應，可提高治癒率。

血管內栓塞亦可閉塞併發的動脈瘤和伴發的大的動靜脈瘻，降低放療觀察期間再出血的風險。

放療前栓塞，可使殘留的腦動靜脈畸形血管團形狀更不規則，對準確估計腦動靜脈畸形的靶體積和計算放射劑量造成一定的困難。

立體定位放射治療加顯微手術切除術

大型的腦動靜脈畸形可採用立體定位放射治療作為手術切除前的輔助手段。

放療後腦動靜脈畸形血管團內血栓形成，體積縮小，血管數目減少，術中出血少。

將大型腦動靜脈畸形轉化為併發症低的病灶，有利於手術操作，提高手術成功率。

手術可將放療無法閉塞的大的動靜脈瘻切除，提高治癒率。

預後

每年的出血發生率為1%～3%。

首次出血的死亡率6%～13.6%。

15年自然死亡率為15%～20%。

出血後存活者的病殘率為4%～23%，復發出血者的死亡及致殘率更高。

每次出血出現神經功能缺失的機會是50%；後顱窩的腦動靜脈畸形預後更差。

腦動靜脈畸形
(Celebral Arteriovenous malformation，cAVM)
經血管栓塞術、立體定位放射手術治療後之中醫治療探討

摘要

病例為13歲的國中男生。 2018.06.01清晨（約4點）和2018.08.31清晨，病例於睡眠中出現癲癇樣現象（雙手僵硬、敲擊牆板；雙手握固，目張無神，昏不知人，口吐白沫，口唇發白），持續約2-3分鐘。病例不清楚癲癇樣發作的情形，起床後有頭痛、頭暈、反胃噁心症狀。

病例主訴自2017/09起有間歇性頭痛、頭暈、反胃噁心，但並不特別頻繁，頭痛部位主要在右側額-頂部。2018.11.04腦部CT、MRI、腦血管攝影檢查發現右額葉動靜脈畸形約4公分（動靜脈畸形巢AVM nidus 為2.8×1.9×3.2公分），供血動脈來自右中大腦動脈和前大腦動脈，靜脈引流經由顱內硬腦膜動靜脈瘻管進入上矢狀竇，併發全身性癲癇。

依Spetzler-Martin AVM grading scale評估，病例AVM4公分大，位於重要腦功能區，且有深部靜脈回流的AVM為4分，手術治療風險高，以保守性治療為主。病例先後接受腦部經導管動脈栓塞術治療和放射手術（ CyberNife radiation therapy）治療。術後中醫治療使用方劑包括乳沒四物湯加方、修正補陽還五湯、半夏天麻白朮散合方和十全大補湯加方. 全部藥材皆由何合安中醫診所提供，依臨床病患服用方式調理，口服，每日一劑，每二周複診一次，以觀察臨床症狀改變。

結果

治療前

1.陣發性頭痛、頭暈、反胃噁心，頭痛部位主要在右側額-頂部。

2.右額葉動靜脈畸形約4公分（動靜脈畸形巢AVM nidus 為2.8×1.9×3.2公分），供血動脈來自右中大腦動脈和前大腦動脈，靜脈引流經由顱內硬腦膜動靜脈瘻管進入上矢狀竇，併發全身性癲癇。

影像學摘要

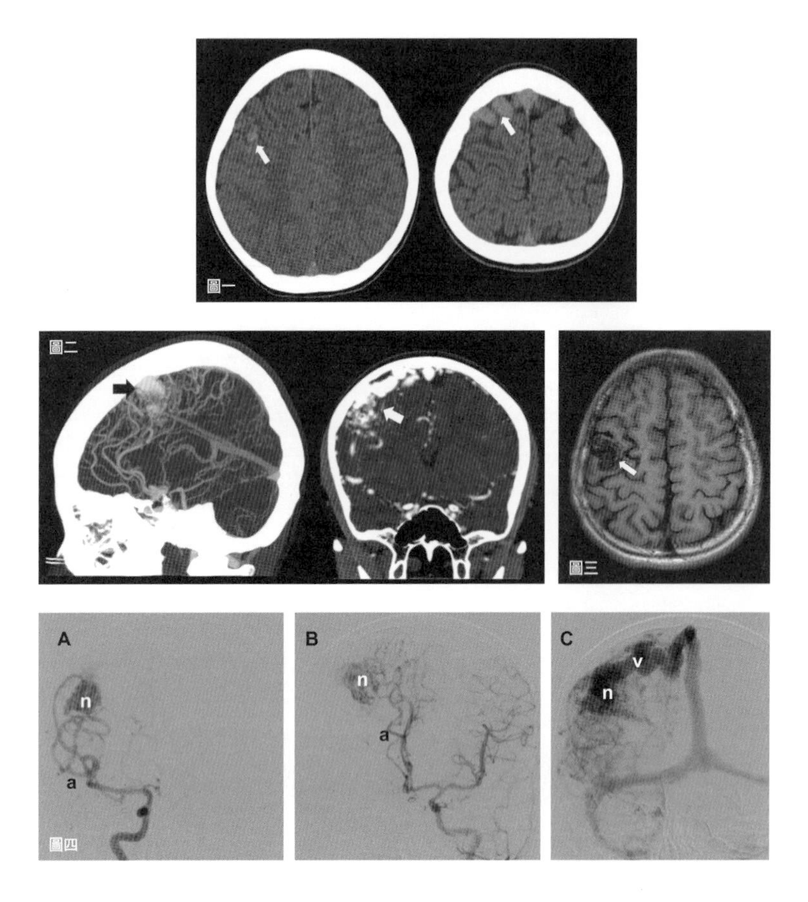

圖一、患者發病時，腦部電腦斷層檢查（CT scan of brain）顯示有等密度(isodense）的異常表現（白色箭頭所指）。

圖二、患者發病時，腦部電腦斷層血管攝影檢查（CT Angiogram of brain）顯示有腦血管異常表現（箭頭所指）。

圖三、患者發病時，腦部核磁共振掃描檢查（MRI of brain）顯示右側頂葉腦實質（praenchyma）內有訊號異常（abnormal signal）的腫塊（mass）表現（白色箭頭所指）。

圖四、患者發病時，腦部血管攝影檢查（Angiogram of brain）。A.為右側頸動脈動脈期（arterial phase）攝影，B.為左側頸動脈動脈期（arterial phase）攝影，C.為靜脈期（venous phase）攝影。病巢（n,nidus），灌注動脈（a,feeding artery），引流靜脈（v, drainage vein）。

治療後

1.2018/11/5：栓塞治療後，意識清楚、口角歪斜，左眼閉合困難，感覺遲鈍，左側肢體無力，左手肌力2→1。治療方劑為乳沒四物湯加方，給藥三天。一般情況穩定。

2.2018/11/11：凌晨，劇烈頭痛，血壓148/？，左側偏癱。CT發現右額葉自發性顱內出血。治療處方為乳沒四物湯、大柴胡湯合方，給藥三天。情況穩定。

3.2018/11/19：停用 Manitol 、 類固醇. 轉一般病房。治療方劑為育生補陽還五湯、天麻半下白朮散合方，給藥三日份。病情穩定

4.2019/01/10：病情穩定進步，出院。無法過馬路，無法理解、接收、整合多人談話內容。治療方劑為十全大補湯加方.在家人陪伴下，每日可到學校上課4小時。

5.2019/04：恢復正常生活，返回校園，各方面表現優異。

結論

中醫治療腦動靜脈畸形(Celebral Arteriovenous malformation，cAVM)，經血管栓塞術、立體定位放射手術治療後，以中醫辨證論治為治療理論基礎，在疾病發展過程中，施與傳統中藥煎劑，治療方劑包括：乳沒四物湯、大柴胡湯 ，半夏天麻白朮散和育生補陽還五湯，十全大補湯、右歸丸，合併清熱化痰、淡滲利濕 、通腑瀉下藥，方藥及劑量隨症化裁加減，確能得到很好的復原。

關鍵辭：中醫治療　腦動靜脈畸形　血管栓塞術 立體定位放射手術 益氣活血祛瘀，通腑瀉熱，補氣，補血，補陽

案例15

癲癇背後的真相－腦動靜脈畸形（cAVM）經血管栓塞術、立體定位放射手術治療後之中醫治療

病例為13歲的國中男生。2018/6/1清晨（約4點）和2018/8/31清晨，病例於睡眠中出現癲癇樣現象（雙手僵硬、敲擊牆板；雙手握固，目張無神，昏不知人，口吐白沫，口唇發白），持續約2~3分鐘。病例不清楚癲癇樣發作的情形，起床後有頭痛、頭暈、反胃噁心症狀。

病例主訴自2017年9月起有間歇性頭痛、頭暈、反胃噁心，但並不特別頻繁，頭痛部位主要在右側額-頂部。2018年4月枕部曾被乒乓球拍擊傷。

2018/11/4腦部CT、MRI、腦血管攝影檢查發現右額葉動靜脈畸形約4公分（動靜脈畸形巢AVM nidus 為2.8×1.9×3.2公分），供血動脈來自右中大腦動脈和前大腦動脈，靜脈引流經由顱內硬腦膜動靜脈瘻管進入上矢狀竇，併發全身性癲癇。

影像學摘要

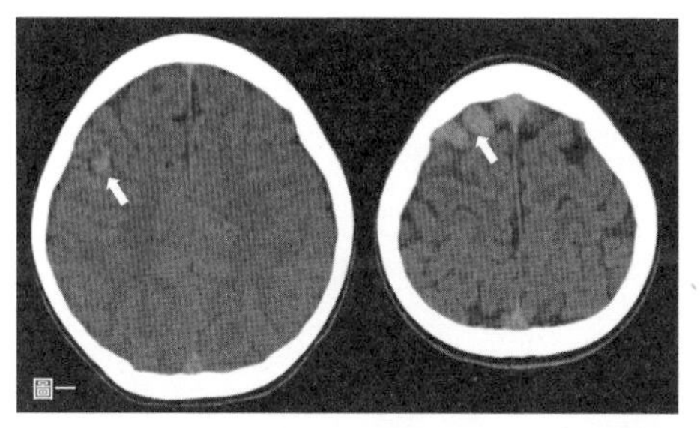

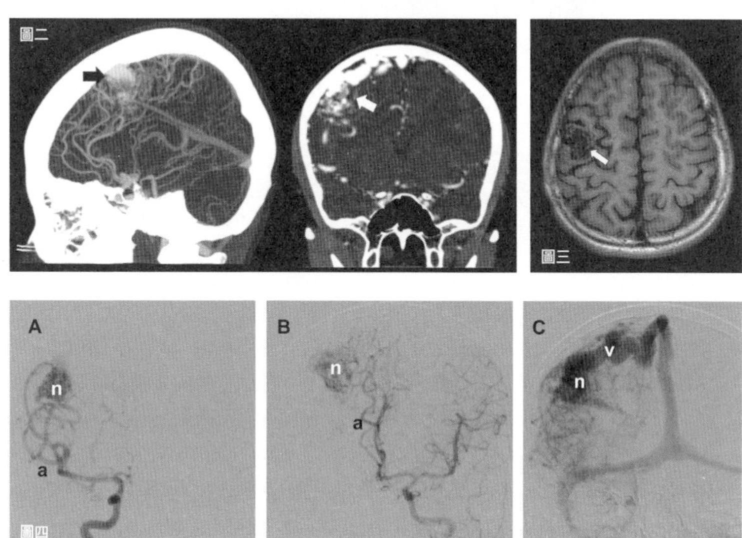

圖一、患者發病時，腦部電腦斷層檢查（CT scan of brain）顯示有等密度(isodense）的異常表現（白色箭頭所指）。

圖二、患者發病時，腦部電腦斷層血管攝影檢查（CT Angiogram of brain）顯示有腦血管異常表現（箭頭所指）。

圖三、患者發病時，腦部核磁共振掃描檢查（MRI of brain）顯示右側頂葉腦實質（praenchyma）內有訊號異常（abnormal signal）的腫塊（mass）表現（白色箭頭所指）。

圖四、患者發病時，腦部血管攝影檢查（Angiogram of brain）。A.為右側頸動脈動脈期（arterial phase）攝影，B.為左側頸動脈動脈期（arterial phase）攝影，C.為靜脈期（venous phase）攝影。病巢（n,nidus），灌注動脈（a,feeding artery），引流靜脈（v, drainage vein）。

表三

西醫治療摘要
醫學中心醫院
入院診斷（Admission Diagnosis）（2018/11/04） Arteriovenous malformation nidus（4cm）at right frontal lobe,complicated by generalized seizure 出院診斷（Discharge Diagnosis）（2019/01/10） Spontaneous intracranial hematoma at right frontal lobe with perifocal edema ,arteriovenous malformation related

表四

Spetzler-Martin AVM grading scale		分數（總分：1～5）
AVM的大小	＜3 cm	1
	3～6 cm	2※
	>6 cm	3
位置	非位於重要腦功能區	0
	位於重要腦功能區	1
深部靜脈灌流	無深部靜脈灌流	0
	有深部靜脈灌流	1※

依Spetzler-Martin AVM grading scale評估，病例AVM4公分大，位於重要腦功能區，且有深部靜脈回流的AVM為4分，手術治療風險高，以保守性治療為主。

表五

中西醫合療摘要	
2018/11/5	腦部CT、MRI、腦血管攝影檢查發現右額葉動靜脈畸形約4公分（動靜脈畸形巢AVM nidus為2.8×1.9×3.2公分），供血動脈來自右中大腦動脈和前大腦動脈，靜脈引流經由顱內硬腦膜動靜脈瘻管進入上矢狀竇，併發全身性癲癇。 行腦部經導管動脈栓塞術治療。栓塞治療後，意識清楚、口角歪斜，左眼閉合困難，感覺遲鈍，左側肢體無力，左手肌力2→1。 **治則** 活血化瘀、淡滲利濕、清熱瀉下 **處方** 乳沒四物湯加田七、黃芩、大黃、蒼朮、茯苓、澤瀉 ・給藥三日份
2018/11/11	凌晨，劇烈頭痛，血壓148/？，左側偏癱。CT發現右額葉自發性顱內出血。 **治則** 活血祛瘀、淡滲利濕、平肝潛陽，佐以清熱、通腑瀉下 **處方** 乳沒四物湯、大柴胡湯合方、田七、黃芩、大黃、蒼朮、茯苓、澤瀉、麻 ・給藥三日份
2018/11/14	低鉀血症，情緒不穩。左腳可抬高約十公分。頭痛、頭暈。日溏便約四次，便前腸絞痛。 **治則** 健脾益氣、活血祛瘀、清熱通腑、淡滲利濕 **處方** 香砂六君子湯、柴苓湯合方、田七、黃芩、天麻、大黃 ・給藥三日份
2018/11/19	Manitol、steroid停用，轉一般病房。 **治則** 健脾補氣、活血祛瘀、燥濕化痰、平肝熄風 **處方** 育生補陽還五湯、天麻半下白朮散合方、人參、田七、黃芩、大黃、蒼朮、茯苓、澤瀉 ・給藥三日份
2018/11/23	左側顏面略僵硬，微笑時明顯口眼歪斜。左手稍可移動。左腳可正常抬高屈膝，足外翻行走如鐮刀步態改善。可維持端坐約半小時，但頸項乏軟。血氧正常，自覺少氣，時頭暈頭痛。 **處方** 育生補陽還五湯、天麻半下白朮散合方、人參、田七、黃芩、大黃、乾薑、制附子、玉桂子……
2018/11/30	左手移動進步。復健後左腳出現不自主移動，院方認為係非典型癲癇。口穢、納減。 **治則** 補氣補陽、活血祛瘀、通腑瀉下 **處方** 育生補陽還五湯、溫膽湯合方、加人參、田七、黃芩、大黃、制附子、玉桂子、天麻、葛根、全蠍、蜈蚣、白殭蠶 ・給藥三日份

2018/12/8	左手移動更進步，可握拳無法張開。步態漸趨正常。腦電波顯示癲癇波。睡眠、胃納、情緒好轉。 **處方**　如上方 ・易乾薑為生曬薑
2019/1/10	病情穩定進步，出院。 無法過馬路，無法理解、接收、整合多人談話內容。
2018/1/23	一般情況穩定進步。看書後，偶發頭部震顫。情緒低落、負面。 **處方**　育生補陽還五湯、天麻半夏白朮散合方、人參、田、黃芩、大黃、生曬薑、制附子、玉桂子…… ・給藥七日份
2018/2/25	疑似強迫症，多疑，缺乏安全感，憂心，焦慮。 **處方**　育生補陽還五湯、天麻半夏白朮散合方、人參、田七、黃芩、大黃
2019/4/29	CyberNife radiation therapy **處方**　柴苓湯加方
2019/5/7	入睡難、恐慌、緊張、焦慮、記憶力減退、強迫行為。 **處方**　育生補陽還五湯、天麻半夏白朮散合方、人參、田七、黃芩、生曬薑、制附子、玉桂子、桂圓、紅棗、柏子仁、蘇子、厚朴、大黃
2019/5/20	諸症緩，入睡難。 **處方**　育生補陽還五湯、健瓴湯合方、加人參、田七、黃芩、天麻、生曬薑、制附子、玉桂子、桂圓、紅棗、柏子仁、蘇子、厚朴、大黃
2019/11/22	造血異常。停服deparkine。 **處方**　治療主方⊕天麻、全蠍、蜈蚣、白殭蠶
2019/12/9	手淫頻繁。 **處方**　治療主方⊕知母、黃柏
2020/1/30	脈數。檢查發現心室頻脈。常規服藥propranolol 10mg。 **治則**　補氣補血補陽、平肝潛陽、活血祛瘀、通腑瀉下 **處方**　育生補陽還五湯、健瓴湯合方、加人參、田七、黃芩、天麻、全蠍、蜈蚣、白殭蠶、生曬薑、制附子、玉桂子、桂圓、紅棗、大黃
2020/7/7 ↓ 2020/8/8	台大精神科心理諮商：手淫為強迫行為 Zoloft 50mg/1＃/per day 服藥後左手無力、肌張力↑ 停Zoloft **處方**　常規服用方⊕半夏厚朴湯

結果

治療前

1.陣發性頭痛、頭暈、反胃噁心，頭痛部位主要在右側額-頂部。

2.右額葉動靜脈畸形約4公分（動靜脈畸形巢AVM nidus為2.8×1.9×3.2公分），供血動脈來自右中大腦動脈和前大腦動脈，靜脈引流經由顱內硬腦膜動靜脈瘻管進入上矢狀竇，併發全身性癲癇。

治療後

1.2019/1/10出院。持續口服十全大補湯加方水煎劑，2019年4月恢復正常生活，返回校園，各方面表現優異。

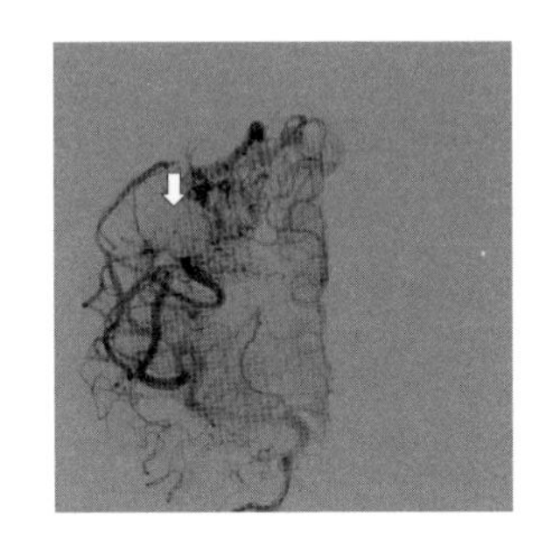

▶圖五、經過血管栓塞及放射手術治療後，腦部電腦斷層血管攝影檢查顯示原有病巢（nidus）已經消失（白色箭頭所指）。

討論

頭痛

頭痛是病人常見的主訴。病例主訴自2017年9月起有間歇性頭痛、頭暈、反胃噁心，但並不特別頻繁，頭痛部位主要在右側額-頂部。

病例治療前後均有頭痛現象，頭痛部位大都在右側額-頂部，與病灶位置同側。病例清晨癲癇樣發作，起床後有頭痛、頭暈、反胃噁心症狀，日常頭痛往往在長時間上課後發生。依據學理推測，長時間上課使得腦部血流量增加、腦組織的靜脈回流受到阻力，造成腦的鬱血水腫，可能因此而引起顱內壓增高，所以頭痛加劇，休息後即緩解。

癲癇

13歲的國中生，2個月內於清晨睡眠中出現癲癇樣現象（雙手僵硬敲擊牆板；雙手握固，目張無神，昏不知人，口吐白沫，口唇發白），持續約2～3分鐘。病例不清楚癲癇樣發作的情形，起床後有頭痛、頭暈、反胃噁心症狀。依病例癲癇發作之型態分析（表六），病灶在額葉、顳葉的可能性較大。

表六　病例癲癇發作之型態分析

臨床描述	醫學用辭	可能病兆
意識清楚而說不出話	Aphasia or speech arrest	優勢側額葉或顳頂區
平視而眼光呆滯、口吐白沫	Stare,visceral automastism	顳葉
事後不記得任何發作事項	Postital amnesia	顳葉與額葉

神經學檢查

1.智能狀態：意識清楚，常規JOMAC檢查結果正常。沒有任何失語症，失用症或失識症等跡象。

2.顱神經功能：沒有任何異常。

3.運動功能：肌力、步態、小腦協調功能等均正常。

4.感覺功能：無異常。

5.行為觀察：過度小心謹慎，事事求完美。

局部性癲癇抽搐導因於大腦皮質神經細胞的異常放電，發作者常會有自發性行為、失憶、失語或奇特感受，發作常來的急也去的快，病人不一定記得發作的過程（transient global amnesia,TGA）。

病例為13歲的國中生，沒有癲癇的家族史，此次癲癇發作為首發，屬於晚發型癲癇抽搐（seizure of late onset），因此首先應排除顱內結構性病變的可能性。

表七 不同年齡層癲癇發作之常見原因

新生～3歲	3～20歲	20～60歲	＞60
出生前腦傷	基因遺傳傾向	顱內腫瘤	血管性疾病
週產期腦傷	感染	外傷	顱內腫瘤
代謝性缺陷	外傷	血管性疾病	外傷
先天性畸型	先天性畸型	感染	代謝障礙
中樞神經感染	代謝性缺陷		感染
產後外傷			

不同年齡層的癲癇病人，其癲癇發作之病因各有不同（表七）。晚發型癲癇抽搐常見病因，如腦血管畸型、中風頭部外傷、腦瘤、感染、退化性疾病、代謝失常、中毒等。由病例的病程、家族史、過去病史，應考慮腦血管畸型、腦瘤的可能性較高。病例經腦部CT、MRI、腦血管攝影檢查發現右額葉動靜脈畸形約4公分（動靜脈畸形巢AVM nidus為2.8×1.9×3.2公分），供血動脈來自右中大腦動脈和前大腦動脈，靜脈引流經由顱內硬腦膜動靜脈瘻管進入上矢狀竇。

動靜脈畸形屬中醫血瘀證

凡離開經脈之血不能及時消散或瘀滯於某一處，或血流不暢，運行受阻，鬱積於經脈或器官之內呈凝滯狀態，都稱為血瘀（blood stasis）。血瘀是中醫學的一種證型，可見於很多種疾病。

血瘀與瘀血

血瘀是血行失常，或滯緩、或停滯，而凝結體內的狀態和過程。
瘀血為血瘀的病理產物，瘀血形成後也成為致病因素。

動靜脈畸形之特點

血行異常

腦動靜脈畸形，主要病徵是腦部血管不正常聚集，血流紊亂，導致血行失常。

鬱血

腦動靜脈畸形病灶鄰近腦組織的靜脈回流受到阻力，造成腦的鬱血水腫。

離經之血不能及時消散或瘀滯

擴張鬱血的小靜脈易破裂出血，引起蛛網膜下腔出血或腦內出血，此為離經之血不能及時消散或瘀滯所致。

血瘀

大量血液進入靜脈的狀態下，腦靜脈的排空不暢，致血流運行受阻、鬱積，致靜脈擴張、扭曲與成長，甚至形成巨大的靜脈球，此為血瘀所致。

瘀血為血瘀的病理產物，同時也形成為致病因素

反復多次的小量蛛網膜下腔出血，使蛛網膜下腔廣泛粘連，蛛網膜顆粒為血紅細胞堵塞，致腦脊液的生成和吸收失衡，而引起腦積水。

故根據中醫學理論，動靜脈畸形屬先天稟賦異常而致的血瘀證。

瘀血的形成

因氣虛、氣滯、血寒、血熱、情志等，導致氣血功能失調而形成瘀血；或因內外傷或內出血損傷，直接形成瘀血。

跌仆損傷

各種出血導致瘀血

七情內傷，情志內傷，情志過極，先令氣病

寒凝

熱結

津虧

正氣虧虛

痰濁

治療不當

瘀血的種類

中醫學對瘀血尚無統一的分類。透過相關古籍、文獻的整理，可歸納如下：

1.從瘀血病變的輕重、新久分類

從病情的輕重，病程的新久，以及瘀血對人體的危害等不同角度，描述瘀血的性質。

滯血、留血、閉血

蓄血

宿血、乾血、老血、死血

敗血

惡血、賊血

2.按血瘀的部位分類

血的運行無處不到，凡臟腑、經絡、五官九竅及四肢百骸均有停瘀之可能。臨床上常用的瘀血部位分類——

上焦血瘀

中焦血瘀

下焦血瘀

血瘀四肢肌膜

瘀血病及不同的臟腑、經絡，各有其相應的臨床表現。

瘀阻於心：胸悶，心前絞痛，口唇胸痛咯血。

瘀阻腸胃：脘腹刺痛，嘔血便血。

瘀阻於肝：脅肋刺痛，或有痞塊。

瘀阻肢體：腫痛或青紫……。

3.按瘀血的不同病機分類

氣滯血瘀

寒凝血瘀

濕滯血瘀

熱盛血瘀

氣虛血瘀

陰虛血瘀

瘀血的致病作用

瘀血是其他病因：如外傷、外邪、情志等，所導致的病理結果。
瘀血形成後成為一種繼發性的、內生性的致病因素。

瘀血致病的特點

影響氣機
阻塞經脈
易生險證

瘀血臨床表現

主要症狀及體徵——
疼痛
發熱、咳喘
心悸、怔忡
健忘、癲狂
肢體麻木，疼痛甚至癱瘓
黃疸
癰瘡
癥積包塊
肌膚：赤絲縷紋、皮膚粗糙甚至肌膚甲錯
舌：質紫暗、瘀點、瘀斑，舌下靜脈曲張等。舌象的表現對瘀血的辨證診斷有重要的意義。
脈：多見細澀、沉弦或結代
瘀血的治療原則：活血行血，化瘀通絡，破血散結。

額葉動靜脈畸形與失智症

很多腦部或全身性的疾病都會造成失智症，如腦傷、腦瘤、腦部感染、新陳代謝障礙、肝性腦病、尿毒症、電解質失衡、心肺功能障礙、甲狀腺功能低下、電解質失衡、維他命B12缺乏、腦腫瘤、常壓性水腦症……等，若未即時適當的矯治病因，將導致進行性記憶功能的喪失，且患者日常生活活動能力會逐漸喪失，當病情嚴重時，甚至無法分辨周遭的人、事、物、地、時。經由病因的矯治而得以復原的可逆性失智症，佔所有失智症的百分之五至十五。

表八　可逆性失智症

營養失調	維他命B12缺乏、葉酸缺乏
顱內病灶	常壓性水腦症、腦部腫瘤、腦部創傷
新陳代謝異常	甲狀腺功能低下、電解質失調
中樞神經系統感染	梅毒、愛滋病
中毒	藥物、酗酒

（資料來源：陳人豪　台大醫院 老年醫學部　失智症之重點回顧 內科學誌）

病例因癲癇樣發作，腦部CT、MRI、腦血管攝影檢查發現右額葉動靜脈畸形，供血動脈來自右中大腦動脈和前大腦動脈。

額葉主要負責計畫、組織、問題解決、選擇性注意力、人格以及一些有關行為與情緒的高階認知功能。前額葉的成熟與發展比大腦的其他區域為慢，它與專注力、執行力、抽象思考、自我抑制、情緒控管、同理心以及瞭解他人的心態等社交能力的發展有密切關係。

中大腦動脈和前大腦動脈是額葉重要的血液供應。長期缺血缺氧將造成額葉功能受損。額葉損傷，精神智能的改變或甚至退化是最重要的臨床表現之一，但病人多半不會意識到其惡化，性格可能出現憂鬱、畏縮或輕浮……等；注意力下降、精神不能集中而影響其課業表現或人際關係。病例出現情緒不穩定，低落、負面、悲觀，多疑，憂心，焦慮、恐慌、緊張、睡眠障礙，記憶力減退，時而口出穢言，躁擾不眠，脈數，大便二日一行，口穢，目光狂亂，躁擾不安。

動靜脈畸形病變的腦區長期缺血缺氧，使臨近腦組織因缺血缺氧而萎縮，導致頭痛、頭暈或癲癇（seizer）發作；腦內多次出血引起神經功能損害加重，腦盜血所致長期缺血的腦組織隨著年齡增長，腦動脈廣泛硬化或血栓形成，腦萎縮的進展較常人快，神經功能障礙進行性發展亦較快較重；可見短暫進行性或永久性神經功能障礙，心力衰竭、腦積水和智力減退甚至失智。

及早矯治病因，消除額葉動靜脈畸形，改善腦組織缺血缺氧，減少重要的腦部功能繼續惡化，智力衰退甚至引發失智。病例接受腦部血管內介入栓塞術，術後再行立體定位放射手術治療，合併中醫治療，目前病例已恢復正常生活。

中醫治療思惟

一、乳沒四物湯加方

治則 活血化瘀、淡滲利濕，清熱化痰、通腑瀉下

1.2018/11/5

病例行腦部經導管動脈栓塞術後，院方給藥Manitol、steroid。

病例意識清楚，口角歪斜，左眼閉合困難，感覺遲鈍，左側肢體無力，左手肌力2→1；神昏，頭暈，反應遲緩，嗜睡，忽冷忽熱感，體溫正常。左眼閉合困難，疑似動眼神經受到傷害；雙眼向右凝視，疑似外展神經麻痺，提示栓塞時可能累及正常供血動脈，導致缺血併發症。

處方 乳沒四物湯加人參 田七 大黃 蒼朮 茯苓 澤瀉。

2.2018/11/11

病例行腦部栓塞術術後第6天凌晨，劇烈頭痛，血壓148/？，CT發現右額葉自發性顱內出血，左側偏癱，轉加護病房。

處方 乳沒四物湯、大柴胡湯合方加田七 大黃 蒼朮 茯苓 澤瀉

3.2019/4/29

立體定位放射手術治療後，可能出現噁心、嘔吐、頭痛，導因於輻射可傷害周圍正常的腦部組織所致的輻射水腫，或嚴重的情況下，日後出現輻射壞死。可能影響智力與認知功能。立體定位放射手術治療後院方予Donison 5mg。

處方 乳沒四物湯、大柴胡湯合方、加田七、大黃、蒼朮、茯苓、澤瀉

實驗發現：腦組織水腫，急性期使用活血化瘀、清熱化痰、平肝潛陽、通腑瀉下方藥，明顯降低腦梗塞週邊細胞的神經膠細胞表現量，誘導腦神經細胞增生，抑制腦缺血週邊細胞凋亡，具有神經保護作用，改善缺血腦組織損傷。

二、育生補陽還五湯、半夏天麻白朮散合方

病例出院後，出現無法過馬路，無法理解、接收、整合多人談話內容等的狀況，入睡難，情緒低落負面，恐慌、緊張、焦慮不安、記憶力減退、強迫行為……。

額葉是大腦功能的執行中樞，並與大腦其他部位連繫，負責對傳入的信息進行整理、整合，繼而選擇適當的情感和運動反應。額葉病變不僅改變認知功能、行為和決策能力，也影響情感和情緒。

育生補陽還五湯，益氣活血，祛瘀活絡。方中重用黃耆，大補衛氣，氣旺血行則活血，與當歸配伍，補氣而生血活血，祛瘀不傷正，補正而不滯邪，大腦得以濡養。半夏白朮天麻散，主治風痰上擾、眩暈頭痛、胸悶嘔噁、舌苔白膩、脈弦滑。補陽還五湯、半夏白朮天麻散合方，去地龍加銀杏葉、玉桂子、製附子，溫經通陽，加強活血祛瘀，同時淡滲利濕。少量大黃活血祛瘀，引血下行又能通腑瀉下；田七祛瘀、止血、消腫。二方合用促進血管內栓塞術、放射治療引起的腦區水腫吸收，糾正缺血缺氧，促進額葉功能恢復。

三、十全大補湯加方

治則　補氣、補血、補陽、健脾、活血化瘀、清熱涼血

動靜脈畸形栓塞、放射手術治療完成後，治療的主軸為損傷的修復。

處方　十全大補湯加味

病例身高165公分、體重39公斤。食少，稍食則腹滿脹，便溏不實，精神體力差。

中醫理論：脾為後天之本，脾胃中氣為臟腑之氣，具納化水穀、運

布精微、化生氣血、調節水液運行、升清降濁作用。飲食不節、勞倦思慮、病久邪戀、濫用攻伐，均可引起脾胃氣虛，臨床表現面色萎黃、精神疲乏、氣短懶言、納減腹脹，或大便稀溏、肢體浮腫、小便不利等，脈虛大或濡細。中醫認為脾統血，氣攝血，脾氣虛弱，統攝無力，血不歸經；《素問·陰陽應象大論》：「形不足者，溫之以氣，精不足者，補之以味」，故以香砂六君子湯補氣健脾，培元建中，使脾能健運，促進營養吸收，肌膚形體逐漸豐潤，精髓逐漸充實。

動靜脈畸形屬先天稟賦異常而致的血瘀證，活血化瘀為重要的治療原則。歸、芎、芍、地，補血通經活絡，調和血脈，活血化瘀而不破血。

栓塞、放射手術治療完成後，畸形血管團完全閉塞期間，仍有出血和腦組織放射性反應，故補氣、補血、補陽，活血化瘀，溫經通絡佐以清熱涼血。用丹參、赤芍、丹皮清熱涼血，以防動靜脈畸形出血。

黃耆補氣升脾陽；乾薑、制附子、玉桂，溫補命門，促進修復。加黃芩防躁熱內結。

近年來，學界提出：腸-腦軸是大腦和腸道的溝通管道，腸道菌會透過腸-腦軸，與大腦交互作用，影響情緒、行為、認知與感官能力。六腑以通為用，加大黃，通腑瀉熱，中醫認為下法使「陳莝祛而腸胃潔，癥瘕盡而營衛昌，不補之中，有真補存焉。」應是腸-腦軸的具體展現。納呆腹脹加砂仁、山楂；難入睡則加棗仁、桂圓、紅棗；手淫合方知柏地黃丸、半夏厚朴湯；夢遺加五味子、山茱萸、山藥、麥冬；栓塞、放射手術治療完成後，畸形血管團完全閉塞期間，仍有出血和腦組織放射性反應，故補氣、補血、補陽，活血化瘀，溫經通絡佐以清熱涼血，淡滲利濕。清熱涼血用丹參、赤芍、丹皮，以防動靜脈畸形出血；心虛驚悸合養心湯；脾虛體倦合歸脾湯；情緒憂鬱合右歸丸、四逆湯。四君子湯，益氣補中，健脾養胃；十全大補湯加味，健脾補氣、滲濕，養血活血行血，清熱涼血，溫經通絡，補腎陽，促進細胞修復，神經功能提昇。

四、併發症治療

1.非典型癲癇 左腳出現不自主移動、頭部震顫

治療主方 加天麻、全蠍、蜈蚣、白殭蠶

2.強迫行為

治療主方 加半夏厚朴湯

3.手淫頻繁

治療主方 加半夏厚朴湯、知柏地黃丸

4.心律異常-心室頻脈

治療主方 加補陽還五湯、健瓴湯

結語

一、腦動靜脈畸形經血管栓塞術、立體定位放射手術治療後，中醫治療方藥為十全大補湯加味，健脾補氣、養血活血行血，清熱涼血，溫經通絡，補腎陽，促進細胞修復，神經功能提昇。

二、額葉腦動靜脈畸形的治療需要多團隊的運作（Mutidisciplinary Approach），共同治療，可有效提高治癒率、減少後遺症。

～參考文獻～

（1）葉炳強醫師編著 腦血管疾病與神經血管超音波. 顱內動-靜脈畸形. 橘井文化 1996/7 P.103-108.

（2）曾崁元總編輯 Robbins病理學-疾病的基礎 合記書局 2005 P.1313.

（3）李侑伶 詹益宗 江純豪 蔡承恩 吳彥廷 陳柏安 吳俊昌. 醫學影像學習園地 動靜脈畸形 腦部Ateriovenous malformation in brain 中國醫藥大學 www2.cmu.edu.tw> ctanatomy> clinical> Brain AVM

（4）Lindsay/Bone/Callander 顏君霖譯 圖解神經醫學及神經外科學 第五版 合記圖書出版社 2012/11 P.296-297，P.298，P.299.

（5）維基百科 腦動靜脈血管畸形 2019/2/10 https://zh.wikipedia.org/wiki

（6）華人百科 AVM https://www.itsfun.com.tw/AVM/wiki-84851501-95973001

（7）張楊全著 神經科案例教材 台灣,台北 合記書局. 2005. P.211.P.213-214.

（8）李德新中醫基礎理論講稿 李德新著 人民衛生出版社. 2008. P.363-367.

（9）中西結合中醫腦神經治療學 李政育著 啟業書局. 2001/6 P.5-6

（10）從腸腦軸到腸心軸腺 台大內科 吳明賢著 台灣醫學會 2017/11

（11）腸內菌相失調與神經疾病 台大神經科 林靜嫻 台灣醫學會 2017/11

Treatment of Chinese Medicine on the Patient with cAVM s/p embolization and stereotactic radiosurgery.

Abstract

Purpose：

This case report described the process and outcomes of combination therapy of Chinese medical treatment after transcranial interventaional arterial embolization and stereotactic radiosurgery.

Method and Material：

A 13 years old boy .According to his parents,patient had clonic-like movement without consciousness (stiffness of both arms and knocking the wall,

firm grip,foaming in the mouth, whitish lips) for 2-3 minutes during sleep on2018/06/01 and 2018/08/31 in the early morning. Symptoms of nausea,dizziness,and headache were noted after regaining consciousness.

The patient's chief complains included intermittent headache, dizzling and nausea for more than one year since 2017/09 without specific frequency. Headache mainly located at the right frontal-parietal region . Brain CT, MRI, EEG and angiography were arranged which revealed an 4-cm cerebral arteriovenous malformation (cAVM) at right frontal lobe,and AVM nidus 2.8×1.9×3.2cm, supplied from right middle cerebral artery and anterior cerebral artery, and drainage via engorged tortuous vein into the superior sagittal sinus,complicated by generalized seizure was diagnosed.

The patient present clear conscious and normal sensation and intelligence. The cAVM was treated with transvascular embolization and stereotactic radiosurgery, then followed by Chinese medicine. The prescription included, different dosages of combination of Ru-Mo Si-Wu Tang（乳沒四物湯加方）、modified Bu-Yang Huan-Wu Decoction（修正補陽還五湯）and Banxia-Tianma-Baizhu Powder（半夏天麻白朮散合方）. After discharge, the prescription changed into different dosages of combination of Shi-Quan Da Bu Decoction（十全大補湯加方）. All medicine was provided by Ho Ha An Chinese clinic. Those prescriptions were taken by mouth one dose every day. The patient was followed every two weeks to observe the changes of clinical symptoms and signs.

Results：

1.2018/11/5: After transvascular embolization, the patient presented clear conscious, asymmetry of the mouth, difficulty in closing left eye, dull sensation, weakness of left side, the strength of left hand score 2 to 1. The patient received different dosages of combination of Ru-Mo Si-Wu Tang（乳沒四物湯）7 doses and shown stable situation.

2.2018/11/11: spontaneous cerebral hemorrhage and left side paralysis, s/p Ru-Mo Si-Wu Tang（乳沒四物湯）and Da Chaihu tang（大柴胡湯）for 3 doses and successive 3 doses after control of the post-op complication.

3.2018/11/19: Manitol and steroid treatment stop. The patient was transferred to an ordinary ward. The Chinese prescription was modified Bu-Yang Huan-Wu Decoction（修正補陽還五湯）and Banxia-Tianma-Baizhu Powder（半夏天麻白朮散合方）. The patient was recovered to normal situation.

4.2019/01/10: Discharge. The patient kept taking clinical-dependent varying-dosage combinations of Shi-Quan Da Bu Decoction（十全大補湯加方）. With his family's companion, he could back to school about 4 hours each day.

5.2019/04: The patient came back to his normal life completely and present well in any aspect. However, some obsessive–compulsive behaviors were still presented. The patient was under Chinese medical treatment rountinely.

Conclusion：

After transvascular embolization and stereotactic radiosurgery treatment of cAVM, the post-op complications could be controlled with the use different dosages of combination of Ru-Mo Si-Wu Tang（乳沒四物湯）and Da Chaihu tang（大柴胡湯）. When the clinical situation improved, successive prescription of clinical-dependent varying-dosage combinations of Shi-Quan Da Bu Decoction（十全大補湯）could be invigorating qi and strengthening the spleen, nourishing blood and yang, and removing heat to cool blood. The major symptoms of this patient were improved significantly. But the therapeutic mechanism are still needed to be further investigated.

Key words：

Chinese medicine, arteriovenous malformation, transvascular embolization, stereotactic radiosurgery, Shi-Quan Da Bu Decoction（十全大補湯）

CASE

16

中央脊髓症候群

中央脊髓症候群（central cord syndrome）中醫治療

摘要

本病例是一位46歲的男性，具高血壓、第二型糖尿病、血脂異常及心律不整病史。2019/11/8早上約8點多，右側肩膀被工地重物擊傷，隨即出現右側肢體癱瘓及雙側上肢麻木，右側比左側嚴重，右前額和右耳撕裂傷。患者否認有當下失去意識、記憶喪失、噁心、頭痛，頸痛、大小便失禁、失去肛門括約肌感覺或張力等症狀。患者被送至醫院，腦部電腦斷層檢查，發現無腦內出血，頸脊椎MRI顯示：頸椎第三節、第四節，及胸椎第二節脊髓訊號增強。當日下午約4點多（約八小時後），患者轉診林口長X醫院。檢查發現生命徵象穩定，意識清楚，神經肌力檢查顯示左側肌力5，右側肌力0，疑似中央脊髓症候群及不完全頸椎脊髓損傷，隨即接受大劑量類固醇治療。五天後，病患結合中醫治療以期改善偏癱與疼動。病例口服中藥水煎劑一個月，可行走、上下床、二便自理；口服中藥水煎劑三個月，右手無須繃帶固定，可來回操作推拉箱。

中醫學文獻中有關脊髓的解剖、生理、病理等記載甚少，但透過傳統中醫文獻與臨床結合，發現督脈循行路徑與脊髓解剖部位有密切的相關性，督脈病證大多呈現脊髓和腦功能病變症候群。根據中醫學理論，脊髓損傷屬中醫血證，其病因為「瘀血」，病機為「督脈樞機不利」。

臨床發現：及早中西醫結合治療，可使病人神經功能恢復得更好，幫助病人減少併發症的發生，有效的提高病人的生活品質，減輕家庭及社會醫療的負擔。本病例報告可提供中醫治療中央脊髓症候群及創傷性頸椎脊髓損傷半身癱瘓，類固醇治療後，呈現偏癱、疼動的治療思惟。

關鍵詞：中央脊髓症候群　不完全頸椎脊髓損傷　類固醇治療　督脈樞機不利
中醫藥治療創傷性頸椎脊髓神經半身癱瘓

案例16

中央脊髓症候群（central cord syndrome,CCS）中醫治療

46歲的男性。2019/11/8早上約8點，右側肩膀被工地重物擊傷，隨即出現右側肢體癱瘓及雙側上肢麻痺（右側比左側明顯）等症狀。右前額和右耳撕裂傷。患者否認有當下失去意識、記憶喪失、噁心、頭痛，頸痛、大小便失禁、失去肛門括約肌感覺或張力等症狀。患者先被送至壢×醫院，腦部電腦斷層檢查發現無腦內出血，頸脊椎MRI顯示頸椎第三第四節及胸椎第二節脊髓訊號增強。

2019/11/8下午約4點（大約8小時後），患者轉診至林口長×醫院。檢查發現生命徵象穩定，意識清楚。理學檢查顯示：左側肌力5，右側肌力0。上肢麻痺，特別是右側。被動運動表現一般，無巴賓斯基反射，深層肌腱反射不明顯。診斷：右側偏癱，疑似中央脊髓症候群及不完全頸椎脊髓損傷。病例具高血壓、II型糖尿病、血脂異常及心律不整病史。

影像學摘要

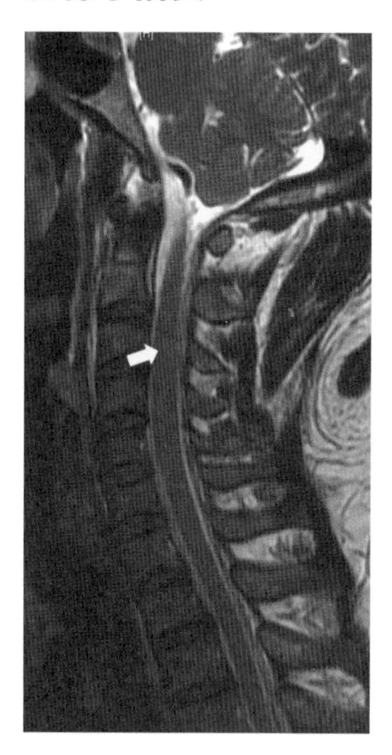

▲頸椎磁振造影檢查

Sagittal T2 weight影像中顯示：在頸椎第3/4 節位置，呈現脊髓腔狹窄及脊髓訊號改變。

中西醫相關治療資料如下：

西醫治療摘要（表一）
醫學中心A醫院（保守治療）
入院診斷（Admission Diagnosis）（2019/11/8） 1.right hemiparalysis' suspected combine central cord syndrome and incomplete C-spine cord injury 2.hypertention 3.dyslipidemia 4.arrythmia 出院診斷（Discharge Diagnosis）（2019/11/19） 1.right hemiparalysis，suspected combine central cord syndrome，brachial lexus injury and incomplete C-spine cord injury 2.hypertention 3.dyslipidemia 4.arrythmia

西醫治療摘要（表二）
B醫院（復健治療）
入院診斷（Admission Diagnosis）復健治療 1.Thoracic spine cord injury with myelopathy and right hemiplegia 2.Right shouder trauma with brachial plexus complete injury 3.Diabetes mellitus，type II 4.Hpertention 5.Heart disease 現況診斷（Discharge Diagnosis） 1.Thoracic spine cord injury with myelopathy and right hemiplegia 2.Right shouder trauma with brachial plexus complete injury 3.Diabetes mellitus，type II 4.Hpertention 5.Heart disease

中醫治療摘要（表三）	
2019/11/13	意識清楚、顯現病容。右前額、右耳後裂傷。 鞏膜正常、無黃疸、舌紅、苔薄黃。 言語清析流暢、口穢。 須灌腸，服軟便劑助排便，著紙尿褲。睡眠難、上肢疼痛、腹滿實、脈沉。 神經學檢查： 一般情況 顯現病容 意識狀態 神識清楚 張眼4 語言5 動作6 右側偏癱、感覺異常（麻木）、左側肌力5、右側肌力0 Dexamethasone Q6H （自2019/11/8開始）
2019/11/14	**治則** 活血、祛瘀、通絡、通腑、瀉下 **處方** 乳沒四物湯、大柴胡湯合方加方 ・給藥七日份 Dexamethasone停用。 轉B醫院。
2019/11/19	**治則** 益氣活血化瘀、通腑瀉下 **處方** 育生修正補陽還五湯加方 ・給藥七日份
2019/12/3	可行走、上下床、二便自理 **治則** 補氣養血、通經活絡、溫補脾腎陽，佐以通腑清熱 **處方** 育生補陽還五湯、十全大補湯、右歸丸、黃芩、大黃、乾薑、制附子、玉桂……

結果

治療前

1.左側肌力5，右側肌力0。

2.右側肢體癱瘓、雙側上肢麻木（右側比左側明顯）。

治療後

1.服藥一個月，可行走、下蹲起身、上下床、二便自理。

2.服藥三個月，右手無須繃帶固定，可來回操作推拉箱（內含3瓶礦泉水、3罐罐頭）。

前言

病例入院診斷為右側偏癱，合併中央脊髓症候群和頸脊髓不完全損傷（right hemiparalysis，suspected combine central cord syndrome and incomplete C-spine cord injury）。脊髓損傷是指急性外傷性傷害造成脊髓與神經損傷，導致運動、感覺及大小便功能異常。

中醫學文獻中有關脊髓的解剖、生理、病理等記載甚少，但透過傳統中醫文獻與臨床結合，發現督脈循行路徑與脊髓解剖部位有密切的相關性，督脈病證大多呈現脊髓和腦功能病變症候群。

中央脊髓症候群（central cord syndrome，CCS），是臨床上脊髓損傷最常見的不完全脊髓損傷症候群。脊髓屬於中樞神經，位於脊椎骨形成的環狀管腔中，由腦部延伸至腰部，其功能為腦部與四肢間的訊息傳遞。脊髓損傷常導致嚴重的殘障，臨床症狀可能出現四肢或下肢的運動與感覺障礙、大小便的功能異常、性功能障礙、呼吸與心血管問題等，隨之衍生如經濟、婚姻、教育、就業等問題，更造成個人、家庭和社會沈重的負擔。

脊髓的解剖、生理、病理

脊髓位於椎管內，受椎骨保護。椎管由七節頸椎、十二節胸椎、五節腰椎、五節薦椎的椎孔構成，形成脊柱。脊髓被三層脊膜（spinal meninge）圍繞：分別為硬脊膜（dura mater），蜘蛛膜（arachnoid），和軟脊膜（pia mater）；蜘蛛膜下腔充滿腦脊髓液，提供保護作用。

脊椎、脊髓

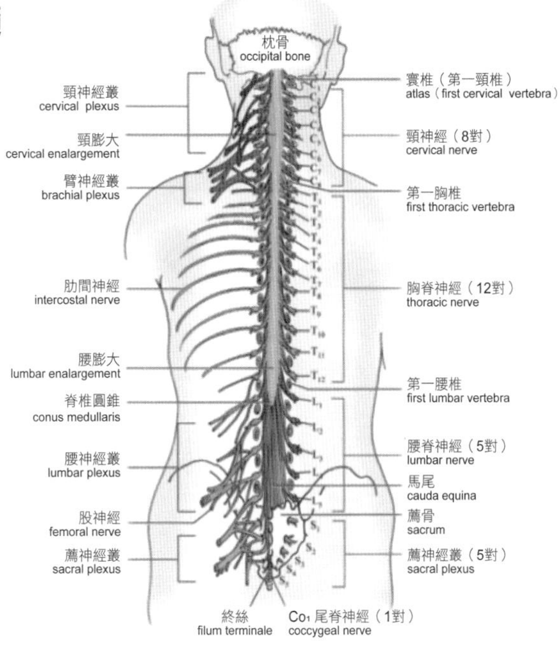

脊髓與脊髓神經的後面觀

脊髓（SPINAL CORD）

脊髓為一連續的構造

每節脊椎皆分出左右一對脊神經，頸椎有七節，共分出八對頸神經，胸神經則有十二對，腰神經五對，薦神經有五對及一對尾神經。共有三十一對脊神經沿著脊髓的縱軸向兩旁伸出，分佈到全身各處（皮膚、肌肉、骨骼、內臟等）。脊椎病變壓迫神經或脊髓，依壓迫部位之不同而產生不同的症狀。

脊髓外觀有兩處往兩側膨大的部分

自頸髓第四節到胸髓第一節為頸膨大。控制上肢。

自腰髓第二節至　髓第三節為腰膨大，控制下肢 。

脊髓在腰膨大以下漸變細，形成脊髓圓錐（conus medullaris），其下方伸出非神經組織的終絲（filum terminale），而終止於尾骨上。

脊髓橫切面

灰質（GRAY MATTAR）

脊髓是一上下延伸的柱狀構造，其橫切面中心位於深部，呈H（蝴蝶）狀者，為灰質。

灰質可分為四部分：

前角或腹角（ventral horns）：運動

後角或背角（ dorsal horns）：感覺

中間區（intermediate zones）：聯絡

由中間神經元與連絡神經元組成，作為節與節間的脊髓功能整合。

外側角（lateral horns）：交感神經系統節前神經元（胸、腰）的細胞體。

H（蝴蝶）狀的橫桿部分為灰質連合（gray commissure），其中央有中央管（central canal）；中央管貫穿整條脊髓，上端並與腦部的第4腦室相連接，內含腦脊髓液。

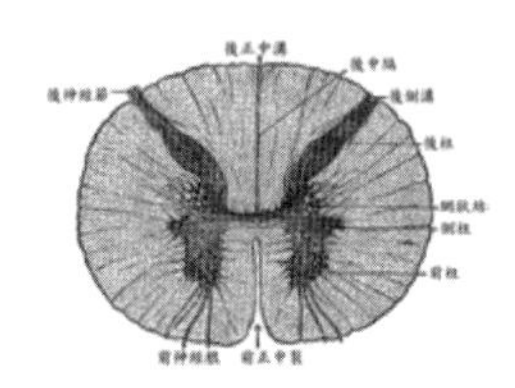

白質（WHITE MATTER）

由有髓鞘的神經纖維所組成，被灰質的前角及後角分成前柱（anterior column）、後柱（posterior column）及外側柱（lateral column）。

每一白質柱內的神經纖維主要構成各種縱走的神經徑（nerve tract）：

較長的上行徑（ascending tract）為感覺徑。

較長的下行徑（descending tract）為運動徑。

較短的上行徑及下行徑。

白質內尚有一些橫向的纖維，由脊髓的一側交叉到對側。

—脊髓的功能（Functions）

腦與週邊神經訊息傳遞的通道

將感覺神經衝動由身體週邊傳至腦。

將運動神經衝動由腦傳至身體週邊，是神經衝動的聯絡中樞。
上列二種主要功能，為維持身體的恆定所必須。

主要的反射中樞

為許多軀體和內臟反射中樞的所在，可完成一些初級的非條件反射（unconditional reflex）。

牽扯反射（Stretch reflex）為維持姿勢穩定的路徑。

縮回反射(Withdrawal reflex）也稱屈肌反射（Flexor reflex）。遇到有害的刺激可快速縮回。

反射是神經活動的最基本方式，是中樞神經對外界刺激所做出的有規律的應答，也是一切心理與行為的生物學。

一主要神經叢

頸神經叢（CERVICAL PLEXUS）

位於第一至第四頸椎的兩側，支配頭、頸、肩的皮膚和肌肉。

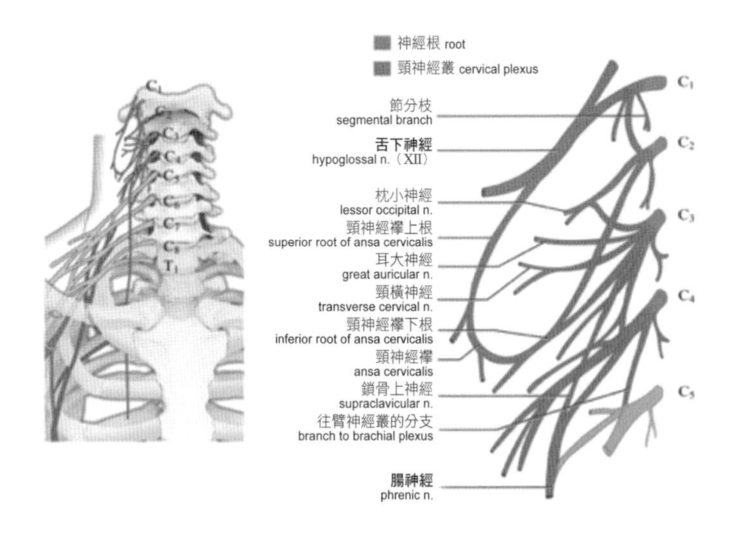

圖片來源：https://docsplayer.com/111029683-%E7%A5%9E%E7%B6%93%E7%B3%BB%E7%B5%B1.html（圖片檔案: 頸神經叢）

膈神經（phrenic never）

由C3-C5所組成，支配橫膈，與呼吸運動有關，若受損將導致橫膈麻痺，影響呼吸。

臂神經叢（BRACHIAL PLEXUS）

在頭、頸、胸部內連接鎖骨、上臂、前臂、手的神經叢。起源於第五節頸椎神經（C5）到第一節胸椎神經（T1）的前支。臂神經叢由頸腋管進入腋窩，支配上肢。

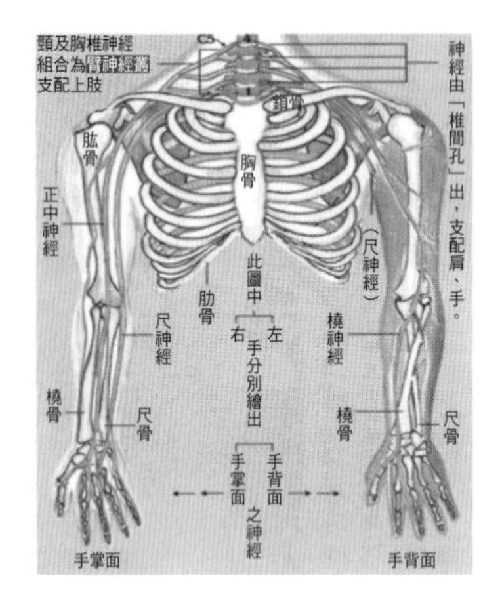

（圖片來源：https://blog.xuite.net/christine885678287/twblog/173583018）

重要的神經分枝：

橈神經（radial never）：C5-T1

尺神經（nlnar never）：C7-T1

正中神經（median never）：C6-T1

肌皮神經（musculocutaneous never）：C5-C7

腰神經叢（LUMBAR PLEXUS）（T12-L4）

由L1-L4的腹側枝及部分T12的纖維所組成，位於上面四塊腰椎旁，且斜向外側下方延伸，支配前外側腹壁、外部生殖器及下肢的一部分。

重要神經分枝：

股神經（femerol never）。

閉孔神經（obturator never）。

薦神經叢（SACRAL PLEXUS）

由L4-S4的腹側枝所組成，位於骨盆腔後壁、薦骨的前外側，支配臀部、會陰部及下肢的皮膚與肌肉。

重要神經分枝：

坐骨神經。

腓總神經。

T2-T11 為肋間神經（INTERCOSTAL NERVE）

T2-T11之腹側枝沒有形成神經叢，其主幹分別位於第2至第11肋間，故分別稱為第2至第11肋間神經。

T12之腹側枝一部分加入腰神經叢，其餘部分則位於第12肋骨下方而稱為肋下神經（subcostal nerve）。

脊髓的血液供應

脊髓的血液支配來自椎-基底動脈系統（Vertebral-basilar system）和主動脈的節動脈（Segmental arteries of aorta）。前脊髓動脈支配前三分之二的脊髓，成對的後脊髓動脈支配後三分之一的脊髓，脊髓動脈會形成冠狀（corona）環繞脊髓的吻合。

灰質前、後角部分為中央動脈與脊髓穿通支動脈供給的區域交界處，血液的供應相對較少，容易受到損傷。

支配手肌的細胞為中央動脈的終末支供給區，損傷後手部功能常難以恢復頸髓後角也容易受到損傷，損傷後導致相應區域的感覺障礙。

頸脊髓損傷——中央脊髓症候群

病例右側肩膀被工地重物擊傷，隨即出現右側肢體癱瘓及雙側上肢麻木（右側比左側明顯）等症狀。腦部電腦斷層檢查及理學檢查，診斷為中央脊髓症候群及頸脊髓損傷。

脊髓雖被脊柱形成的骨環保護，若被高速物體撞擊，如落石，或於高速下撞擊不動物體，如樹木、分隔島，都會使脊椎骨折、斷裂或椎間關節脫位，導致脊髓被壓迫或脊髓損傷。脊椎中以頸椎最小最脆弱，大部分的斷裂常發生於此處，脊椎脫位則常發生於活動最頻繁處，如CV1-CV2、CV5-CV6及TV12-LV1之間的關節。

脊神經包含感覺與運動神經纖維。脊髓神經損傷時，該神經以下的神經所支配的身體部位會出現運動、感覺及大小便功能異常的病變。

「中央脊髓症候群」損傷部位，主要是指脊髓的中央部分損傷。最主要的影響是阻礙交叉傳導，但薦髓部位之感覺功能並未消失。常發生於頸椎受傷者，損傷侵及頸髓之中央灰質及白質內側部分。造成上肢比下肢無力，但主要是「感覺異常」，正常被摸時覺得的「癢」，或是冷風吹來時感覺的「涼」，都會變成如針扎的「刺痛」。中央脊髓症候群是一種不完全性脊髓損傷，恢復機率雖大，但較難預估時間，只能依據臨床的進展。臨床症狀愈快改善，復原機率越大，若復原也很難完全恢復到未受傷前狀況。臨床發現，兩三年後，仍無法復原者，通常會成為永久後遺症。

脊髓損傷病因

外傷性脊髓損傷

外傷性脊髓損傷，以頸髓損傷發生率較高。易受創傷部位為活動性及延展度較大的第5至第7頸椎、第12胸椎與第1腰椎。

原因：

交通意外事故（56%）

暴力攻擊（24%）

高處跌落（15%）

運動傷害、其他（10%）

職業傷害（12%）

非外傷性的脊髓損傷

主要為腫瘤或炎症引起的腫脹，對脊髓神經造成壓迫所致。

頸椎病變是老年人一個重要的發病的危險因子。退化性頸椎過度伸張，不管有無骨折，常是老年人造成此症候群之主因。

脊髓損傷分類

完全性脊髓損傷

受傷部位以下完全喪失運動與感覺功能。

不完全性或部分脊髓損傷

受傷部位以下仍有部分運動及感覺功能。

損傷的機轉

脊髓損傷通常是由身體創傷引起。

過度彎曲（頭部向前運動）（hyperflexion）

過度伸展（向後運動）（hyperextension）

橫向應力（橫向移動）

壓縮（沿著脊柱軸線從頭部向下或從骨盆向上施加的力）

脊椎的垂直負荷過重或壓迫（axial loading or compression）

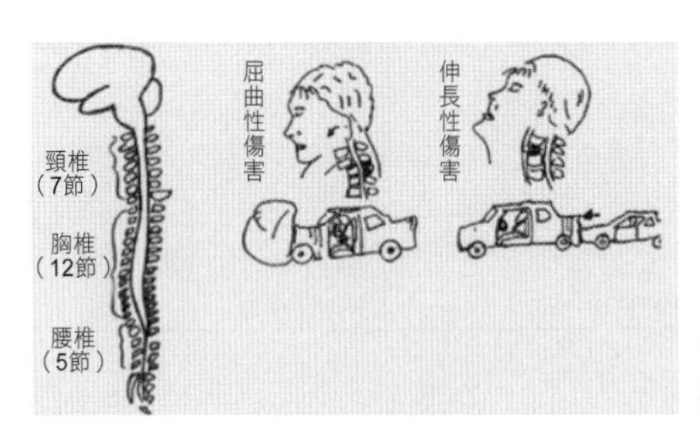

（圖片來源：張志任：脊髓損傷評估與治療。高醫醫訊，第30卷4期，2010年9月。）

脊髓損傷病理、生理

1. 脊髓不完全損傷，常出現以灰質為中心的損傷。因頸椎過度伸展而造成損傷最常見。
2. 脊髓損傷後，主要的病理變化為中央管周圍出血、水腫。

近中央支配上肢肌肉的皮質脊髓側束中的神經纖維最容易受到影響，在皮質脊髓側束周圍支配下肢肌肉的神經纖維受影響較輕。

中央頸髓的損傷，臨床上主要表現為上肢運動功能明顯較下肢受影響程度大，直腸膀胱功能障礙及損傷平面以下感覺有不同程度損害。

3. 隨著脊髓周圍組織水腫消退，下肢運動障礙、直腸膀胱功能障礙、以及上肢運動障礙逐漸改善，最後恢復正常的為手的功能。

4. 脊髓解剖結構特點

脊髓中央部的灰質較外圍的白質脆弱，對外力抵抗力不及白質。

灰質前角和後角部分，處於與白質的交界處，此處相對應力集中，容易發生損傷。

脊髓前角細胞的排列——

靠內側細胞是支配身體近端肌肉運動。

靠外側細胞則是支配身體遠端肌肉的運動。

由內至外依次為支配軀幹肌、肩帶肌、臂肌、前臂肌、手肌。

白質路徑中神經纖維的體感皮質定位分佈

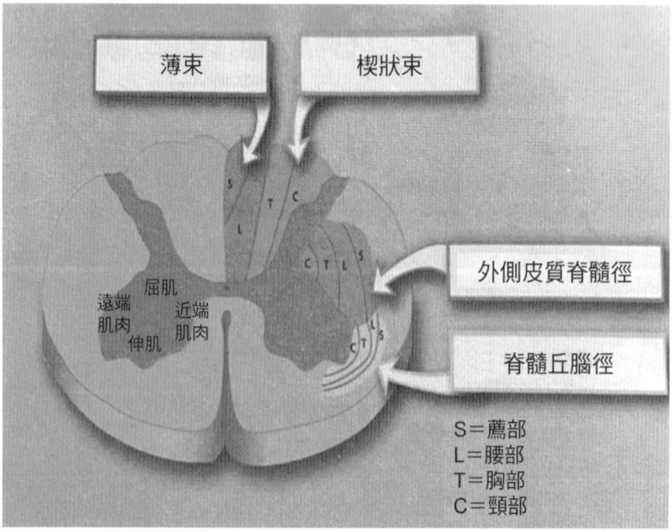

（圖片來源：最新彩色圖解神經科學 楊韻如 李琪洪 譯 P.85）

症狀與體徵

因受傷程度、部位及複合傷情況不同，臨床症狀表現不同。

—感覺障礙

截癱平面以下感覺消失或減退，完全性截癱患者會陰區感覺消失。

—運動障礙

脊髓損傷平面以下脊神經所支配肌肉的隨意運動消失或肌力下降。

在傷後暫時都表現弛緩性癱瘓。

高位截癱轉變為痙攣性癱瘓。運動障礙可造成關結攣縮，造成下肢或四肢的隨意運動消失或障礙。

—反射障礙

脊髓休克期，中樞反射消失。休克期之後，反射亢進和病理反射。

—括約肌功能障礙

尿儲留，尿失禁及反射性排尿，可出現腹瀉、便秘或大便失禁。

—其他功能障碍

呼吸困難、排痰困難，體溫調節障礙、低血壓或相對性緩脉，可有陽月經失調等。

脊髓休克

受傷部位以下，立即喪失所有的反射、運動、感覺及自主神經功能，造成肢體麻痺、呼吸困難、尿液滯留、腸蠕動變慢等臨床表徵，可能持續數天至數週。

神經性休克

因交感神經衝動無法傳出，使週邊血管擴張、心輸出量減少，而呈現神經休克狀態，特別是第六胸椎以上受傷者，常出現低血壓、心跳過慢、中心靜脈壓下降、甚至體溫過低。

診斷、檢查

神經學檢查

感覺功能、運動功能及反射功能檢查

影像學檢查

X光

電腦斷層〈CT〉

核磁共振攝影〈MRI〉

治療

保守療法

脊髓發生不完全損傷，應穩定脊椎結構，避免二次傷害。

無明顯骨折和脊髓壓迫時，以保守治療為主。

早期用mannitol可減輕脊髓中央管周圍的水腫。

給予大劑量Methylprednisolone

對脊髓損傷後的續發性損傷有抑制作用，降低傷害區的發炎反應。

預防進一步的傷害，避免神經壞死。

臂神經叢損傷

成人臂神經叢損傷（adult brachial plexus injury）是一嚴重的上肢肢體傷害。

臂神經叢損傷常繼發於車禍、運動損傷、槍傷或手術後。

損傷主要是由過度伸展、撕裂或其他從脊柱到肩、臂和手部的神經外傷引起。

症狀

臂神經叢損傷造成的影響，視受損的嚴重程度。

上臂無力或癱瘓，臂、手或腕失去肌肉控制能力，以及臂或手缺乏感覺。

臂神經叢嚴重受傷，將導致上肢麻痺或失能。
疼痛，常呈現慢性而極端，通常對許多止痛藥的反應較差。

週邊神經系統在損傷後能進行再生，保留大部分神經損傷前的功能，但週邊神經系統的修復並不完整，有許多因素限制神經再生。

當神經軸突受傷害源自局部病灶，如外傷性橫斷，神經纖維遠端出現華勒氏變性（wallerian degeneration）。

當軸突變性發生時，受累的運動單元裡的肌肉纖維，會失去其神經輸入，而發生失神經性萎縮。

治療

臂神經叢損傷應把握手術黃金時間。慢性化後，將造成受傷神經末端所支配的肌肉萎縮和纖維化。
開放式臂神經叢損傷、神經斷裂，應立即開刀治療。
閉鎖式臂神經叢損傷：沒有明顯外傷，經過檢查需要手術，應在受傷後第三到第五個月完成，越早做越好。

全身性糖皮質類固醇（glucocoticoids）於成人急性脊髓損傷的治療

目前對於脊髓損傷，常規的醫療處置是給予大劑量Methylprednisolone，繼而積極復健治療，以期改善病患的生活機能。

當身體受傷、長期激烈運動或受寒、感染、休克、氧供應不足時，疼痛、恐懼、憂鬱等形成情緒壓力，人體漸漸出現對抗壓力的反應，使人體在環境的改變下，得以維繫健康及生存。

糖皮質類固醇（glucocoticoids）在臨床上被廣泛應用，減輕許多症狀的嚴重度。人體的糖皮質類固醇（cortisol）為下視丘-腦下垂體-腎上腺軸（hypothalamic-pituitary-adrenalaxis，HPA）分泌的激素。

糖皮質類固醇的生理作用

免疫抑制

1.降低微血管通透性，減少體液滲出，穩定發炎細胞的細胞膜，減少組織胺的釋放。

2.正向調控（up-regulate）：抗發炎蛋白表現，抑制細胞遷移，減少發炎部位的嗜中性白血球、單核球及巨噬細胞聚集。

3.負向調控（down-regulate）：促發炎蛋白表現，抑制T淋巴球發育及B淋巴球轉化。

影響醣類代謝

糖皮質類固醇參與葡萄糖恆定作用。禁食狀態下糖皮質類固醇維持血液中葡萄糖的濃度機制。

1.刺激肝臟的糖質新生。

2.由肝外組織調動胺基酸，作為糖質新生的原料。

3.抑制肌肉和脂肪組織的葡萄糖攝取。

維持體液平衡

糖皮質類固醇作用於中樞和週邊，經由人體對心房利鈉胜肽（atrial natriuretic peptide）的反應來協助細胞外液體積正常化。

在中樞，作用於下視丘，抑制脫水並誘導水分攝取；在週邊，則藉由調節集尿管的作用引發利尿。

中樞神經系統使用糖皮質類固醇治療的適應症

創傷性腦損傷（traumatic brain injury，TBI）

臨床上，使用糖皮質類固醇治療創傷性腦損傷多年，希望減少損傷後的腦水腫、腫脹後造成的續發性傷害。**目前，並不建議使用全身性糖皮質類固醇治療創傷性腦損傷。**

2004年發表的Corticosteroid Randomization After Significant Head Injury

試驗結果：在第二週顯示：有使用methylprednisolone的死亡率較高。

急性脊髓損傷（acute spinal-cord injury，ASCI）

1990年一項第三期隨機試驗顯示：methylprednisolone具有在脊髓損傷後加強神經功能恢復的效果。但過晚給藥可能效果不顯著，並會干擾神經再生過程。

2013年American Association of Neutrological surgeons/Congress of Neutrological surgeons（AANS/CNS）與2016年NICE NG41，均不建議ASCI病人使用全身性糖皮質類固醇，除了擔心高劑量糖皮質類固醇使用後容易導致病人感染，許多ASCI病人因合併有創傷性腦損傷而成為禁忌。

2017年發表一篇ASCI的臨床指引，整合五篇系統性回顧的文章，其得出的結論為：ASCI後8小時內，可選擇高劑量methylprednisolone連續輸注24小時。目前普遍使用靜脈注射methylprednisolone 30mg/kg15分鐘，之後連續輸注5.4mg/kg/hr 23小時。

糖皮質類固醇藥物之不良反應

長期接受外源性糖皮質類固醇，會影響下視丘-腦下垂體-腎上腺軸（HPA）釋放內源性糖皮質類固醇（cortisol）的正常生理。

高血糖

外源性糖皮質類固醇可能會影響體內的葡萄糖恆定。

高血鈉和體液滯留

外源性糖皮質類固醇的礦物質活性，可能加強腎臟對鈉離子和水的再吸收及對鉀離子的排泄，導致體內電解質和液體的不平衡。

免疫抑制

重症病人使用外源性糖皮質類固醇，可能成為感染的高風險族群，提高發病率和死亡率。

精神狀態

重症病人使用外源性糖皮質類固醇，可能增加譫妄發生率。

神經肌肉虛弱

使用外源性糖皮質類固醇、高血糖、敗血症、多重器官衰竭等，是加護病房病人發生神經肌肉虛弱無力的危險因子。

【中醫學】

中醫學與西醫學均有各自完整的體系。診斷的醫學名詞可能會因為時空、體系不同而異，但患者之臨床症狀是不會改變的。中醫學文獻中有關脊髓的解剖、生理、病理等記載甚少，但透過傳統中醫文獻與臨床結合，發現督脈循行路徑與脊髓解剖部位有密切的相關性，督脈病證大多呈現脊髓和腦功能病變症候群。

頸脊髓損傷之中醫學觀

根據中醫學，脊髓損傷後所產生的各種臨床症狀，其病因為瘀血，病機為督脈樞機不利。

督脈

經絡學說與臟象學說，構成中醫學的人體結構理論。經絡學說是中醫學分析人體生理、病理和對疾病進行診斷、治療的主要依據之一。

督脈、任脈、衝脈、帶脈、陰維脈、陽維脈、陰蹻脈、陽蹻脈，合稱奇經八脈，督脈為奇經八脈之首，是經絡系統中具有主導地位的經脈之一。

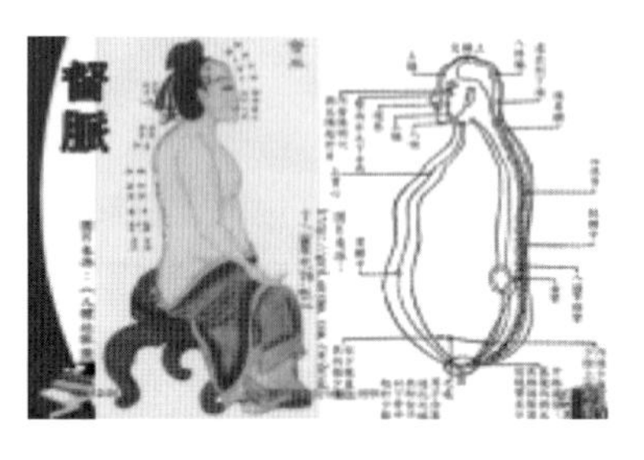

（圖片來源：國防醫學院中醫生理學）

奇經八脈

任脈，為諸陰經交會之脈，故稱「陰脈之海」，具有調節全身陰經經氣的作用。

督脈，為陽脈之海，諸陽經均與其交會，具有調節全身陽經經氣的作用。

衝脈，為十二經之海，十二經脈均與其交會，具有涵蓄十二經氣血的作用。

帶脈，約束諸經。

陰維脈、陽維脈，分別調節六陰經和六陽經的經氣，以維持陰陽協調和平衡。

陰蹻脈、陽蹻脈，共同調節肢體運動和眼瞼的開合功能。

奇經與十二正經

奇經與十二正經不同，既不直屬臟腑，又無表裡配合，故稱「奇經」。

其生理功能，主要是對十二經脈的氣血運行，起溢蓄、調節作用。

奇經八脈中的腧穴，大多依附於十二經之中，唯督脈與任脈均分佈於其本脈所屬穴位，而不依附於其他經脈。

宋代《新鑄銅人腧穴針灸圖經》、《針久資生經》將任脈、督脈與十二正經並列，成為「十四經」。

十四經具有一定的循環路徑和病候及其專屬腧穴主治，不但是經絡系統的主幹，在臨床上還是辨證歸經（診斷疾病）和循經取穴施治的基礎。

督脈循行路徑

根據《素問》、《靈樞》、《難經》及後世醫家的有關記述，綜合敘述：

《素問・骨空論》：

1.起於少腹下的會陰部，循著脊柱向上分佈，至項後風府穴處，入腦，上行巔頂，沿著額下達鼻柱。
2.起於少腹胞中，下抵陰器，到達會陰，經尾閭骨端分出，斜繞臀部，與足少陰從骨內後簾上行的脈及足太陽的經脈相會合，再回過來貫脊深入，屬於腎臟。
3.與足太陽經脈同起於目內眥處，上額又交會於頭頂部，入絡於腦，再分別下頸項，沿脊柱兩旁下行至腰中，與腎臟連繫。
4.從少腹部直上，通過肚臍，向上連貫心臟，進入喉部，向上到達面頰，環繞嘴唇，抵達目下的中央部位。

《難經・二十八難》：「督脈者，起于下極之俞，並於脊里，上至風府，入於腦。」

《甲乙經》：「督脈者，起于下極之俞，並於脊里，上至風府，入於腦，上巔 ，循額至鼻柱。」

《針灸大成》：脈起下極之腧，並於脊裡，上至風府，入腦上巔，循額至鼻柱，屬陽脈之海。以人之脈絡，周流於諸陽之分，譬猶水也，而督脈則為之督綱，故名曰海焉。用藥難拘定法，針灸貴察病源。

歸納上述古籍督脈循行路徑

體內

起於小腹內，出會陰，支脈入絡腦。

體表

從會陰沿骶、腰、背、項正中上頭頂，下前額，經鼻柱，止於上唇內。

走在身前

其少腹直上者貫齊中央，上貫心入喉，上頤環脣，上繫兩目之下中央。

走在身後

督脈者，起於少腹以下骨中央，女子入繫廷孔，其孔，溺孔之端也。

其絡循陰器合篡間，繞篡後，別繞臀，至少陰與巨陽中絡者，合少陰上股內後廉，貫脊屬腎。

與太陽起於目內眥，上額交巔，上入絡腦，還出別下項循肩髆，內俠脊抵腰中入循膂絡腎。其男子循莖下至篡，與女子等。

督脈經穴圖

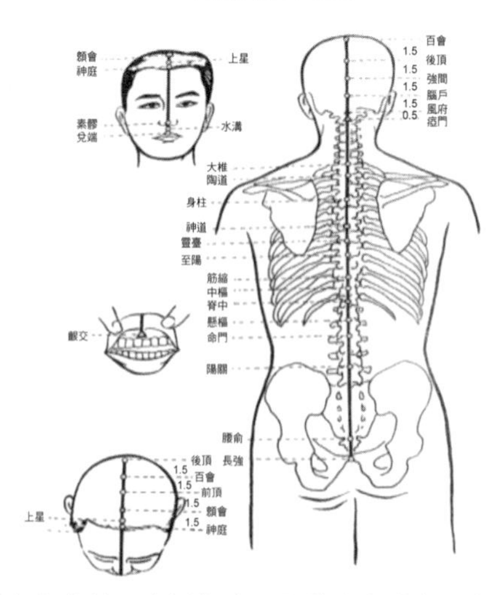

（圖片來源：新針灸大成 林昭庚編著 中國醫藥學院 針灸研究中心出版 1988 P.654）

督脈主要生理功能

督脈能調節陽經氣血，為「陽脈之海」

督脈循行於背部正中線，從交會關係，督脈與兩旁的足太陽聯繫最為密切。太陽為三陽之首，由足太陽拓展為足三陰及手足三陽，使陽經之氣都交會於督脈的大椎穴。對全身陽經脈氣具有統率、督促的作用。

風府、啞門，是陽維聯繫各陽經直通督脈的要穴。

帶脈出於第二腰椎，起於季脅，環繞腰部循行一周，總束諸脈，行上下調節、使之不得妄行。

故言，督脈為「陽脈之總綱」，能調節全身陽經，總督一身陽經之脈氣。

與腦、脊髓和腎有密切的聯繫

督脈屬腦，絡腎，腎生髓，腦為髓海，督脈與腦、腎、脊髓關係密切。臨床所見，脊強、厥，均屬腦、脊髓病變，《素問》、《難經》均將其歸於督脈。

督脈病症候

督脈分佈於腦、脊部位，與足厥陰肝經交會于巔頂，其經氣阻滯可出現頭暈、目眩、背強直等症。

《素問·骨空論》：「督脈為病，脊強反折。」

《難經》作「脊強而厥」。

《靈樞·經脈》：「實則脊強，虛則頭重，高搖之。」

頭重、高搖，可分為陽虛而清陽不升或陰虛而風陽上擾。

《素問·風論》：「風氣循風府而上，則為腦風；風入系頭，則為目風、眼寒。」外風多由足太陽而及督脈，內風多由足厥陰而及督脈。

腦為髓海，「髓海有餘，則輕勁多力，自過其度；髓海不足，則腦轉耳鳴、脛酸、眩冒，目無所見，懈怠、安臥。」由髓海空虛致病，亦當調其督脈。

《脈經》指出：「腰背強痛，不得俯仰，大人癲病，小人風癇疾。」均屬督脈主病。

《素問・骨空論》：「從少腹上衝心而痛，不得前後，為沖疝；其女子不孕，癃、痔、遺溺、嗌乾。」應屬衝脈、任脈所主病。督脈與衝任脈相通，故一併論述。

主要病候

實證見脊柱強痛，角弓反張等症。

虛症見頭暈目眩、搖曳不定。

腰痛、遺精、白帶、氣喘、癲癇、聾啞、頭痛、脊柱強直、角弓反張。

督之絡脈病候

督脈之別，名曰長強，挾膂上項，散頭上，下當肩胛左右，別走太陽，入貫膂。

實則脊部強直，虛則頭重，頭眩。

高搖之挾脊之有過者，取之所別也。

《針灸大全》：手足拘攣、震顫、抽搐、中風不語、癲疾、癇疾、頭部疼痛、目赤腫痛、流淚、腰膝腰背疼痛、頸項強直、傷寒、咽喉或齒牙腫痛、手足發麻、盜汗等。

脊髓損傷VS.督脈樞機不利

「開闔樞」首見於《素問・陰陽離合論》：「是故三陽之離合也，太陽為開，陽明為闔，少陽為樞……，三陰之離合也，太陰為開，厥陰為闔，少陰為樞。」指出三陰三陽經的生理特點和相互關係。

明・張景岳《類經》：「所謂開闔樞者，不過欲明內外而分明其辨治之法也。」在三陽經中：太陽為開，陽明為闔，少陽為樞；在三陰經中，太陰為開，厥陰為闔，少陰為樞。以開闔樞的理論闡述人體內外陰陽的配合關係。

外為陽，內為陰，三陰三陽之氣離合運動，升降出入流通相傳，強調經氣開闔、動靜、出入之間的關係，有開必有闔，有出應有入，陰陽氣化出入正常、升降調節有序，臟腑陰陽機能才能平衡。

「樞」者，調節、協調作用。

人體的調控系統及氣血陰陽臟腑的樞轉、表裡內外的調節均屬之。

督脈在全身經脈系統中居於中心地位，與任、衝、陽維脈皆有連繫，可調節全身之氣血，與腦、髓、骨有密切的關連，並與其精氣疏瀉或儲藏有極大的相關性。

脊髓損傷，導致督脈樞機不利，和其他經絡、臟腑、氣血之間的功能紊亂，繼而出現種種臨床症狀。

督脈本經循行於頭、脊正中，有其所屬穴與交會穴。

所屬穴

《針灸大成》督脈總計有二十七個穴，由近會陰部的長強到唇上中正的兌端。督脈中行二十七：

長強、腰俞、陽關密，命門、懸樞接脊中，筋縮、至陽、靈台逸，神道、身柱、陶道長，大椎平肩二十一，啞門、風府、腦戶深，強間、後項、百會率，前項、 會、上星圓，神庭、素 、水溝窟，兌端開口唇中央，齦交唇內任督畢（二十七穴）。

交會穴

會陰：與任脈、衝脈會

長強：與足少陰會

會陽：在長強旁，與足太陽會

風門（或大杼）：與足太陽會

陶道：與足太陽會

大椎：與手足三陽會

啞門、風府：受陽維會

腦戶（及風府）：受足太陽會

百會：受足太陽（或說足三陽）會

神庭：受足太陽、陽明會

水溝：受手、足陽明會

齦交：受任脈會

從交會關係，督脈與兩旁的足太陽聯繫最為密切。

太陽為三陽之首，由足太陽擴展及足三陰及手足三陽，大椎為最主要的交會穴。風府、啞門，是陽維脈聯繫各陽經而直通督脈的要穴。故言督脈為陽脈之海，在全身中起都綱、統率的作用。

督脈與足太陽相通絡於腦，腦為髓海；督脈又與足少陰腎經相聯繫而通於腎；前與任、衝脈相聯繫而通於心。督脈與任脈上下相接，構成營氣運行的通路。

脊髓屬於中樞神經，由腦部延伸至腰部，其功能為腦與四肢間的訊息傳遞。

脊髓神經損傷時，常導致嚴重的殘障，臨床症狀可能出現四肢或下肢的運動與感覺障礙、大小便的功能異常、性功能障礙、呼吸與心血管問題等。

督脈受損則傷及手足三陽經。

損傷涉及足太陽膀胱經，出現排尿功能失常；

涉及手陽明經，出現排便功能障礙；

督脈貫脊屬腎，督脈損傷導致腎陽不足。腎開竅於二陰司二便，腎陽不足，氣化不利，致二便儲留或失禁；

腎主生殖，腎陽不足致性功能障礙；

腎陽不足，氣血不能濡養肢體，出現肢體麻木，不能活動，甚至癱瘓不用。

經絡具有運行氣血之功能。督脈主一身之陽，血行賴其溫煦和推動，督脈受損，經氣不利，氣血運行不暢則氣滯血瘀;瘀血不去則新血不生，進而損傷督脈，使督脈與其他經絡、臟腑之間的功能更加紊亂。

臨床病例脊髓損傷中醫治療

中醫學指出人體的內臟、五官、與身體特定部位，因經絡而互相聯繫。因此，在診療時除了呈現的主要症狀，亦可由身體各部位獲得訊息。以辨證論治為診斷治療基礎，運用四診：望、聞、問、切，為診斷方法，判斷症狀時，更能擬出具體的治療方案，以恢復人體功能運作為主要目標。

初診（急性期）

中醫初診（病例受傷後第五天）

望診 意識清楚，顯現病容。右前額、右耳後裂傷
鞏膜正常、無黃疸

舌診 舌紅、苔薄黃

聞診 言語清析流暢、口穢

問診 上肢疼痛、須灌腸、常規服軟便劑助排便、睡眠難

切診 腹滿實、脈沉

神經學檢查 一般情況：顯現病容
意識狀態：神識清楚 張眼4 語言5 動作6
右側偏癱：右側肌力0　左側肌力5

治療原則 活血化瘀、淡滲利濕、清熱、通腑瀉下

治療方劑 乳沒四物湯、大柴胡湯合方加方

外傷性脊髓損傷，主要的病理變化為中央管周圍出血、水腫，屬中醫血證。急性期治療以活血化瘀、淡滲利濕、清熱，通腑瀉下為要。乳沒四物湯加蒼朮、茯苓、澤瀉，活血化瘀、淡滲利濕，促進血腫吸收，消除瘀滯，避免脊髓受壓迫，預防續發性損傷；病例具高血壓、II型糖尿病、血脂異常病史。舌紅、苔薄黃、口穢、須賴灌腸、軟便劑才能排便，故合大柴胡湯，清熱、通泄腑實，改善肝陽上亢，防病勢發展。

穩定期

病例口服中藥水煎劑七天後，下肢運動障礙、直腸膀胱功能障礙、上肢運動障礙等日漸改善。思及病例已接受大劑量類固醇治療，長期或大量的使用類固醇治療，可能使腎上腺分泌減少，甚至導致腎上腺功能低下臨床症候群。病例雖非長期使用類固醇治療，仍應考慮大量的使用類固醇治療，不良反應發生時可能產生的負面影響。

氣滯、血瘀、痰凝、濕聚，均會使臟腑功能失調，氣血不和，濁邪積聚，導致病情進展，故內熱改善，病情穩定後，治療原則為益氣活血祛瘀，溫經通絡，佐以淡滲利濕，通腑泄熱，治療方劑為補陽還五湯加方。

方劑組成為當歸、芎藭、赤芍、乳香、沒藥、桃仁、紅花，黃芪、蒼朮、茯苓、澤瀉、黃芩、少量乾薑、制附子、玉桂子。

當歸、芎藭、赤芍、北黃芪──益氣、活血、祛瘀通絡

乳香、沒藥、桃仁、紅花──活血祛瘀

蒼朮、茯苓、澤瀉──淡滲利濕，促進水腫快速改善

黃芩、桑白皮、大黃──黃芩泄上、中焦實火，抑乾薑、制附子、玉桂子之熱。得桑白皮泄肺熱利胸中氣，大黃通腑瀉下，導熱下行；諸藥同用，改善三焦熱，促進血糖穩定。

少量玉桂、乾薑、制附子──溫經散寒，改善缺血缺氧，緩解疼痛。

補陽還五湯加方，益氣、活血、祛瘀，溫經、散寒、通絡，改善缺血缺氧，緩解疼痛。

促進修復期

中醫學指出：督脈功能得以正常發揮，與腎和絡脈的作用息息相關。

腎精是督脈和絡脈生理活動的物質基礎。腎精化氣，源源不斷地濡養督脈和絡脈，使其發揮各自的生理功能。腎精充足，督脈充盈，自能輸精於上，總督周身之陽經，統攝元陽、振奮督率全身陽經，與任、衝、陽維脈聯繫，通過三焦，輸布全身，促進機體的生長、發育和生殖機能，調節人體的生理代謝和功能活動，發揮各自的生理功能。

經絡是人體氣血運行、聯絡臟腑、內外溝通、貫穿上下的通道。經絡以十二經脈為主，分佈於全身內外，運行氣血，濡養臟腑和皮肉筋骨，使人體各部功能活動得以正常進行，並保持相對的平衡；各絡脈分佈於四肢、軀體，發揮溝通表裡，滲灌局部氣血，加強經脈的循環傳注作用。絡脈不僅直接聯絡全身經絡，同時也是腦髓、督脈與肌肉筋脈、四肢百骸聯絡的重要通道。

經絡可以是疾病傳入的通道，疾病也可通過經絡反映於體表，出現相應的病理變化。這些變化為臨床診斷提供了一定的依據。通過經絡的傳導和協調作用，激發人體內部的各種功能活動，增強人體抵禦疾病的能力，以辨證論治為診斷治療基礎，運用四診：望、聞、問、切，為診斷方法。

判斷症狀時，更能提出具體的治療。五臟各有所主之組織器官，並有藥物歸經與引經報使藥，因此，治療方藥得以經絡為通道，氣血為載體，通過經絡的傳輸而達病所，以恢復人體功能正常運作。

《素問·繆刺論》：「今邪客於皮毛，入舍於孫絡，留而不去，閉塞不通，不得入於經，流溢於大絡，而生奇病也。夫邪客大絡者，左注右，右注左，上下左右，與經相干，而佈於四末。」論述經絡，尤其是絡脈與中樞神經系統的關係，大絡病變的交叉現象與腦之病變特點相似。

病邪侵犯人，首先侵犯肌表。當人體抵抗力下降時，病邪便通過經絡的淺表部沿孫絡到絡脈、經脈，進一步深入到臟腑組織。因此經絡可以是疾病傳入的通道。

大腦與脊髓相聯繫，脊髓發出分支，調控臟腑功能，與中醫執行經氣的絡脈通道相吻合。

明代《人鏡經》：「其脊中生髓，上至於腦，下至尾骶，其兩旁附肋骨，每節兩向皆有細絡一道，內連腹中，與心肺系，五臟通。」提出脊神經沿著脊髓的縱軸向兩旁伸出，分佈到全身各處，皮膚、肌肉、骨骼、內臟等。

十二經脈走向交接規律示意圖

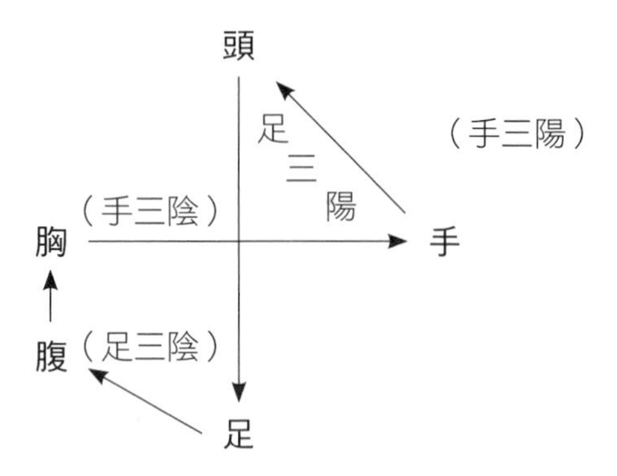

（圖片來源：李德新：李德新中醫基礎理論講稿。人民衛生出版社，2008年1月。）

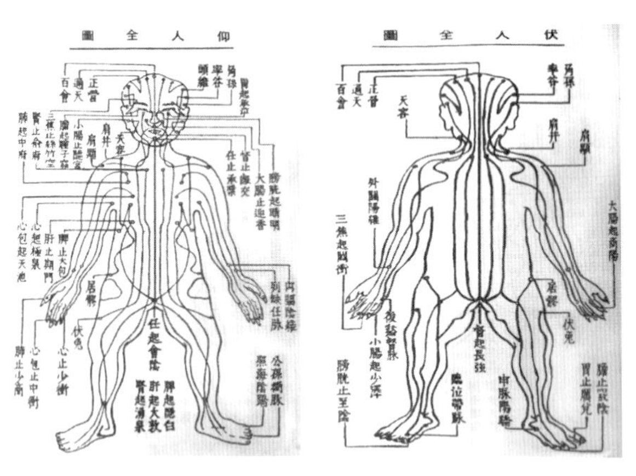

（圖片來源：《經絡圖解》，P43-44。）

督脈主一身之陽，血行賴其溫煦和推動，督脈樞機不利，氣血運行不暢致氣滯血瘀，更損傷督脈，使督脈與其他經絡、臟腑之間的功能更加紊亂，日久則陽損及陰，獨陰不生，孤陽不長，終致氣血兩虛。

凡久病、病程長、久治不癒者，常出現腎陽虛衰的證象，若培補脾腎陽氣，益腎氣健脾胃往往獲得顯著的療效。

在病情穩定進步後，治療著重補氣養血活血，溫補脾腎陽氣，溫經通絡，填精補髓，恢復督脈樞機功能，促進修復。治療方劑為補陽還五湯、十全大補湯、右歸丸合方加味。

臂神經叢損傷導致酸麻、無力，疼痛慢性而極端，傳統的藥物和復健治療，常不如預期，緩解疼痛更是重中至重。中醫學指出：瘀血阻滯，不通則痛，治療以活血祛瘀，溫經通絡為要。

補陽還五湯加乾薑、制附子，肉桂，溫經散寒，益氣活血通絡，氣旺血行，瘀去經絡通，疼痛得以緩解。

十全大補湯，溫補氣血，滋陰升陽，補氣健脾溫中，活血化瘀。

右歸丸，溫補腎陽，扶陽配陰，填精補髓；加重人參、黃耆補中益氣升陽健脾胃，大補元氣；附子回陽補腎，通行十二經，無所不至，乾薑、附子同用，入腎祛寒，開五臟六腑通四肢關節，溫經散寒，宣諸絡脈，更加肉桂，引藥入腎，養血通脈，促進神經自我修復及復原。

補陽還五湯、十全大補湯、右歸丸合方加味，治療過程中，處方用藥，視病情變化，隨症化裁。

病例規律服藥合併復健治療，神經功能持續進步，疼痛改善。病例服藥一個月，可行走、下蹲起身、上下床、二便自理；服藥三個月，右手無須綳帶固定於把手，可來回操作推拉箱。

結語

本病例報告可提供中醫治療中央脊髓症候群及頸椎脊髓損傷，大劑量類固醇治療後，呈現偏癱、疼動的治療思惟。

～參考文獻～

（1） Robbins病理學－疾病的基礎 曾炭元總編輯 合記書局 2005 P.1273-1275

（2） Vander，Sherman，ε Luciano's 人體生理學 潘震澤總編輯 合記書局 2005 P.360

（3） 脊髓損傷評估與治療 神經外科 張志任 高醫醫訊月刊第三十卷 第四期 2010/9

（4） 新針灸大成 林昭庚編著 中國醫藥學院 針灸研究中心出版 1988 P.652-668

（5） 黃帝內經章句索引 黃帝內經素問 啟業書局 1987 P.161

（6） 黃帝內經章句索引 黃帝內經靈樞經 啟業書局 1987 P.307

（7） 全身性糖皮質類固醇（glucocoticoids）於成人加護病房之使用現況 余芝瑤 曾啟庭 台灣醫學 第23卷第5期 2019/9 P.649-654

（8） 國防醫學院中醫生理學 中醫解剖學 奇經八脈 三軍總醫院 中醫部 胡展榕 106/12/1

（9） 國防醫學院中醫解剖學－經絡系統 三軍總醫院 中醫部 胡展榕 106/11/3 針灸學 啟業書局 1979/1 P.3

（10）李德新中醫基礎理論講稿 人民衛生出版社 2008/1 P.247-250 P.273-275 P.291-296

（11）李政育 初探「糖尿病中西醫結合証治之全面觀」

Chinese Medicine Treatment on the patient with central cord syndrome(CCS)

Abstract

This 46y/o male patient had underlying history of hypertension, Type 2 Dabete, Dyslipidemia and arrythmia. On November 8/2019, he suffered his Right side shoulder hit by heavy object（工地棧板）in the morning, then noted right side limb paralysis and bilateralupper limb numbness(right> left).Small laceration wounds were noted over forehead and right ear.The patient denied initial loss of consciousness, amnesia, nausea, headach, neck pain , urinary or stool incontinence, loss of anal sphincter sensation or tension.His Brian CT showed no intracranial hemorrhage, and C-spine MRI showed C3/4 cord T2 hyperintensity.

The patient presented stable vital signs, clear consciousness, and Physical examination showed muscle power (MRC scale) 5 over Left side and 0 over right side.His passive motion was fair, barbinski sign was negative, DTR was not obvious.Under the impression of right hemiparalysis, suspected combine central cord syndrome and incomplete C-spine cord injury.The diagnosis was central cord syndrome combined with incomplete spinal cord injury.

The patient kept taking Dexamethasone Q6H from 2019/11/8 .On November 13/2019, The patient was treated with Chinese Medicine therapy for improving motor function and relief the pain. For 1 month of Chinese Medicine therapy, the patient recovered functions such as walking, getting in and out of bed, and excretion on his own. For 3 months of Chinese Medicine therapy, the patient's right hand was free from bandage, and he could push and pull box with right hand.

Although only a few documentations of spinal anatomy, physiology and pathology, however, by combination of thorough understanding of traditional documentations and clinical experiences, the highly relationship between Du Meridian and anatomical spine was noticed. The signs and symptoms of Du Meridian diseases are mostly identical to those spinal and brain functional diseases.

According to the theory of Chinese Medicine, spinal injury belongs to blood stasis syndromes. The etiology is blood stasis and the mechanism is disorder of Du Meridian（督脈樞機不利）.

This case report suggested a thinking process of Chinese Medicine therapy, following steroid treatment, for central cord syndrome with traumatic cervical spinal injury and paralysis. Early combination treatment of modern and Chinese treatment could provide the patient better recovery of neuro-muscular functions and less complications, which elevated patient's quality of life effectively and alleviated burden of medical care of family and society.

Key words：

right hemiparalysis, central cord syndrome, incomplete spinal cord injury, Chinese Medicine therapy, disorder of Du Meridian.

NOTE

NOTE

NOTE

NOTE

NOTE

NOTE

NOTE

國家圖書館出版品預行編目(CIP)資料

中醫話神經：中西合療神經案例 / 何秀琴著.
-- 初版. -- 新北市：宏道文化事業有限公司, 2022.12
432面；23x17公分

ISBN 978-986-7232-94-6(精裝)

1.CST: 神經系統疾病 2.CST: 中醫治療學
3.CST: 中西醫整合

413.36 111017808

中醫話神經

中西合療神經案例

作　　者／何秀琴

總 編 輯／徐昱
封面設計／韓欣恬
執行美編／韓欣恬
封面插圖／橘子

出 版 者／宏道文化事業有限公司
郵撥帳號／19934714
戶　　名／宏道文化事業有限公司
地　　址／新北市板橋區板新路206號3樓
電子信箱／sv@elegantbooks.com.tw
電　　話／02-8952-4078
傳　　真／02-8952-4084

初版一刷　2022年12月

定價 800 元